汉竹主编●亲亲乐读系列

新生儿婴儿
喂养护理百科
（第二版）

傅宏娜 著

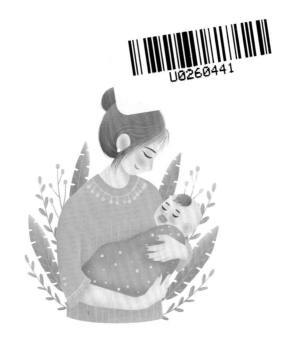

江苏凤凰科学技术出版社·南京

图书在版编目（CIP）数据

新生儿婴儿喂养护理百科 / 傅宏娜著. —2版. —南京：江苏凤凰科学技术出版社，2022.09（2024.11重印）
（汉竹·亲亲乐读系列）
ISBN 978-7-5713-2166-6

Ⅰ.①新… Ⅱ.①傅… Ⅲ.①新生儿－哺育②新生儿－护理③婴儿－哺育④婴儿－护理 Ⅳ.①R174

中国版本图书馆CIP数据核字（2021）第158993号

新生儿婴儿喂养护理百科

著　　　者	傅宏娜
主　　　编	汉竹
责 任 编 辑	刘玉锋
特 邀 编 辑	陈岑
责 任 校 对	仲敏
责 任 监 制	刘文洋

出 版 发 行	江苏凤凰科学技术出版社
出 版 社 地 址	南京市湖南路1号A楼，邮编：210009
出 版 社 网 址	http://www.pspress.cn
印　　　刷	合肥精艺印刷有限公司

开　　　本	720 mm×1000 mm　1/16
印　　　张	24
字　　　数	480 000
版　　　次	2022年9月第2版
印　　　次	2024年11月第6次印刷

标 准 书 号	ISBN 978-7-5713-2166-6
定　　　价	59.80元

图书如有印装质量问题，可向我社印务部调换。

序一

　　见到傅医生的第一眼，是在天津和睦家的产房里。她带着护士来查房，边利落地给孩子做检查，边坚定又温柔地嘱咐着我诸多注意事项，产后困倦的我懵懂地听着，模糊地记住了顶着干练的短发、戴着黑框眼镜的她。

　　之后的日子是欣喜和焦虑并存的。尽管做足了心理建设，但我仍然低估了小家伙惊人的战斗力。黄疸、频繁夜醒、定时喂奶、拍嗝、肠胀气……这些书本上的词汇突然都变成了困扰我的大麻烦。

　　球网对面，多强劲的对手我都没怕过，如今却被这个乳臭未干的奶娃娃弄得束手无策。很多深夜，在他哇哇啼哭时，好希望有个"教练"给我叫个"技术暂停"，告诉我下一步该怎么做。还好，我的"傅指导"适时出现了。

　　打疫苗的时候，我约到了她。她耐心帮我分析了夜醒的几种原因，并一一给了我应对方案。

　　每次看诊，"傅指导"都要"唠叨"个不停，评估生长发育水平，强调居家和出行安全，科普辅食如何添加，判断奶量是否充足……

　　而今，我看到了这些"唠叨"具象成了一本厚厚的书，这是一位医者二十多年的经验积淀。愿有了这本宝典的家长，在育儿这场持久战中，都能披荆斩棘，快乐自己，轻松育儿！

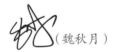（魏秋月）

中国国家女子排球队前队长
2016年里约热内卢奥运会女子排球比赛冠军

做妈妈很难，做两个爱过敏孩子的妈妈更难。但幸运的是，我遇上了傅医生。尤其是在大宝一岁之前，各种各样的问题接连考验着我这个新手妈妈。例如，大宝5个月的时候吃南瓜过敏引起腹泻；6个月的时候吃面粉过敏引起急性荨麻疹；快1岁的时候因为过敏性鼻炎引起咳嗽和肺炎……孩子每一次生病，当妈妈的还有家人都会心急如焚。好在有傅医生陪我度过一个个难关，摆脱种种焦虑。

诊室里，傅医生是技术精湛的儿科医生；诊室外，她是新手爸妈的育儿导师。她身上有一种沉静的自信，这种自信会让每一位从她诊室出来的妈妈眉头舒展。

选择信任傅医生，不仅因为她有先进的理念，更因为她能给宝宝提供周全的治疗方案，而且会替作为家长的我们着想，从各个方面缓解紧张的情绪，尤其是能让我感觉到自己不是一个人在战斗。

有一位朋友一样的专业医生站在我身后，陪我一起面对育儿路上的层层关卡，我又可以信心十足地乘风破浪啦。也衷心希望更多爸爸妈妈能在这本书的指导下，拥有完备的育儿知识，养育出健康聪明的孩子。

天津和平区电视台主持人

　　宝宝出生的那一刻，美妙的育儿生活就开始了，妈妈的生活重心也随之向宝宝倾斜。面对宝宝，妈妈需要操的心有很多：奶水够不够，宝宝会不会没吃饱，夜里怎么安抚总哭的宝宝，如何给宝宝做抚触，黄疸不退怎么办……

　　面对这些接踵而至的问题，新妈妈可能会一脸茫然、手足无措。虽然可以上网查资料，或是问一问身边有经验的宝妈，但是面对各种各样的答复，新妈妈仍然不知道该听谁的才好。但有了这本书之后，新妈妈带宝宝就可以轻松上手了。

　　作为一名儿科医生，我由衷希望所有宝宝都被正确对待，希望新手爸妈在喂养过程中少走弯路，希望每个家庭都能遵循一致的育儿理念，从紧张、焦虑中解脱出来。

　　在这本书里，我悄悄地放慢了脚步，把时间线调慢到每周。相信详尽亲切的文字能化解新手爸妈带宝宝的日常小烦恼，有趣可爱的插画能让新手爸妈疲倦时会心一笑。你们无尽的呵护一路陪伴着宝宝，只要宝宝健康成长，所有努力都是值得的。

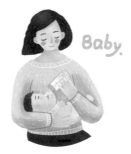

2022 年 8 月

目录

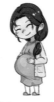

第一章
准备做妈妈

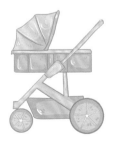

第二章
新生儿期（1 至 28 天）

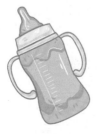

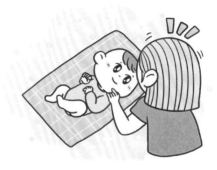

9

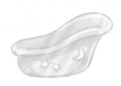

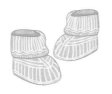

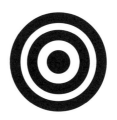

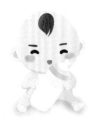

第三章
婴儿期（29 天至 12 月）

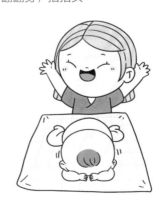

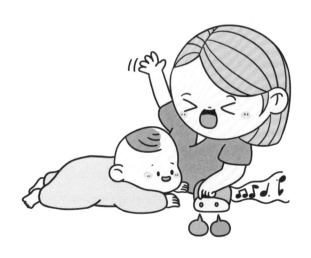

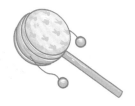

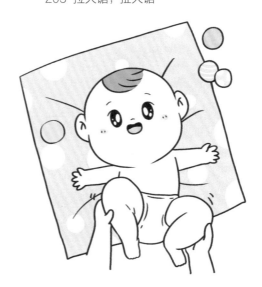

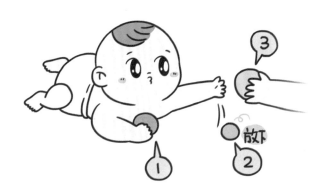

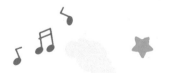

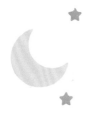

第四章
幼儿期（12月至3岁）

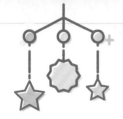

第五章
聚焦育儿热点问题

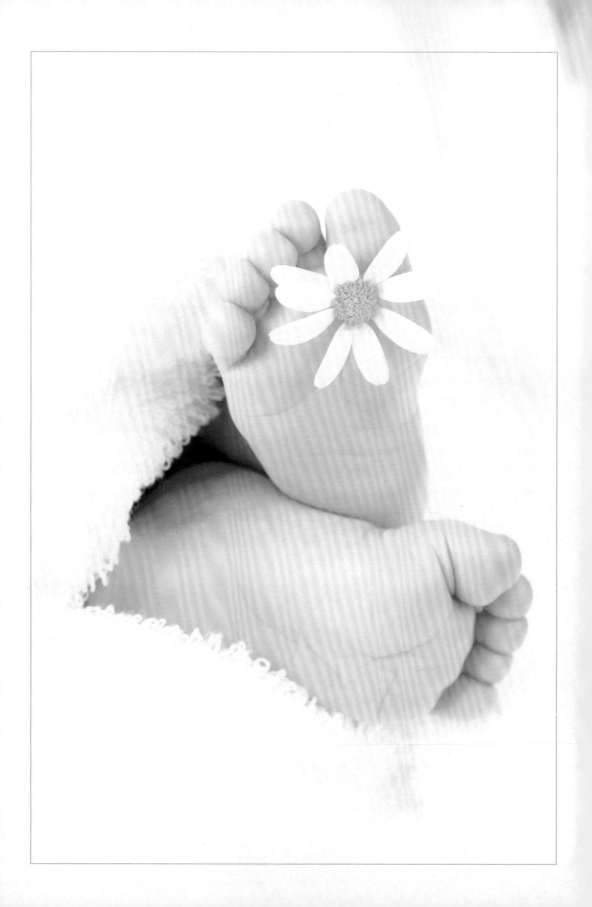

第一章

准备做妈妈

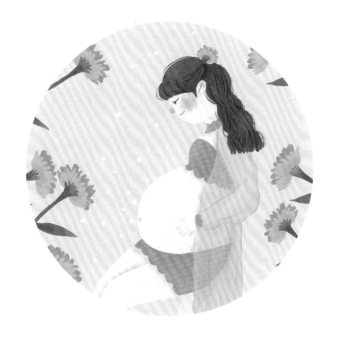

待产，准备好了吗

准妈妈在生产前需要准备很多东西，包括自己的和宝宝的。医院产科的墙上也会贴着待产时需要准备的物品清单，准妈妈可以用手机拍下来，按需购买。准爸爸可以和准妈妈一起准备待产包，因为准妈妈生产前后，医护人员会叫准爸爸随时取用。

准爸爸一定要知道待产包里有什么

待产包里不仅要有生产时要带去医院的物品，还应有月子里要用到的东西。购买之后，准爸爸一定要先熟悉这些物品，帮忙提前打包。如果担心准妈妈生产中力气不够，还可以准备点儿巧克力和功能性饮料。

待产包必备用品

物品类别	物品清单
卫生清洁用品	产妇内裤1盒、一次性马桶垫若干、卫生巾若干、产后护理垫1袋、纸巾、清洁湿巾、小塑料盆等。
洗护用品	牙刷、牙膏、刷牙杯、漱口水、洗发水、沐浴露、香皂、洗手液、浴巾、洗脸巾、毛巾、洁面护肤用品等。
衣物	哺乳文胸3件、居家哺乳服2套、袜子、包脚拖鞋、出院时穿的衣服等。
母乳喂养用品	吸奶器1个、储奶袋若干、水杯1个、软勺1把、新生儿奶瓶和奶嘴各1个、奶瓶刷、奶瓶消毒器、哺乳枕、防溢乳垫、乳头保护霜等。

宝宝用品只买必需的

大部分医院会提供宝宝的基本用品，以满足其在医院期间的基本需求。但是宝宝在出生后对各种物品的需求较大，准爸爸、准妈妈还是得提前准备，但不要一次囤太多。

新生儿必备用品

物品类别	物品清单
衣物	纸尿裤（NB码）、衣服2套、抱被1条、袜子3双、帽子1个等。
居家用品	洗澡盆、洗发水、沐浴露、润肤霜、护臀霜、指甲刀、耳温枪、浴巾、毛巾、小盆、婴儿床、床垫、被褥、睡袋等。
出行用品	婴儿提篮、婴儿车等。

😊 准爸爸考虑好是否进产房

准爸爸决定陪产要有强大的心理承受能力，无论准妈妈有没有选择无痛分娩，分娩过程都是艰难且危险的。如果生理上晕血或心理上很焦虑，就不要陪产了。没关系，这并不是不勇敢的表现。当然，如果决定陪产，也一定要征得准妈妈的同意。选择陪产后，准爸爸就要事先了解分娩知识，以便在紧急的时候做决定；还要比准妈妈更有耐心，必要时帮助她缓解紧张的情绪和采取各种减痛措施。

➕ 医生叮咛

请导乐员可增强安全感

导乐员主要是给顺产妈妈提供关怀服务的。如果医院不允许准爸爸陪产，而选择顺产的准妈妈又害怕独自面对生产，这时候就有必要请一个导乐员陪同。导乐员能增加准妈妈的安全感，还能提供辅助分娩服务，从而减轻准妈妈的紧张感和疼痛感，让生产更顺利。如果准妈妈心理素质很强大，或者有家人陪同直到进产房，可以不请导乐员。

😊 人手不够，选个好月嫂

选择月嫂的时候，准妈妈不要嫌麻烦，需要仔细挑选。可以让亲戚朋友推荐认识的靠谱月嫂，也可以通过正规的家政公司来选择，但不管哪种方式，都需要让月嫂提供一份真实又全面的体检报告，证明其身体健康。还要对月嫂进行简短的面试，了解她的谈吐、性格和育儿经验，

并明确服务范围，确认后再签订合同。不要选择性格过于强势的月嫂，因为准爸爸、准妈妈大多比较年轻，没有经验，过于强势的月嫂常常很自信，遇事也不沟通。如果月嫂和宝宝同住一个房间，不妨在房间里装一个摄像头。

😊 好的月子中心舒服又不累

在月子中心坐月子，妈妈和宝宝能获得更贴心的照顾，家人也不至于太累，每天来探望就可以了。有的月子中心甚至提供套房，能让宝宝和家人同住。

准妈妈需要在宝宝还未出生前，就把住处周围的月子中心都打听一遍，因为好的月子中心都要提前半年左右预订。可以先了解口碑，去网上看看真实的用户评论，再咨询有无母乳喂养指导、产后康复的项目、新生儿的相关服务、详细的月子食谱等。

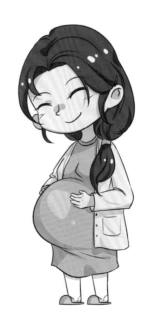

了解分娩，减轻恐惧

预产期近在眼前，准妈妈终于要迎来"卸货"的一天，心里既开心又紧张。但不用过于担心，只要提前做好充分的准备，就能从容地迎接新生命的到来。

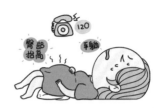

◉ 见红只是小小的临产征兆

阴道有少量鲜红色或棕色的黏液流出，这种现象就是"见红"。见红后，如果尚未有阵痛或破水等产兆，准妈妈不要慌张，可以打包好待产包。这时去医院的话，医生一般会因为准妈妈没有规律宫缩而让其回去再观察几天。值得注意的是，要区分见红和胎盘早剥。见红一般出血量不大，如果出血量大，可能是胎盘早剥，需要立即去医院。

◉ 破水后立即躺平，将臀部垫高

阴道突然流出尿液一样的水，无色无味，且流出不受控制，这就是破水。有时羊水流出较少，会令人误以为是白带增多所致。破水对准妈妈和胎儿都很危险，无论是否有宫缩，都需立即去医院。破水后，准妈妈要立即平躺，将枕头或垫子垫在屁股下，减少羊水流出，并迅速拨打120。如果准妈妈一个人在家，记得先把门打开，以防急救人员在门口无法进来。

◉ 出现规律宫缩，该去医院了

宫缩每5分钟左右一次，每次持续约1分钟，且这种情况已持续1小时，即为剧烈且有规律的宫缩，这时就应入院待产。宫缩时，准妈妈的下腹部会阵阵发硬，且感觉疼痛或腰酸，经常伴有少量的阴道流血或血性分泌物。一旦出现规律宫缩，说明准妈妈即将进入第一产程。

✚ 医生叮咛

"高风险妈妈"建议提前入院

1.准妈妈有妊娠并发症或属于高危妊娠（如先兆子痫、妊娠期糖尿病、胎位不正、前置胎盘、有急产史等），孕37周后应每周按时产检，并根据医嘱按时入院待产。

2.在家监测时胎心下降、胎动异常减少或增多，需立即入院检查。

3.超过预产期却迟迟没有出现临产征兆，也应在检查后跟医生确定入院时间。

😊 顺产的三个产程

　　第一次经历分娩，面对一切未知和可能的疼痛，很多准妈妈临产前感到紧张、焦虑、害怕。了解自然分娩的过程，做到心中有数，就能很大程度上减轻恐惧。

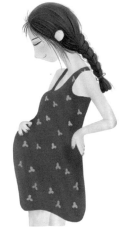

自然分娩的过程及注意事项

产程	时间跨度	过程	注意事项
第一产程：从规律宫缩到十指全开	6~12个小时	子宫会有规律地收缩。随着产程的推进，收缩间隔越来越短，持续时间越来越长，痛感越来越强烈，宫口随之扩大，直至全开。这一过程可以实施无痛分娩，以减轻分娩疼痛，但效果因人而异。	避免因疼痛而大喊大叫，消耗体力。经常排尿。若排尿困难，必要时医生会帮助导尿。主动告诉医生自己是否见红、破水，是否有排便的感觉。
第二产程：娩出胎儿	1~2个小时	准妈妈要调整呼吸节奏，在医生或助产士的指导下用力，以利于胎儿娩出。有的准妈妈生产时用力不当、产程进展过慢或胎头过大，医生可能会采用会阴侧切术。	不要盲目用力，否则容易造成私处严重撕裂伤。外阴消毒后，要保持仰卧的姿势，双腿张开，膝盖弯曲，以便医生或助产士帮助分娩。
第三产程：娩出胎盘	10~15分钟	这段产程相对比较轻松。医生会帮助新妈妈娩出胎盘，并检查胎盘是否完整、阴道和宫颈是否有撕裂伤。如果有会阴侧切或会阴撕裂，医生会进行缝合，之后整个自然分娩就结束了。	胎盘娩出后，在医生彻底消毒、清洁外阴前，仍要张开双腿。如果在生产过程中出现撕裂伤，要配合医生调整体位，以方便缝合伤口。

☺ 待产时准爸爸做什么

准爸爸要多搀扶准妈妈直立走动，以帮助她加快宫口扩张。如果准妈妈宫缩十分强烈，准爸爸可用大拇指使劲按压她的腰背部，能帮助缓解疼痛；还可以在医生指导下，扶准妈妈坐在健身球上轻微弹动，这能促进胎儿进入产道。

如果医院不允许陪产，那准爸爸就得在产房外等待。这时准爸爸还是有很多事情要做的，放下手机，时刻保持清醒，应对随时需要签字、缴费的情况，还要安抚身边等待的亲属。

☺ 出现强烈便意，一定要憋住

临产前，准妈妈下腹部的压迫感会越来越强，尿频情况也会越来越厉害，动不动就想跑厕所。而当胎头下降压迫到直肠时，准妈妈还会有很强的便意，甚至有憋不住的感觉，此时切勿用力上厕所，否则会发生意外。如果要上厕所，一定要告诉医生或助产士。

☺ 大哭大叫更易"被冷落"

没有使用无痛分娩的准妈妈在待产室大哭大叫，这不仅不能获得更多关注，对分娩也是很不利的。因为这样会消耗

✚ 医生叮咛

推荐使用拉玛泽呼吸法

进入第一产程前，准妈妈可以使用拉玛泽呼吸法缓解宫缩带来的疼痛，舒缓紧张焦虑的心情。

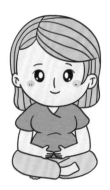

❶胸式呼吸：此方法应用在宫颈口张开3厘米左右时。准妈妈由鼻子深吸一口气，随着子宫收缩开始吸气、吐气，反复进行，直到阵痛停止才恢复正常呼吸。

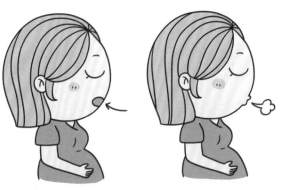

❷"嘻嘻"轻浅呼吸法：此方法应用在宫颈口张开7厘米之前。子宫强烈收缩时，准妈妈用嘴吸入一小口空气，让吸入和吐出的气量相等，就像发出"嘻嘻"的声音。子宫不收缩时，恢复深呼吸。

准妈妈很多体力，增加分娩困难，还会影响医生、助产士的注意力和其他待产准妈妈的情绪。想让分娩顺利，就要尽力忍住疼痛，保持理智，积极配合医生，把精力集中在分娩上。

👶 无痛分娩不是想用就能用

准妈妈如果想选择无痛分娩，需要提前向医生咨询自己的条件是不是满足。如果准妈妈有阴道分娩禁忌证（如高血压、高度近视、心脏代偿功能不全等）、凝血功能异常、脊柱畸形病变等，就不能打无痛分娩针。无痛分娩针是在宫颈口开到2~3指（1指约为1厘米）后才能使用，虽然能减轻宫缩时引起的大部分疼痛，但是在用力分娩时会被停掉，准妈妈要提前做好心理准备。

👶 无痛分娩对胎儿很安全

镇痛性药物进入胎盘的剂量是微乎其微的，所以几乎不会对胎儿产生影响；不仅如此，它还可以显著降低胎儿宫内缺氧的概率，为产程的顺利进行提供帮助。不过无痛分娩属于自费项目，所以在生产前，准妈妈就要和家人商量好，避免在待产时因纠结而耽误时间，甚至引发家庭矛盾。

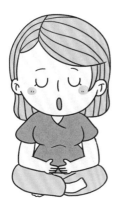

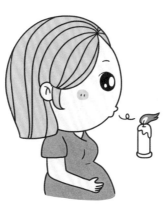

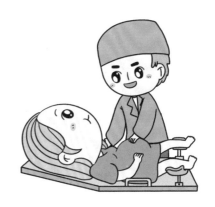

❸浅的呼吸：当宫颈口张开至7~10厘米时，准妈妈先将肺部空气排出，再深吸一口气，接着快速做4~6次短呼气，感觉就像在吹气球，比"嘻嘻"轻浅呼吸法还要浅。

❹吹蜡烛运动：第一产程最后，医生还不允许准妈妈用力分娩时，孕妈妈先深呼吸一口气，接着短而有力地哈气；可以浅吐4次，接着1次吐出所有的气，像吹蜡烛一样。

❺闭气用力分娩：此时宫颈口全开，准妈妈可以用力分娩了。准妈妈长吸一口气，然后憋气，马上用力。需要换气时，保持原有姿势，马上把气呼出，同时吸满一口气，继续憋气和用力。

😊 无痛分娩后遗症发生率较低

无痛分娩的效果由准妈妈个人体质决定。打无痛分娩针后，可能出现的副反应有低血压、瘙痒、打寒战等，常见的不良反应有产后头痛、背痛、腰痛等，甚至还会出现产程延长。但只要选择正规医院，无痛分娩带来的副作用或后遗症一般都很轻微。准妈妈考虑好风险，慎重选择就可以了。

😊 "侧切"有必要，有利于伤口愈合

大部分胎儿在通过狭小的会阴时，都会造成不同程度的会阴撕裂。为了避免严重的会阴损伤，医生会对准妈妈采取"会阴侧切"。这时候，准妈妈可不要因为私处多一道口子而拒绝。撕裂的伤口很不规则，不但不利于缝合和恢复，还很有可能发生二度撕裂；而侧切的伤口在分娩后便于缝合，也容易愈合。

😊 为了母婴安全，该剖就剖

准妈妈要正确看待剖宫产手术，不要因为担心疼痛、希望选择宝宝的出生日期等，主动放弃自然分娩而选择剖宫产。如果准妈妈有骨盆狭小、胎盘或产道异常、羊水早破、妊娠并发症或其他身体疾病，或者生产中胎儿出现异常等状况，医生会建议实施剖宫产手术。准妈妈生产时，准爸爸一定要在场，不但要在紧要关头迅速拿定主意并签字，还要安抚双方父母，这时保证母婴安全才是最重要的。

😊 配合医生做好术前准备

禁食。如果是计划中的剖宫产，准妈妈需要在手术前8小时禁食、禁水，以免手术中出现呕吐，引发吸入性肺炎甚至窒息；如果是临时决定进行剖宫产，准妈妈则需要遵从医生的指导和建议。

备皮。医生会刮去准妈妈会阴及手术部位的体毛，避免手术中毛发上的细菌进入伤口引发感染，也便于术后处理伤口和恶露。

插尿管。这个过程可能会有些疼，准妈妈要尽量放松，以免影响尿管的顺利进入。插尿管是为了帮助排空膀胱中的尿液，同时监测术后的排尿量。

建立静脉通道。医生会在静脉处埋入套管针，以便在手术中为准妈妈及时补液和注射药物。

麻醉。麻醉时准妈妈要采取侧卧姿势，双手紧紧抱住膝关节，下巴与前胸贴合，全身呈蜷缩状（类似煮熟的虾），然后医生在腰椎间隙进行局部麻醉。

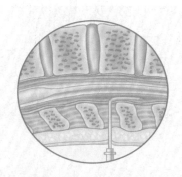

局部麻醉时，医生会在腰部的硬膜外腔注射麻醉药和镇痛药，药物的用量根据准妈妈的情况而定。

做足母乳喂养功课

母乳是宝宝最喜欢的"食物",是口渴时好喝的"饮料",是紧张、烦躁时的开心"蜜糖",还是生病时提供营养和抚慰情绪的"良药"。因此,新妈妈在产后应尽早开奶,努力实现母乳喂养。

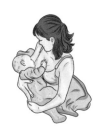

母乳是给宝宝的"第一剂疫苗"

母乳是新妈妈给宝宝最好的礼物,它含有宝宝成长所需的营养和抗体,是其他任何食物都无法取代的。

母乳中的营养素及作用

营养素	分类	作用
蛋白质	乳清蛋白:乳铁蛋白、分泌型免疫球蛋白、白蛋白、α-乳清蛋白等。酪蛋白:k-酪蛋白、β-酪蛋白等。	这些蛋白质中的活性蛋白成分,对帮助宝宝建立和维持正常的肠道菌群、促进肠道成熟和消化吸收有非常重要的作用,还能增强宝宝的免疫力。
脂肪	必需脂肪酸:DHA(二十二碳六烯酸)和ARA(二十碳四烯酸)等。	母乳中的脂肪可为宝宝生长提供充足的能量。另外,母乳中含有相当比例的必需脂肪酸,可促进神经细胞(包括视网膜细胞)的生长。
碳水化合物	乳糖、低聚糖、少量葡萄糖。	乳糖保证宝宝能够均匀地获取能量;低聚糖是母乳特有的,它能促进益生菌生长,维持肠道环境平衡,可以缓解宝宝便秘。
维生素	水溶性维生素:维生素C、B族维生素(包括叶酸、泛酸)等。脂溶性维生素:维生素A、类胡萝卜素、维生素D等。	维生素是宝宝生长发育,尤其是脑部和神经系统发育的必需营养物质,能促进宝宝对其他种类营养素的吸收。
常量元素	钙、镁、磷、钾、钠等。	母乳中的主要常量元素是钙,而钙是维持骨骼和牙齿生长的重要元素。
微量元素	铁、硒、锌等。	母乳中含有满足宝宝生长发育所需的微量元素,而且吸收率非常高。

9

母乳喂养能改善宝宝过敏状况

有过敏家族史的宝宝，出生后完全母乳喂养6个月，出现严重食物过敏反应的风险可明显降低。这主要是因为母乳喂养具有低敏性，母乳中含有的蛋白质片段(肽)致敏性低，可以温和地刺激婴儿的免疫系统，诱导免疫耐受，降低过敏反应发生的概率。

母乳喂养能降低宝宝患病风险

母乳喂养能明显减少宝宝在儿童期、青春期和成年后患肥胖、糖尿病的风险，帮助预防呼吸系统疾病、中耳炎、胃肠道疾病和泌尿系统感染等常见疾病。母乳喂养还能降低婴儿猝死综合征(SIDS)的发生率。所以，母乳喂养不仅是一种抚养方式，还可以为宝宝的健康打好基础。

帮助宝宝平衡肠道健康

人体肠道内有大量的细菌，有些细菌可以致病(如引起腹泻等)，而有些细菌对人体健康有益，称为益生菌。母乳进入宝宝体内，一方面母乳中含有益生菌，可为宝宝肠道直接补充；另一方面母乳含有低聚糖等益生元，可以为肠道创造健康的环境，促进益生菌的生长，抑制致病菌的生长。

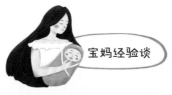

宝妈经验谈

母乳喂养是最亲密的陪伴

哺乳时，妈妈轻柔地抱着宝宝，身体的亲密接触会让宝宝非常有安全感。同时妈妈和宝宝的互相凝视，可以让刚刚来到这个世界上的小生命感受到爱和呵护。这会深刻地影响宝宝未来的身心发展，所以母乳喂养不仅为宝宝提供了宝贵的营养，还创造了母子间独有的亲密时光。

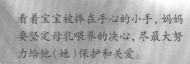

看着宝宝被捧在手心的小手，妈妈要坚定母乳喂养的决心，尽最大努力给他(她)保护和关爱。

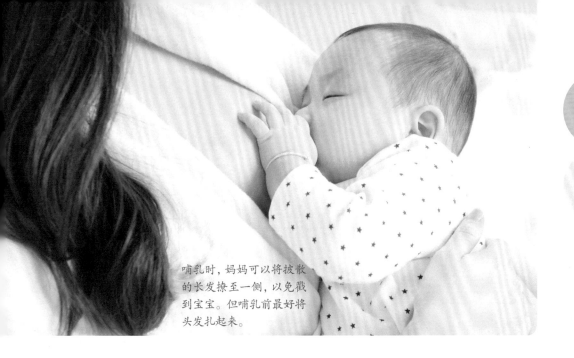

哺乳时，妈妈可以将披散的长发撩至一侧，以免戳到宝宝。但哺乳前最好将头发扎起来。

母乳喂养促进子宫恢复

医生在鼓励母乳喂养时，往往先从宝宝的角度出发，列举母乳对宝宝的各种益处。其实哺乳对妈妈也有很多有利的影响，其中一点就是能让子宫迅速恢复。哺乳时分泌的催产素能让子宫迅速收缩，及时将子宫腔内存留的恶露排出体外，并且可以预防产后出血的危险，让子宫快速恢复到生产前的大小。

母乳喂养有一定避孕效果

这种避孕方式是有条件的，如完全母乳喂养，月经没有重新开始，宝宝小于6个月。如果宝宝开始添加辅食，母乳的自然避孕效果就不那么可靠了。在母乳喂养期间，不建议妈妈服用避孕药，因为避孕药含雌激素，对宝宝发育不利。

夜间或出行，母乳喂养更方便

母乳喂养干净卫生、方便快捷、随吃随有，很适合宝宝少食多餐的需求，还省去了冲奶、洗奶瓶这些烦琐的事情。尤其是在夜间，妈妈和家人不用手忙脚乱地冲奶、抱起宝宝，很快就能开始哺乳。因为有母乳，带宝宝出行甚至全家旅游也会很方便，不用准备一大包喂奶装备。

母乳喂养减轻家庭经济负担

母乳与昂贵的配方奶粉相比，显然有很大的经济优势，选择母乳喂养的妈妈可给家庭节省上万元的开支。此外，母乳喂养也更环保，因为可以节省很多水，少用清洁剂，也不需要处理奶粉罐等。

11

☺ 乳房积极为哺乳做准备

很多孕妈妈在孕晚期会发现自己的乳房胀大了许多，甚至会有些许乳汁溢出，这是催乳素和泌乳反射共同作用的结果。乳头和乳晕区也会增大、变黑，这些变化是孕激素水平增高引起的，能让新生儿更顺利地"含乳"。虽然孕妈妈对母乳喂养还没有太多认知，但身体早已经先行，开始为母乳喂养做准备了。

☺ 乳头凹陷、扁平要提前纠正

乳头内陷属于较常见的乳头畸形，和乳头扁平一样，如果不提前纠正，容易导致母乳喂养失败。如果扁平或内陷不是很严重，从孕晚期（孕37周）开始，可每天用手轻轻向外牵拉乳头若干次（如果牵拉时引起宫缩，就要立即停止）；如果内陷比较严重，可以佩戴乳头矫正器帮助牵引乳头（同样注意不要引起宫缩）。

✚ 医生叮咛

吃好三餐，打造"发奶"体质

孕妈妈营养不良会影响产后乳汁分泌，尤其是孕晚期要多吃富含优质蛋白的食物。可以从每天喝一杯牛奶、吃一个鸡蛋开始，它们所含的蛋白质是人体利用率高的动物蛋白。另外，孕妈妈在孕晚期也要多吃蔬菜，从中摄取丰富的维生素和矿物质，为产后泌乳和提高母乳质量做准备。

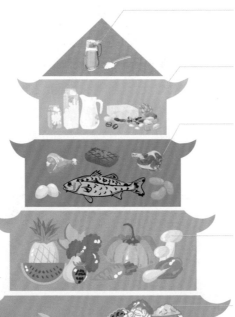

盐 <6克
油 25~30克

奶类 300~500克
大豆 20克/坚果10克

鱼禽蛋肉类 200~250克
瘦畜禽肉 75~100克
（每周1或2次动物血或肝脏）
鱼虾类 75~100克
蛋类 50克

蔬菜类 300~500克
（每周至少1次海藻类蔬菜）
水果类 200~400克

谷薯类 300~350克
全谷物和杂豆 75~150克
薯类 75~150克

水 1700~1900毫升

中国妇女孕晚期平衡膳食宝塔

☺ 避免压迫乳房

乳房的皮下脂肪很薄，外源压迫容易导致乳腺管堵塞，增加患乳汁淤积、乳腺炎的风险。因此，孕妈妈应选择有软性钢圈且承托力良好的文胸，而且要根据乳房大小及时更换内衣的型号，并经常清洁乳房。哺乳期也要选择纯棉质地、支撑性好的文胸。

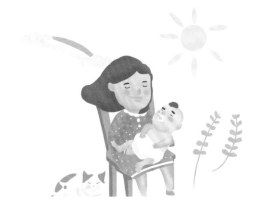

☺ 普通感冒不需要停喂母乳

如果妈妈在哺乳期间患了轻微的感冒，依然可以继续母乳喂养。如果症状明显，也不建议停喂，可在医生指导下选择不影响母乳质量的药物，哺乳时戴上口罩就行。如果妈妈有发热症状，千万不要硬扛，要及早看医生，以免耽误病情。

☺ 甲亢病情稳定，可以母乳喂养

如果妈妈甲亢的症状比较严重，需要服药来进行治疗，是不建议母乳喂养的；而采用碘-131治疗，则坚决不能哺乳，因为这可能会影响宝宝的甲状腺功能。如果妈妈病情比较稳定，不需要服药，一般是可以进行母乳喂养的。

☺ 乙肝妈妈也可以母乳喂养

只要妈妈乳头没有破损出血，宝宝口腔没有破损出血，宝宝出生后24小时内及时注射乙肝免疫球蛋白和乙肝疫苗，妈妈就可以进行母乳喂养。

感染丙肝病毒的妈妈也是可以母乳喂养的。丙肝病毒可在怀孕或生产过程中感染胎儿或新生儿，但母乳喂养不会增加宝宝患病的概率，甚至可以把保护性抗体传递给宝宝。

☺ 胸部整形手术可能会影响哺乳

妈妈若做过正规的隆胸手术，喂给宝宝的母乳质量并不会受到影响。从材料来说，假体隆胸用的是医用级硅胶，也是食品级硅胶，和奶嘴一样安全；手术操作时，假体没有被植入乳腺内，所以也不会有影响。但如果手术时乳头或乳腺管被切除或移动过，或者因假体质量差，出现破裂、渗漏、感染等后遗症，乳房变得僵硬、疼痛，哺乳就会有问题了。

宝宝出生后

在医院的一周

分娩后，新妈妈大部分时间都用在宝宝的喂养和护理上，但重中之重还是新妈妈身体的恢复。顺产妈妈和宝宝如果一切正常，一般三四天后就可以出院；如果是剖宫产，则需要在医院多观察几天。

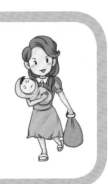

顺产后需在产房观察2小时

与剖宫产妈妈生产完就能回病房不同，顺产妈妈要留在产房观察2小时。医生会观察新妈妈阴道流血的情况、子宫收缩的情况，以及血压、心率和其他体征，还会给新妈妈压肚子，加快排出子宫内的瘀血。如果宝宝一切正常，医生还会让宝宝和新妈妈进行肌肤接触，并让新妈妈在产后30分钟内开奶。如果新妈妈预定了产后康复项目，这时候就会有专门的医师来做。

顺产后4~6小时内要排尿

顺产后4~6小时内，新妈妈要及时排空膀胱内的尿液，避免膀胱内的尿液过度充盈影响子宫收缩。剖宫产妈妈在手术后会进行导尿，一般手术后24小时就可以拔掉导尿管，然后自行排尿。很多妈妈害怕下床时伤口疼痛而不肯去排尿，这样极易引起尿道发炎等疾病。如果排尿困难，应及时联系医生和护士。

状态良好就要下床活动

顺产后，若新妈妈状态良好，一般6~8小时后就可下床活动，活动时长在5分钟左右。如果新妈妈的会阴有伤口，那么应8~12小时以后再活动。为了避免缝合的伤口撕裂，家人一定要扶着新妈妈慢慢来。多下床活动能促进肠蠕动，促进宫腔积液排出。

✚ 医生叮咛

先喝些清淡的汤和粥

顺产妈妈如果没有出现什么特殊情况，稍加休息后就可以进食了。

产后第1餐应首选易消化、营养丰富的流质食物，以清淡温热为宜，可以选择一些清淡的汤和粥，这些食物营养丰富，也不过分油腻。等到第2天就可以吃一些软食或普通饭菜了。

人性化的镇痛泵

使用镇痛泵一定程度上可以缓解术后麻药失效时腹部切口的疼痛，能够使药物浓度持续稳定，对身体恢复及哺乳没有什么影响。镇痛泵一般可持续用于剖宫产术后48小时，允许新妈妈根据疼痛感选择打开或关上。镇痛泵通常是部分报销或者完全自费，是否使用要提前做好安排，避免在医院和家人发生意见冲突。

剖宫产后去枕平卧6小时

术后6小时内，新妈妈需要将头偏向一侧，去枕平卧6个小时。因为大多数剖宫产选用硬膜外麻醉，头偏向一侧可以预防误吸呕吐物，去枕平卧则可以预防头痛。6小时后，家人可以给新妈妈垫上枕头，协助翻身，变换体位。采取半卧位的姿势能减轻伤口的震动和牵拉痛，还能使子宫内的积血排出。半卧位一般以使身体和床成20°~30°为宜，家人可抬升摇床，或给新妈妈垫上被褥。

剖宫产后要尽早排气

术后6小时，新妈妈宜服用促进排气的食物，如萝卜汤等，以增强肠蠕动，促进排气，减少腹胀，保持大小便通畅。易发酵、产气多的食物，如红薯、黄豆、牛奶、豆浆等，要少吃或不吃，以防腹胀。待大量排气之后，饮食可由流质改为半流质，如蛋汤、粥、面条等，具体选择可根据新妈妈的体质而定，逐渐恢复到正常饮食。

密切关注阴道出血

剖宫产后，新妈妈子宫的出血量会较大，所以要在术后24小时内密切关注阴道出血量，可以用计量卫生巾来测量。如发现出血量超过正常的月经量，或者总出血量大于400毫升，即为产后出血异常，要及时通知医生。另外，咳嗽、恶心、呕吐时，新妈妈应压住伤口两侧，防止缝线断裂。

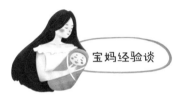

宝妈经验谈

即使疼也要下床活动

术后24小时内，剖宫产妈妈应卧床休息。24小时后要练习翻身、坐起，并下床慢慢活动，这样能增强胃肠蠕动，帮助尽早排气，还可预防肠粘连。新妈妈可以用收腹带（医用）绑住腹部，这样能保护腹部的伤口，但是最好在下床活动时用，卧床后应解下。

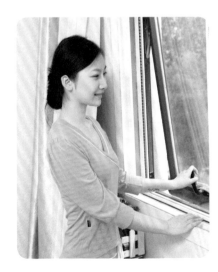

🍪 新生儿阿普加评分

阿普加评分是新生儿出生后迎来的第一次"大考"，是我国绝大部分医院都采用的方法，用以判断新生儿有无窒息及窒息严重程度。每项0~2分，满分10分。

阿普加（Apgar）评分表

评分项	2分	1分	0分	得分
肤色（appearance）	全身粉红	身体和四肢呈粉红色，手脚发青	全身青色、惨白	
心率（pulse）	100次以上	100次以下	无	
反射（grimace）	号哭、咳嗽、挣扎	只有皱眉等轻微反应	无反应	
肌张力（activity）	四肢动作活跃	四肢略屈曲	四肢松软	
呼吸（respiration）	呼吸均匀、哭声响亮	缓慢、微弱、不规则	无	

🍪 出生后接种卡介苗、乙肝疫苗

新生儿出生24小时内要接种卡介苗、第一针乙肝疫苗，前者是预防结核病的，后者是预防乙型肝炎的，都是国家免费疫苗。注射后局部应保持卫生，最好24小时内不要擦洗。

🍪 采集足跟血，检测疾病风险

新生儿出生72小时后要采集足跟血进行先天性遗传性代谢性疾病筛查。主要针对发病率较高、早期无明显症状但会出现阳性指标、能够确诊并且可以治疗的疾病。目前我国列入筛查范围的有先天性甲状腺功能低下和苯丙酮尿症。这是宝宝人生中第一次采血，虽然有点疼，但很有必要。

🍪 宝宝在哪儿，家人就在哪儿

医生会给新生儿套一个腕带，写明宝宝的身份和出生时间，这些信息和妈妈腕带上的信息是相互匹配的，这是母婴标签，家人一定要时刻关注和检查宝宝的标签。刚出生的宝宝，一定要全程陪同看护，不要让宝宝离开家人的视线。如果遇到护士要带宝宝洗澡或做检查的情况，家长要一起前往，然后在门口等候。

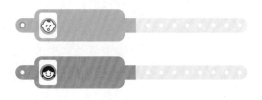

😊 第一次抱起宝宝

新手爸妈要知道，新生儿还不能自主控制头部肌肉，因此在抱新生儿时，一定要照顾到宝宝身体的各个部位。

抱起仰卧的新生儿

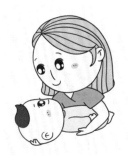 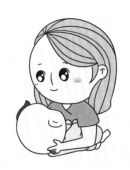 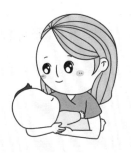

❶ 一只手轻轻放在宝宝背部及臀部下面，另一只手轻轻放在宝宝脑后。

❷ 两只手同时用力，慢慢地抱起宝宝，放在臀部的手缓缓上移，接替放在宝宝脑后的手，双手上下交替。

❸ 把宝宝的头小心地转放到肘弯或肩膀上，使其头部有依靠。

抱起俯卧的新生儿

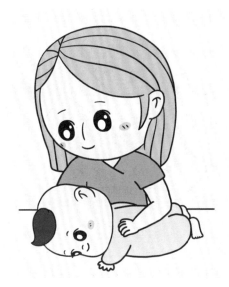 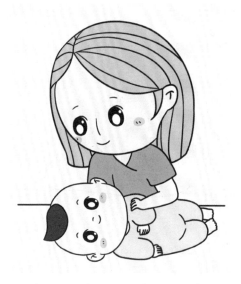

❶ 一只手轻轻放在宝宝胸部下面，使前臂支撑其下巴，再把另一只手放在宝宝肩膀上，慢慢地抬高，使其面转向、靠近大人的身体。

❷ 放在宝宝胸部下面的手慢慢向前滑动，直至宝宝的头舒适地躺在肘弯上，另一只手放在其背部及臀部下面，抱起宝宝。

⊙ 如何把宝宝放下

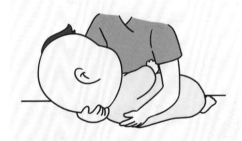

❶慢慢俯下身体，在靠近床面时，先将宝宝的屁股轻轻放下。

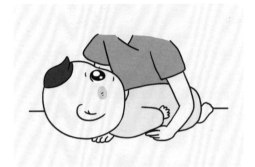

❷接着将宝宝的身体，轻轻放到床上。

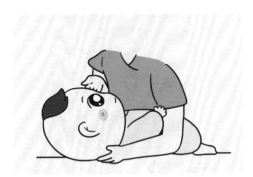

❸抽出放在宝宝屁股下面的手，用这只手稍微抬高宝宝的头，然后抽出原本头下的手。

⊙ 如何把宝宝交给别人

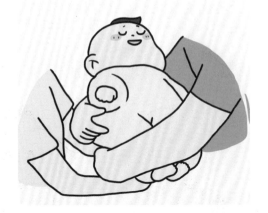

❶交接宝宝的两个人面对面站立，准备接宝宝的人双手掌心向上，尽可能靠近递送者。递送者平托宝宝，先将宝宝的屁股交到对方的一只手上，再将宝宝的整个身体递送到对方的另一条手臂上，让宝宝头颈部枕在接受者的臂弯里。

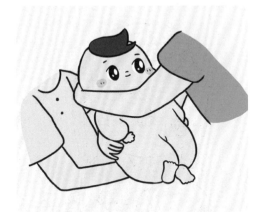

❷递送者慢慢抽出托着宝宝头颈部的手臂，接受者调整托住宝宝屁股的手臂位置，从侧面护住宝宝的身体，完成交接。

⊙ 如何给宝宝裹襁褓

新生儿适合裹襁褓,除了能让他(她)感到温暖,还有安抚的作用。但如果包得不好,会让宝宝非常难受,还会影响髋关节的发育。常用的两种裹襁褓的方法如下。

菱形包裹法

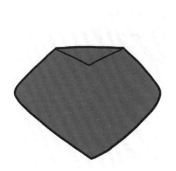

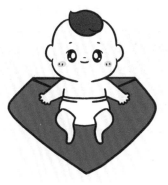

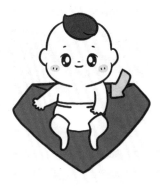

❶把柔软的毯子铺平,一角朝上,将朝上的一角反折。

❷把宝宝放在毯子的对角线上,注意宝宝的肩膀与折叠线齐平。

❸将宝宝左侧的胳膊轻轻拉直,贴紧左侧身体。

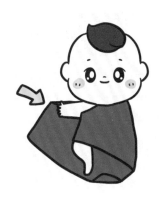

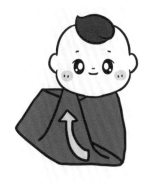

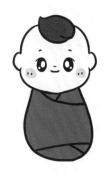

❹将宝宝左侧的毯子角拉起,裹住胸口,拉向宝宝的右侧,把多余部分掖在宝宝身下。

❺把宝宝腿下方的毯子拉到其右侧肩膀处,把多余部分掖在身下,注意给腿部留出足够的空间。

❻把宝宝右侧的毯子向左折叠,把多余的毯子掖在身下。

睡袋包裹法

除了常用的菱形包裹法，有的睡袋上面有两根带尼龙粘扣的绑带，可以防止睡袋松动，也可以兼做襁褓。

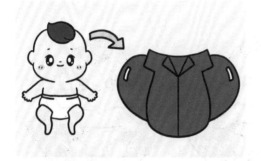

❶将两侧的绑带打开。

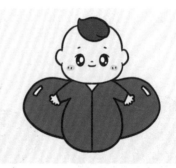

❷轻轻给宝宝穿上睡袋。

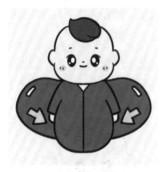

❸将宝宝两侧的胳膊轻轻拉直，固定在同侧。

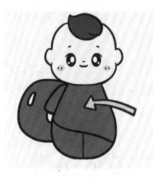

❹将左侧绑带拉向右侧，裹住宝宝胸口，粘上粘扣。

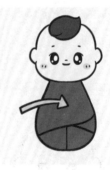

❺将宝宝右侧的绑带拉向左侧，粘上粘扣。注意，外层绑带不要绑得太紧。

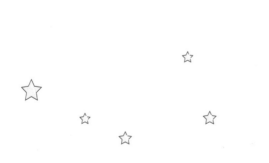

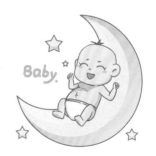

妈妈坐月子

真正的"月子（产褥护理期）"不是30天，而是42天。因为除了乳房以外的器官恢复到非妊娠状态，一般需要6周的时间。"坐月子"是每个新妈妈的头等大事，注意细节保养，身体就能恢复如初，甚至比产前更加容光焕发。

😊 多按压肚子排恶露

新妈妈回家之后按压肚子也要坚持做，它可以帮助排出恶露及复原子宫，也可预防因收缩不良而引起的产后出血。新妈妈平躺在床上，用拇指在肚脐下约10厘米处（子宫的位置）轻轻地做环形按摩，再轻轻按压。也可以让家人帮忙，每天按压2次，每次3~5分钟。当子宫收缩疼痛厉害时，暂时停止按压，新妈妈可采取俯卧姿势以减轻疼痛。

➕ 医生叮咛

伤口愈合就可以淋浴了

身体因为忙着修复伤口，所以新陈代谢会较快，新妈妈会非常容易出汗，阴道还会排出恶露，而用母乳喂养宝宝，母乳和宝宝的口水也都会留在乳头上。顺产妈妈可以让家人帮忙擦拭身体，等恢复一些后，就能自行进行淋浴了。如果是剖宫产妈妈，在产后切口愈合良好，没有液体渗出、伤口红肿的情况下，和医生确认后就可以正常淋浴了。

😊 别着急喝下奶汤

刚生产完的新妈妈身体很虚弱，这时候最重要的事情是养好伤口，而不是催乳。由于胃肠、子宫等内脏还未复原，新妈妈吃多了反而会加重身体负担，不利于消化吸收和恢复。而且由于乳汁分泌还没有完全畅通，营养太多容易堵塞乳腺，引起急性乳腺炎。产后第一周给新妈妈准备的饮食要易消化，如清淡的汤粥，以帮助恶露排出。

😊 收腹带不能绑太久

对哺乳的新妈妈来说，使用收腹带束缚，会使胃肠蠕动减慢，影响食欲，造成营养失调，乳汁减少。如果绑得太紧还会使腹压增高，盆底支持组织和韧带的支撑力下降，从而造成子宫脱垂、阴道膨出、尿失禁等症状，危害新妈妈的健康。剖宫产妈妈腹部拆线后，不宜长期使用收腹带，卧床后就应解开，而且一定要打消用收腹带瘦身这个念头。

🌀 嫌冷、嫌热都可以开空调

传统的说法认为，新妈妈刚生完宝宝，身子弱，不能经受风寒，最好捂得严严实实，不然就会落下病根。这其实是一个误区。

坐月子很重要的一点就是周身的环境要让新妈妈感到舒适。例如，夏天不能刻意地"捂月子"，而是应穿宽松的短袖、短裤或裙子；室内如果太闷、太热，可以放心使用风扇或空调，使用空调时，排风口不要对着人就可以。冬天太冷，也可以用空调制热，把温度设定在26℃左右即可。即使开了空调，也要注意开窗通风，保证室内空气流通。

总之，月子期间的室温以妈妈、宝宝体感舒适为主，空调想开就可以开。

😊 别亲力亲为，让新爸爸多担当

新妈妈产后身体虚弱，这时候正需要新爸爸的帮助与呵护。好好照顾老婆、看护宝宝，能让新妈妈心情愉悦，自己也能体会到当爸爸的快乐。

新爸爸多递递毛巾、水杯，削一点儿水果，搀扶新妈妈做做活动，都是很好的陪伴和互动。尤其到了晚上，宝宝需要吃夜奶、换纸尿裤，新妈妈几乎睡不了整觉。新爸爸应该主动帮宝宝拍嗝、换纸尿裤，在母乳喂养前后，帮助新妈妈做好准备或清理工作，让她多睡觉，减轻压力，给新妈妈更多的安全感和信心。如果宝宝突然哭了，爸爸也可以抱起宝宝哄一哄，宝宝一定能感受到爸爸给予的关爱。

➕ 医生叮咛

定时排便，必要时可用开塞露

产后，新妈妈不管有无便意，一般都要定时排便，即便解不出来，也可以形成排便反射，有利于之后养成良好的排便习惯。

如果一开始实在困难，可以用1次或2次开塞露，缓解后就要停用，否则会产生依赖性，有可能加重便秘的症状。另外，如果身体允许，新妈妈应适当多走动，促进肠胃蠕动，并加速肌肉群力量的恢复。在床上时，多翻身、多改变睡姿、多调整坐姿，都可以预防便秘。

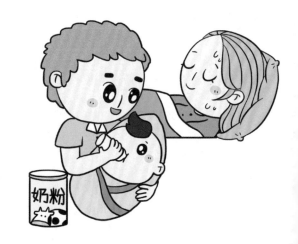

☺ 适当拒绝热心亲友探访

新爸爸是"一家之主",这个时候更得当好"守门员",大批亲友来看望新妈妈和宝宝本是乐事,但是新妈妈生产完状态不太好,宝宝免疫力又比较低,并不适宜太多人频繁造访,因此新爸爸应该尽量拒绝亲友来访。如果有特殊情况,新爸爸要事先征求一下新妈妈的意见。这不仅能够让新妈妈和宝宝减少不必要的接触风险,也能让新妈妈获得更充足的休息时间。

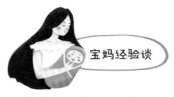
宝妈经验谈

考虑把"满月酒"改为"百日酒"

酒宴上亲朋好友众多,病毒和细菌也很多。刚满月的宝宝非常娇弱,新妈妈还没有出月子,所以要尽量少接触人群,因此"百日酒"比"满月酒"更适合新生儿和新妈妈。不过"百日酒"当天也不要让宝宝频繁接触亲朋好友,因为细菌可能通过手、口进入宝宝体内。

❀ 月子期间同房,想都别想

子宫颈闭合、产后出血停止、生产导致的撕裂伤及伤口缝合处的愈合,都需要时间,贸然同房,会增加伤口被感染的风险。一旦发生感染,对新妈妈脆弱的身体和心理都是二次创伤。即使经医生检查确认身体恢复,不少新妈妈也因为生宝宝带来的疼痛和带宝宝的疲劳而迟迟没有性欲。新爸爸更要给予新妈妈充分调整身心的时间。

❀ 产后42天体检一定要做

坐月子为的是让新妈妈的生理、心理在分娩后逐渐恢复到妊娠前的状态。而产后42天体检,就是为了了解新妈妈身体的恢复情况,尤其是生殖系统有无异常情况,所以一定要去医院做系统的检查。产后体检还能及时发现新妈妈的多种疾病,避免对宝宝的健康造成不良影响,同时新妈妈还能从医生那里获得营养及母乳喂养指导。

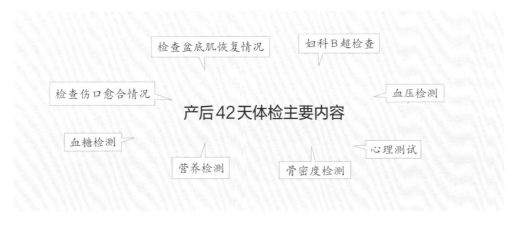

检查盆底肌恢复情况　　妇科B超检查

检查伤口愈合情况　　血压检测

产后42天体检主要内容

血糖检测　　　　　心理测试

营养检测　　骨密度检测

产后抑郁，防好于治

很多人认为，对女人来说，最幸福的事情就是当妈妈。但也有的妈妈在生完宝宝后抱怨："生个宝宝，差点儿得产后抑郁症。"据统计，生产6周后，产后抑郁症的发病率约为30%。也就是说，10个新妈妈中，大概有3个新妈妈处于持续的"不开心"状态。

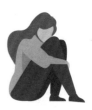

☺ 激素在作祟，不是妈妈"作"

产后受到激素的影响，新妈妈难免会产生心理落差。据估计，80%的女性在分娩后都有过由顶峰突然跌落谷底的心理体验，心情就像坐过山车一般，起伏很大。新妈妈会为身体的变化而烦恼，为宝宝的健康而担忧，也会为与老公的关系发生变化而担心。

☺ 患了产后抑郁，却很难说出口

判断抑郁症最直观的标准就是：如果新妈妈自己感觉到，或家人认为新妈妈的抑郁情绪已经影响了自己和周围人的日常生活，那就应当视为患了抑郁症。

很多时候，家人往往更关注新妈妈身体恢复的情况，却忘了心理健康也同样重要。而新妈妈即使发现自己得了产后抑郁症，也很难轻松说出口。但是，产后抑郁症不是回避、不闻不问、不提起就能化解的。要知道，产后抑郁症和产后抑郁最大

的区别就是：产后抑郁症达到了疾病诊断的标准，是病，需要治；而产后抑郁的新妈妈大多在2~3周后就能恢复常态。

✚ 医生叮咛

出现这些信号，小心是产后抑郁症

产后抑郁症有以下8个特点，新妈妈如果怀疑自己的心理健康出现问题，可进行初步自查。如果情况符合5个及以上的特点，症状持续超过2周，建议先进行自我调节和向家人倾诉。如果症状得不到改善，就尽快寻求医生帮助。

◎ 情绪低落。

◎ 对大多数活动，尤其是对自己曾感兴趣的活动明显缺乏兴趣。

◎ 体重显著下降或者上升。

◎ 失眠或睡眠过度。

◎ 疲劳乏力，做事倦怠。

◎ 觉得任何事情都没有意义且时常陷入自责。

◎ 思维能力下降或注意力涣散，精神恍惚。

◎ 反复出现轻生的想法。

家人换位思考，多关爱新妈妈

当新妈妈感到焦虑、烦躁，甚至出现过激的言语或行为时，如果家人的情绪也很糟糕，那么极有可能会有争吵、互相抱怨。

在宝宝出生后，家人不要只把目光放在宝宝身上，而是要多关注新妈妈，多站在新妈妈的立场上，从她的角度看问题。最重要的是，不论何时，都要理解她、爱护她、帮助她，这不仅能让新妈妈平复情绪，也能为宝宝创造一个良好的家庭环境。

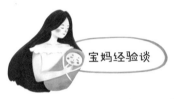

宝妈经验谈

多在"宝妈群"里抱团取暖

新妈妈可以加入"宝妈群"，多和其他妈妈交流和沟通，及时倾诉和宣泄情绪。当你发现身边的妈妈或多或少都有这样的情绪，就能更加宽容地去看待产后抑郁这件事情，也可以学到很多方法来战胜它。

爸爸多赞美，妈妈心情自然好

如果新妈妈患了产后抑郁症，作为最亲密的爱人，新爸爸的理解和鼓励是很关键的。第一步，就是要正确认识产后抑郁症。然后，新爸爸应调整自己的生活重心，多花些心思在新妈妈和宝宝身上。多体贴新妈妈，更要多表扬她、鼓励她，陪她摆脱低谷情绪的困扰。还有重要的一点，如果想让新妈妈在融洽的家庭氛围中恢复身心和顺利哺乳，就不要总是躲避婆媳之间的矛盾，要主动站出来解决，体现一个男人在家庭中的担当。

享受珍贵又难得的亲子时光

生育宝宝是夫妻两人共同的事情，而良好的夫妻关系会对未来的亲子关系产生积极的影响。因此，夫妻可以一起学习育儿和维护亲密关系的知识，为日后的养育生活做足准备。新妈妈精神好的时候，可以多抚摸宝宝，新爸爸可以多和宝宝说说话，给宝宝拍拍照，享受一家人的幸福时光。

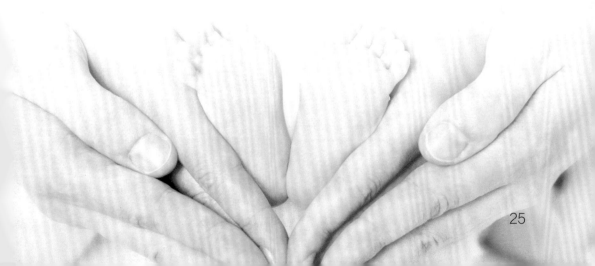

产后恢复与瘦身

每个妈妈都幻想着，在生完宝宝后身材马上恢复到孕前的样子。可是好不容易"卸货"了，低头一看，肚子跟怀孕四五个月一样大。要注意的是，产后护理不仅要恢复身材，更要恢复身体功能。

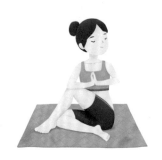

☺ 补血补铁，产后就要做

一般来说，新妈妈产后半个月伤口就基本愈合了，这时正是进补的好时机，适合多吃一些补血食物调理气血。如发生贫血，要及时补铁，可以选择一些富含铁元素的食物。相较于植物性食物中的非血红素铁，动物性食物中的血红素铁吸收率更高，如瘦红肉等是较好的补铁食物。如果食补效果不佳，新妈妈要听从医生的指导服用药物，或者选用正规的含血红素铁的保健品。

✚ 医生叮咛

补钙更要补维生素 D

产后，新妈妈体内钙含量下降，骨骼更新钙的能力下降，哺乳也会流失很多的钙。研究表明，乳汁分泌量越大，钙的流失量就越多，因此，新妈妈在产后应多吃奶类、蛋类、豆类等含钙丰富的食物。因为缺乏维生素D会影响钙的吸收，所以新妈妈还要适当补充维生素D。如果还是缺钙，建议新妈妈在医生的指导下服用哺乳期可用的钙剂。

☺ 少看手机，让眼睛多休息

由于体内激素的变化，有些新妈妈会出现眼花、视力下降的症状。这时，要注意减少用眼，少看手机和电视，特别是躺着的时候和在光线比较暗的环境下。不要太伤感，尽量少流眼泪。如果觉得眼睛不适，可以时不时闭眼休息一会儿，也可以多看看窗外的风景。除此之外，还要多吃一些富含β-胡萝卜素的食物，鱼肉、胡萝卜、枸杞头、豌豆苗等食物对眼睛都很有益处。

☺ 按摩头皮防产后脱发

新妈妈可常用木梳、牛角梳梳头，或者每天早上用手指指腹从前向后在头皮上进行按摩，这样有助于头部血液循环，加速新发的生长。新妈妈还要定期用温和的洗发水洗头发，护理头皮，这有助于抑制头皮油脂分泌，减少脱发。坐月子期间要避免用力拉扯头发。如果脱发持续时间很长，且症状没有缓解，建议咨询医生。

😊 自上而下轻叩、按摩可缓解腰酸

新妈妈腰酸的原因主要有两个：一是怀孕期间腰部负重增加，脊柱前凸，造成后腰下部的"疲劳性疼痛"；二是坐月子期间大部分时间躺在床上，很少活动，造成腰肌疲劳而加重腰部酸痛。因此，建议新妈妈在产后体力恢复时，尽早开始运动，以避免腰部肌肉的疲劳性损伤。另外，自上而下轻叩脊柱两侧并按摩背部对缓解产后腰酸很有帮助。

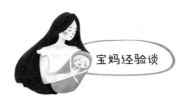

宝妈经验谈

手腕疼，把家务活交给老公

产后新妈妈抱宝宝的姿势不对，或做家务、玩手机、玩电脑等频繁地使用手腕，就容易造成手腕痛。新妈妈可以检查自己抱宝宝的姿势对不对，还要控制玩手机的时间，尽量把家务活交给老公。如果调整了一段时间之后，手腕仍然疼，就应及时咨询医生，看是否患上了折磨人的腱鞘炎。

😊 远离乳房松弛、下垂

哺乳和保持乳房丰满、挺拔是不矛盾的。哺乳促进了催乳素的分泌，而催乳素会增强乳房悬韧带的弹性。新妈妈只要做好护理，就能有效防止乳房松弛、下垂。睡觉时仰卧、侧卧交替，不要挤压乳房，每日用温水清洁乳房两次，哺乳时不要让宝宝过度牵引乳头，避免体重增长过多，选择松紧合适的文胸，坚持做扩胸运动等都可以很好地呵护乳房。

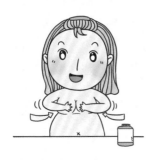

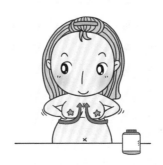

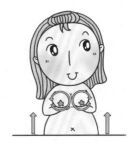

❶ 双手张开，按住乳房两侧向乳峰挤压，分别对左右乳房按摩20分钟。

❷ 双手按住左右乳房根部，由外侧向乳房中间略微向上挤压按摩。

❸ 双手分别托住乳房向上挤压按摩2分钟，再用指腹，沿着乳房根部打圈按摩20下。

☺ 夹枕头侧睡，垫枕头仰睡

产后的睡姿，一般建议侧卧和仰卧轮流使用，但以侧卧为主，要避免长期仰卧。一些医学研究认为：无论是侧卧还是仰卧，都要用两个枕头，这样能减轻脊柱的负荷。

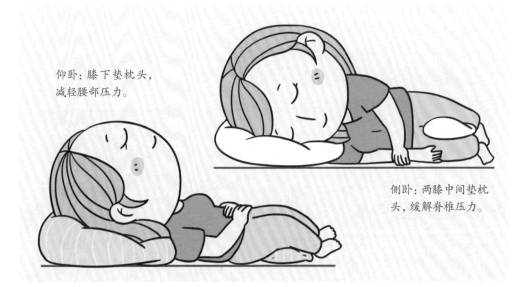

仰卧：膝下垫枕头，减轻腰部压力。

侧卧：两膝中间垫枕头，缓解脊椎压力。

☺ 尴尬的漏尿，做做提肛运动

在产后，很多新妈妈都会出现盆底肌松弛的情况，如果没有及时进行康复治疗，就可能会诱发产后漏尿、阴道松弛等。严重时还会影响到以后的性生活质量，或者在剧烈活动、大笑的过程中出现尿失禁等问题。新妈妈在平时可以多尝试做提肛、屈膝收腹、引体向上等动作，促进盆底肌恢复。

☺ 骨盆多半可以自然修复

因为韧带松弛，所以骨盆在怀孕期间也会变得不那么稳定，有些孕妈妈会出现程度轻重不一的耻骨疼痛、压痛，疼痛会向腿部、臀部或背部辐射。在孕期扩大、增宽的骨盆，通常会在产后4~12周恢复正常，各种疼痛不适也大约会在1个月内消退，无须进行额外的修复。只有耻骨联合分离大于10毫米时，才需要进行骨盆修复治疗，然而这种情况出现率小于1%。

☺ 有产后痔疮，一生完就要治

分娩时过于用力或会阴撕裂，会加重静脉回流障碍，很有可能引发痔疮。当发现有产后痔疮后，新妈妈不要难为情，一定要尽早看医生，否则病情会越来越严重。每天做100次提肛运动，适当增食果蔬和粗粮，多喝水，做腹部按摩，定时排便等，都可以有效预防痔疮的出现。

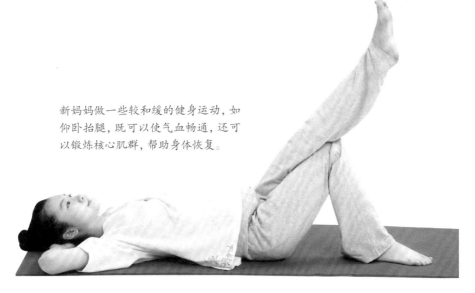

新妈妈做一些较和缓的健身运动，如仰卧抬腿，既可以使气血畅通，还可以锻炼核心肌群，帮助身体恢复。

🔘 不要着急减肥，因为还要喂奶

如果是坚持母乳喂养的新妈妈，每天的饮食量要保持和孕晚期基本一致，或比孕前增加约500千卡（2092千焦）。有强烈的控制体重需求的妈妈可以稍微减少饮食，只增加300千卡（1256千焦）——差不多是喝200毫升牛奶或吃100~150克鱼、禽、蛋、瘦肉的热量。如果无法精确地计算，可以参考以下原则。

➕ 医生叮咛

母乳喂养期间的饮食原则

◎ 饿了才吃，每次少量，一日多餐。

◎ 不暴饮暴食，不习惯性吃到撑，每餐只吃七分饱。

◎ 热量要控制，食材要选对。多吃新鲜蔬菜，适量吃新鲜水果，用粗杂粮替代精米精面，肉类选择精瘦肉。油腻的、高糖的、重口味的食物尽量不吃。

◎ 如果想喝汤，就多喝清淡的汤水，如淡豆浆、牛奶、红豆汤、银耳汤等，尽量不要喝各种油汤、大补汤，这样做可以避免摄入不必要的脂肪。

🔘 运动是最好的减肥方式

新妈妈如果身体恢复得还不错，可以做一些较和缓的健身运动，这既可以使气血畅通，还可以促进消化，消耗热量，帮助恢复体形，但要注意强度不宜过大，避免拉伤。总的来说，新妈妈要根据自己的运动习惯、身体承受能力有规律地进行运动。产后不要过分追求体重下降，而是要瘦身与塑形相结合，力求拥有健康体态。

🔘 产后多久可以恢复性生活

如果是顺产妈妈，原则上在产后8周即可恢复性生活；如果是剖宫产妈妈，则至少需要3个月，等到伤口愈合才能同房。不管是顺产还是剖宫产，每个新妈妈产道恢复情况会有不同，再加上哺乳期可能有阴道干涩的情况出现，为了预防同房时出血或不和谐，建议新妈妈在产后3个月再考虑性生活的事。总之，同房这件事要慢慢来。而且一旦恢复性生活，在生完宝宝的1~2年里，为了健康考虑，要坚持避孕。

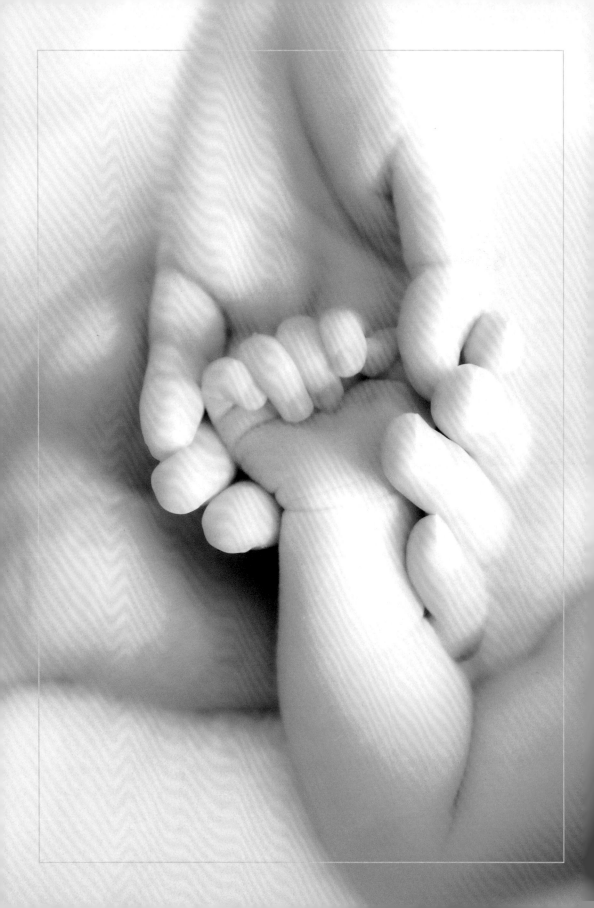

第二章

新生儿期

（1至28天）

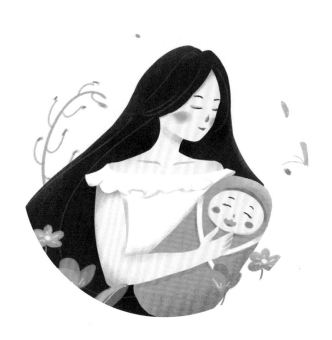

宝宝的生长发育

经历了艰辛的十月怀胎和刻骨铭心的分娩,那个在子宫里和妈妈朝夕相处的小天使迫不及待地降临人间。他(她)那一声嘹亮的哭声像是在告诉爸爸妈妈:"你们等了很久吧,快来欢迎我吧!"

☺ 体重约3千克

刚出生的小家伙看上去很柔弱,体重约3千克,身长约50厘米。如果与这个标准稍有差异,妈妈也不必太过担心,随着一天天地成长,宝宝的身高、体重会趋于正常值。

宝宝出生时与满月体格发育对比

项目	出生时(中位数)	满月时(中位数)
体重	男婴3.32千克,女婴3.21千克	男婴4.51千克,女婴4.20千克
身长	男婴50.4厘米,女婴49.7厘米	男婴54.8厘米,女婴53.7厘米
头围	男婴34.5厘米,女婴34.0厘米	男婴36.9厘米,女婴36.2厘米

注:数据来自原国家卫生部妇幼保健与社区卫生司2009年发布的《中国7岁以下儿童生长发育参照标准》,数据采用中位数,后同。

☺ 小脸和眼睛有些肿

刚出生的宝宝,由于在产道中受过挤压,所以小脸和眼睛都会有些水肿,一般两三天后水肿就会消失。另外,新生儿早期眼球尚未固定,而且眼部肌肉的调节能力很弱,常有短暂性斜视的情况发生,看起来有点像"斗鸡眼",这属于正常的生理现象。

☺ 宝宝的体重为什么不升反降

细心的新妈妈抱宝宝或给宝宝称体重时,发现宝宝在出生后的几天里体重下降了,于是感到很着急。其实这个现象是正常的。由于这几天宝宝喝奶较少,同时有不显性失水和胎便排出,所以体重有所下降,较刚出生时体重减轻6%~9%,即生理性体重下降。只要体重下降在合理范围内,就不用担心。随着宝宝的进食,这种状况在出生后10天左右逐渐改善,宝宝开始进入快速生长阶段。

😊 只能看到20厘米内的事物

刚出生时，宝宝虽然可以看见，但视力还很弱，只能看清20厘米范围内的东西。也就是说，当宝宝躺在妈妈怀里吸吮乳汁时，基本只能看清妈妈的乳房，至于妈妈的样貌，那就太模糊了。这种状况大约要持续1个月。除了视觉能力较弱外，宝宝能辨识的色彩也很少，除了黑和白，唯一能看到的是红色。

😊 听力还未发育完全

宝宝的听力发育得相当早，当他（她）还在妈妈肚子里的时候，就能听到声音了，但这并不代表宝宝一出生就拥有和成人一样的听力。此时，宝宝的外耳与内耳之间的鼓室里没有空气，因此听觉灵敏度很差。所以正在酣睡的宝宝只有听到很大的声音时，才会惊醒啼哭。虽然宝宝听力还不是很发达，但他（她）对声音是有喜好的，尤其喜欢妈妈的声音。在出院前，医生会给新生儿做听力筛查，如果此时有单侧未通过或双侧未通过的结果，爸爸妈妈也不用特别担心，等宝宝做42天体检时复查一次听力，即可知道确切结果。

😊 新生儿的触觉、嗅觉很灵敏

除了视觉和听觉，新生儿也会有冷、热、疼痛等感觉。宝宝还能感受物体的质地，并且喜欢接触质地柔软的东西。嘴唇和手是宝宝触觉最灵敏的部位，所以新生儿都喜欢吸吮手指。他（她）还特别喜欢依偎着妈妈，喜欢妈妈温柔地用双手抚摸、拥抱自己。

另外，宝宝的嗅觉能力也很强。刚出生两天的新生儿就可以闻出自己妈妈的乳垫和别的妈妈的乳垫味道不一样，这可能超出了大多数人的想象。

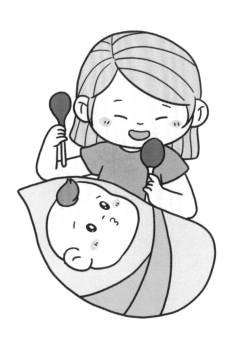

宝宝吃完奶状态较好时，妈妈可以用红色沙锤给宝宝做视觉启蒙，现阶段他（她）是可以识别红色的。

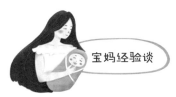

多给宝宝做抚触

别因为宝宝软就害怕碰他（她），他（她）可是很喜欢爸爸妈妈温暖的手掌的。多抚触可以刺激宝宝感觉器官的发育，还能加深亲子之间的感情。

特别关注

刚出生几天的宝宝非常娇嫩，抵抗力也很弱，或许有很多不适应的地方，也会出现各种状况。但其实，大部分看似异常的状况对新生儿来说却是正常的。这时，新手爸爸妈妈需要对宝宝进行特别关注和精心护理。

😊 生理性黄疸一般不需治疗

生理性黄疸是一种由新生儿胆红素代谢决定的、必然要发生的生理现象，是由于还没发育成熟的肝脏尚不能代谢生成相对较多的胆红素，而不是由其他疾病引起的。

足月的新生儿一般在出生后3天左右出现生理性黄疸，7~10天后消退，最迟不超过出生后2周，早产儿可延迟至出生后3~4周退净。如果黄疸的消退超过正常时间，或者消退后又重新出现，则可能为病理性黄疸。

😊 蓝光照射能有效改善黄疸

如果新生儿黄疸进展较快、程度较重，血液里间接胆红素升高明显，就需要干预治疗。

蓝光治疗是国际上公认的快速、有效治疗新生儿黄疸的方法。它是通过蓝色光的照射，使得胆红素从脂溶性转变为水溶性，通过大便和尿液排出体外。一般来说，太阳光中也存在蓝光，但含量较少。所以给宝宝多晒晒太阳也可以去黄疸，只不过效果不明显。

➕ 医生叮咛

区别生理性黄疸与病理性黄疸

出院后，爸爸妈妈学会在家判断宝宝的黄疸状况对新生儿具有非常重要的意义，如错过治疗时机，可能会带来严重后果。

	出现的时间	程度的轻重	消退的时间	宝宝的精神状态
生理性黄疸	出生后2~3天。	面部、颈部皮肤呈浅黄或柠檬色，巩膜微黄，尿液不会染黄纸尿裤。	不超过2周，足月宝宝大多在7~10天后消退。	精神佳，吃奶香，吸吮有力，哭声响亮。
病理性黄疸	出现早，出生后12~24小时就会出现，或消退后又出现。	较重，呈金黄色，四肢、皮肤甚至手心、脚心都黄，尿液染黄纸尿裤。	超过2周，或消退后又再次出现。	精神差，吃奶不香，吸吮时口松，哭声无力或尖叫，嗜睡。

❀ 观察新生儿大便的颜色

新生儿在出生后会排出不同颜色的大便。实际上，无论是最初的黑绿色胎便，还是过渡期深黄绿色的大便，一般情况下都是正常的，爸爸妈妈无须过于担心。

胎便之所以呈黑绿色，是因为其中含有胆红素。胎便是宝宝传递健康的信号，它的顺利排出说明宝宝的直肠是通畅的。如果宝宝出生后24小时仍然没有排便，要及时告知医生，尽快通过检查排除是否存在消化道畸形。

新生儿的大便还会出现黏液，大部分情况下，这是宝宝肠道内细菌分解代谢的结果，属于正常的生理代谢现象。

❀ 喝母乳的宝宝拉得更稀、更多

新生儿在出生后6~12小时内就会排出胎便。之后从第3天开始，宝宝每天至少应该排便3次。当然，具体的排便情况会受到喂养的影响。一般来说，喝母乳的宝宝比喝配方奶的宝宝拉得更稀、更多，一天五六次排便都属正常范围，大便看上去是糊状的。而喝配方奶的宝宝拉出的"便便"较为黏稠，看上去会有点儿像芥末酱，排便次数也较少，一般每天排便一两次。

❀ 经常打喷嚏、打嗝

宝宝之所以会频繁地打喷嚏，通常是因为呼吸系统中还留有积存的羊水和黏液，需要通过打喷嚏的方式将其排出。另外，新生儿的鼻黏膜非常敏感，到新的环境中不适应，或者受到一些灰尘、烟雾的刺激，也会通过打喷嚏的方式清除鼻腔中的异物，缓解不适。

打嗝也是一种正常的生理现象，新生儿的膈肌是平的，胃肠功能较弱，且易胀气，一旦吃饱或哭闹时吸入大量的空气，就可能使得胃部顶到膈肌，造成膈肌频繁痉挛。与成年人不同的是，打嗝不会给宝宝带来不适，无须干预就能自行平复。

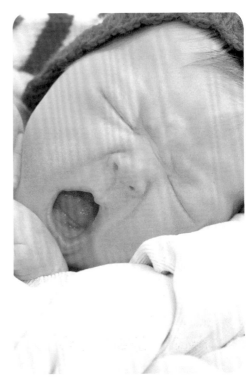

宝宝出生2~3天后面部微黄，不需做特殊处理，早吸吮勤哺乳，宝宝吃得多、排泻多，黄疸消退得就快。

母乳喂养

升级当妈妈了，如果妈妈身体允许，医生会建议在产后半小时内就给宝宝喂奶，这样对刺激乳房尽早分泌乳汁、加速子宫收缩和身体恢复等都是非常有好处的。妈妈就自豪地将乳房靠近宝宝的小嘴儿吧！

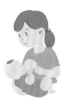

宝宝天生就会吃奶

哺乳期间，妈妈颜色加深的乳晕，以及乳腺分泌黏液的特殊味道，都可以使宝宝准确地"定位"乳头。宝宝在出生后20~30分钟内的吸吮能力很强，此时看到宝宝张着小嘴嗷嗷待哺，只要妈妈身体允许，就一定要及时喂奶。

初乳是宝宝的第一餐美食

初乳一般指产后5天内的乳汁，产后6~10天内的乳汁称为过渡乳，产后11天及以后的乳汁称为成熟乳。初乳呈黄色，较稠厚；成熟乳呈乳白色，量较多。无论母乳是黄色还是乳白色，都非常有营养。初乳为新生儿提供了充足的营养、水分和抵抗疾病的物质，它的颜色和稠厚度也正是由这些物质决定的。和成熟乳相比较，初乳的蛋白质含量更高，脂肪量更低，含糖量较低。

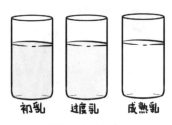

不同乳汁的颜色

不要认为初乳发黄就挤掉

初乳一般都呈黄色稀水样。很多人都会觉得这种乳汁不干净，应该挤出扔掉。但是科学研究表明，初乳的稀或浓主要是由妈妈体内水分含量决定。不管是否浓稠，初乳都含有很多成熟乳不具有的珍贵营养成分和免疫因子，每一滴都是精华。如果刚出生的宝宝不吃初乳，妈妈可以自己或请护理人员将初乳挤出来储存。

➕ 医生叮咛

不要给新生儿喝糖水

以前新生儿开奶时间迟，妈妈要等出生后12小时才开始喂奶。为了避免宝宝发生低血糖，会在宝宝出生后的6小时内喂些糖水，然后再过6小时开奶，因为这种方式会影响母乳喂养，所以已经被弃用。

联合国儿童基金会提出的"母乳喂养新观点"认为：在开奶前不要给宝宝喂糖水和配方奶，提倡"早开奶、勤喂奶"，妈妈在新生儿出生后半小时左右就可以喂奶，这样宝宝就不会低血糖了。

顺产妈妈在产房就要开奶

开奶指妈妈产后第1次给宝宝喂奶。宝宝吸吮乳头越早越勤，次数越多，妈妈乳汁分泌就越丰富流畅。开奶时，妈妈拇指和食指呈C形握住乳房，这样既可以轻托住乳房，以免乳房下垂，又方便调整乳房位置，避免堵住宝宝的鼻孔。

剖宫产妈妈半坐卧姿势哺乳

剖宫产妈妈可以背靠床头坐或采用半坐卧的姿势，在背后垫上靠枕，把枕头或棉被叠放在身体一侧，其高度约在乳房下边缘，让宝宝侧卧在枕头或棉被上。

3种正确的哺乳姿势

正确的喂奶姿势一般是胸贴胸、腹贴腹、下颌贴乳房。妈妈一只手托住宝宝的臀部，另一只手肘部托住其头颈部，宝宝的上身躺在妈妈的前臂上。错误的哺喂姿势会使宝宝不舒服，而且也会影响到宝宝的吸吮和吞咽。

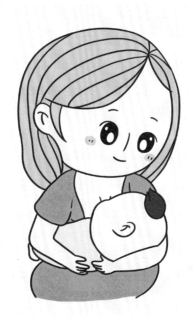

❷摇篮式：用手臂的肘关节支撑住宝宝的头部，使他（她）的腹部紧贴妈妈的身体。

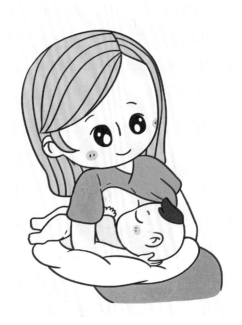

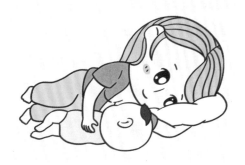

❶卧式：让宝宝侧躺在床上，脸朝向妈妈，使宝宝的嘴和妈妈的乳头保持水平。

❸环抱式：用右前臂支撑宝宝的背部，让宝宝的头部和颈部枕在妈妈的手上。

☺ 产后两三天来奶水是正常现象

有些妈妈在宝宝出生两三天后才开始下奶，这是正常现象。99%的哺乳期女性有能力哺乳，妈妈一定要有信心。有时乳房肿胀却挤不出奶来，不是没有奶，而是乳腺未通。此时如果给宝宝添加配方奶，宝宝会失去吸食母乳的动力。乳房在缺乏刺激的情况下，妈妈的乳汁分泌会越来越少，被迫发展成奶水不够甚至没奶的情况。

☺ 奶水会越吸吮越多

宝宝吸吮越多，妈妈产生的奶水就越多。妈妈奶水不足时，可在1天之内坚持喂宝宝12次以上。妈妈不要让宝宝离开自己，一有机会就喂奶，这样坚持3天，奶水量就会明显增多。喂完一边乳房，如果宝宝哭闹不停，不要急着添加配方奶，而要换另一边继续喂。每次喂奶都要让宝宝交替吸吮左右侧乳房数次。

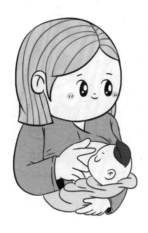

奶水分泌过快，妈妈可用食指和中指做成剪刀状，夹住乳头，以避免宝宝呛奶。

☺ 奶水太冲时用剪刀式喂奶

妈妈奶水很好，乳头也没有什么不适，宝宝大小便都很正常，生长发育也正常，可就是每当妈妈给宝宝喂奶时，宝宝就打挺、哭闹，甚至拒绝吃奶。而宝宝吸吮时，吞咽很急，一口接一口，时不时呛奶。这种情况是乳汁分泌过多，奶水太冲造成的。遇到这种情形，妈妈食指和中指可做成剪刀样，夹住乳头上方，控制乳汁流量，可避免呛到宝宝。

☺ 24小时内喂奶8~12次

有一部分新生儿在最初几天喝奶表现得很不主动，这不是什么大问题，因为他（她）在那几天并不需要太多的奶量。在这之后，绝大多数宝宝需要每2~3小时喂奶1次，24小时喂奶8~12次，每次喂奶20~30分钟。不过，出生1周内的宝宝，喂奶间隔时间可适当缩短，可以每隔1~2小时喂奶1次。

➕ 医生叮咛

按需喂养

无论是母乳喂养还是配方奶粉喂养，什么时候喂奶，不是以时间作为依据，而是以宝宝饥饿时的表现，也叫"饥饿迹象"为依据。宝宝饥饿时，会变得很"警觉"，把手或手指放到嘴里吸吮，伸出舌头咂嘴，有各种局促不安的扭动、蹬踢，或开始觅食（用下巴、嘴或头去寻找乳房的动作）。如果宝宝开始哭闹，就表示他（她）饿得太厉害了。

😊 宝宝没吃饱，便便次数会变少

母乳喂养时会面临一个问题，就是很难准确知道宝宝吃了多少奶。虽然没有明确的计量方法，但可以通过观察宝宝的排泄量来判断他（她）是否吃饱。母乳喂养的宝宝，便便呈金黄色，多为均匀糊状，一般每天排便2~5次，但也有的新生儿每天排便7~8次。出生后1周开始，每天有6次左右小便，有3个1块钱硬币大小的大便量（1天多次，或者几天1次量很多）。随着月龄的增长，宝宝排便次数会减少，2~3个月后会减少到1天1次或2次，这些都属于宝宝吃饱了的信号。

😊 暂时无法哺乳，也要挤出母乳

在宝宝出生后最初的几天，如果妈妈不能哺乳，或者宝宝还无法有效吸吮，要想让宝宝喝到珍贵的初乳，并为日后实现母乳喂养做准备，妈妈应用吸奶器吸出乳汁，用软勺或奶瓶喂给宝宝，因为及时排空乳房有助于刺激泌乳。或者将少量乳汁直接挤到宝宝口中，让宝宝熟悉妈妈乳汁的味道，激发宝宝吸吮的欲望。

😊 夜间尽量不要侧身哺乳

宝宝吃奶通常不分昼夜，尤其是还没有建立昼夜规律的新生儿，夜奶的频率会更高。为了保证哺喂夜奶时更加顺利和安全，如非特别必要，妈妈不要侧身哺乳。

妈妈侧卧时，很难保证长时间清醒，一旦在哺乳过程中睡着，很可能会压住宝宝，或用乳房堵住宝宝的口鼻，有造成窒息的隐患。

😊 夜间哺乳后，先轻拍宝宝

新生儿由于消化系统发育不成熟，容易吐奶，如果哺乳后立即让宝宝平躺，会增加吐奶风险，加上夜间家长容易疏忽，无法及时发现宝宝吐奶并进行清理，可能会增加窒息的风险。因此，夜间哺乳后，妈妈要保持45°靠在床头，让宝宝趴在胸前，呈心贴心的姿势，等宝宝打出嗝后，再让他（她）躺平。

😊 宝宝吃奶时睡着了，要不要叫醒

这个问题的答案并不绝对，主要依赖于妈妈的判断。如果认为宝宝已经吃饱了，就不必叫醒；如果宝宝刚刚开始吃就睡着了，那么最好叫醒他（她），让他（她）继续吃。这是因为宝宝在饥饿状态下无法安稳地睡觉，不久还会醒来要吃奶，如此循环往复，不利于养成良好的喂养习惯，也妨碍睡眠。叫醒宝宝时，妈妈可以轻拉宝宝的耳垂，或摸摸他（她）的脸蛋、挠挠他（她）的小脚，也可以动动乳房，宝宝通常会醒来继续吃奶。

混合喂养

有些新妈妈由于母乳分泌不足或其他原因，暂时不能完全用母乳喂养，可选择母乳和配方奶混合喂养的方式。但是，新妈妈不要因母乳不足而放弃母乳喂养，至少应坚持母乳喂养宝宝6个月后再使用配方奶。

☺ 先喂母乳，再喂配方奶

混合喂养时，妈妈应尽量多喂母乳，再喂配方奶。但缺点是因母乳量少，宝宝吸吮时间长，易疲劳，可能没吃饱就睡着了，或者总是不停哭闹，这样每次喂奶量就不易掌握。如果宝宝吃了母乳后仍哭闹，可以补充配方奶，直到宝宝不再哭闹为止。宝宝吃母乳后睡着了，当再次醒来哭闹要奶吃的时候，可以给他（她）吃配方奶，宝宝吃配方奶的量的掌握标准是：宝宝吃完后，奶瓶中还剩余少量奶液，这表示宝宝吃饱了。

☺ 夜间最好母乳喂养

夜间妈妈比较累，尤其是后半夜，起床给宝宝冲配方奶很麻烦，最好是用母乳喂养。夜间妈妈的乳汁分泌量相对增多，宝宝需求量又相对减少，母乳基本可以满足宝宝的需要。但如果母乳量太少，宝宝吃不饱，就会缩短吃奶间隔，影响两个人的休息，这就要考虑添加配方奶了。

夜间提倡喂母乳，但如果母乳实在不足，为了不影响睡眠，可以以配方奶为主。

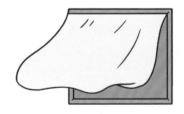

即使是在夏天，妈妈和宝宝的床铺也要远离窗户，以避免受凉。夜间喂母乳后，如果宝宝还哭闹，妈妈不要犹豫，这时要再添加配方奶。

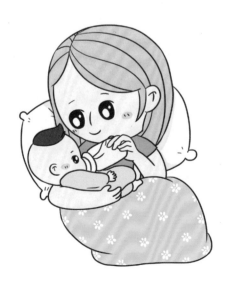

🧒 警惕宝宝牛奶蛋白过敏

　　完全母乳喂养的宝宝也可能出现过敏症状，概率为2%~3%。通常是由于妈妈吃的某些食物通过乳汁引起宝宝过敏，主要有三大症状：第一是消化道症状，如呕吐、肠绞痛和腹泻，甚至便中带血；第二是皮肤症状，如湿疹、荨麻疹等；第三是呼吸道症状，如咳嗽、打喷嚏等感冒样症状，严重时还会有哮喘。这很可能是宝宝对妈妈饮食中含有牛奶等蛋白成分的食物过敏。

第1周

➕ 医生叮咛

过敏严重要咨询医生

　　若宝宝出现严重的过敏症状，妈妈要及时咨询儿科医生，是否要停止母乳喂养，也要和医生沟通后再决定。如果妈妈擅自停喂母乳或者刻意"偏食"，反而会影响母子健康。即使有明确的过敏家庭史，仍建议妈妈在孕期和哺乳期正常饮食，无须回避常见的过敏食物，如果宝宝出现过敏反应，就要及时就医咨询。

👶 宝宝过敏，妈妈要暂时回避奶制品

　　如果怀疑宝宝牛奶蛋白过敏，哺乳妈妈可回避牛奶及其制品一段时间后，再次尝试相关食物。如果母乳喂养后宝宝再次出现过敏情况，那就基本可以确认宝宝对牛奶蛋白过敏。妈妈要暂时回避牛奶及牛奶制品，同时注意补钙。一段时间后，妈妈可以尝试在饮食中少量加入牛奶，如宝宝没有再次出现过敏症状，妈妈可以逐渐恢复正常饮食。

🧒 喝奶粉也可能牛奶蛋白过敏

　　如果宝宝身体健康，没有任何疾病，混合喂养通常不会让宝宝消化不良。如果出现了腹泻等症状，要警惕宝宝是否存在胃肠道问题，或者对牛奶蛋白过敏。如果经儿科医生诊断，宝宝的确对牛奶蛋白过敏，就要更换经过特殊工艺调配而成的配方奶粉，比如部分水解配方奶粉、深度水解配方奶粉，甚至是无敏性的氨基酸配方粉。

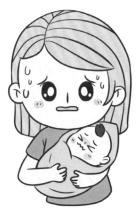
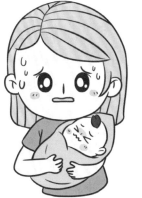

奶油蛋糕　奶粉　酸奶　牛奶　奶酪

易引起牛奶蛋白过敏的常见牛奶制品

⊙ 换氨基酸配方粉需遵医嘱

如果宝宝过敏情况非常严重，则应遵医嘱停止食用原来的配方奶粉，直接换为深度水解配方奶粉或氨基酸配方粉。

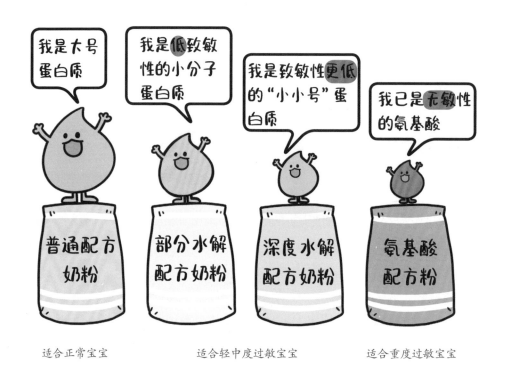

适合正常宝宝　　　　　适合轻中度过敏宝宝　　　　　适合重度过敏宝宝

⊙ 氨基酸配方粉至少喂养6个月

氨基酸配方粉的热量跟普通配方奶粉一样，适合对牛奶蛋白严重过敏的宝宝，可以保证宝宝营养充足，一般建议至少喂养6个月，不然宝宝的过敏很可能反复。但也不建议给轻度、中度过敏的宝宝长期吃氨基酸配方粉，否则宝宝肠道被过度"净化"，在后期添加辅食和儿童餐时，消化系统就会出现问题。

⊙ 脱敏后逐步转回普通配方奶粉

父母不能自行给宝宝转回普通配方奶粉，要在医生评估宝宝的过敏症状、生长发育等情况后，再做决定。转回喝普通配方奶粉，可以降低宝宝将来牛奶蛋白过敏和患其他过敏性疾病的风险。完全使用氨基酸配方粉喂养6个月后，如果宝宝没有再出现过敏反应，可先过渡到深度水解配方奶粉，再过渡到部分水解配方奶粉，直至普通配方奶粉。

☺ 乳糖不耐受不等于牛奶蛋白过敏

乳糖不耐受与牛奶蛋白过敏的表现非常相似，但它们是完全不同的两种疾病，最大的区别是乳糖不耐受只有消化道表现，而牛奶蛋白过敏除了消化道不适，还有湿疹等消化道外的表现。如果怀疑宝宝有乳糖不耐受或牛奶蛋白过敏，而爸爸妈妈无法确定，应立即咨询医生。

☺ 吃母乳和奶粉都可能乳糖不耐受

小月龄的宝宝最容易出现乳糖不耐受，这是因为宝宝肠道发育尚不成熟，不能分泌足够的乳糖酶来分解、吸收母乳和乳制品中的乳糖，从而出现吐奶、厌奶、大便酸臭有泡沫、胀气、屁多屁臭等乳糖不耐受的症状。乳糖主要存在于母乳中，所以母乳喂养的宝宝多数大便稀、次数多，但如果宝宝体重增长非常好，就不需要就医。

☺ 乳糖不耐受要坚持母乳喂养

母乳喂养的宝宝出现乳糖不耐受，应当坚持喝母乳。母乳中含有的特殊活性成分，能够帮助宝宝的肠道尽快恢复健康，缩短乳糖不耐受的时间。如果腹泻、腹痛等症状确实明显，影响喂养及日常护理，爸爸妈妈可以在医生的指导下，在每次哺乳前给宝宝口服乳糖酶。

☺ 奶粉宝宝，暂换无乳糖配方奶粉

配方奶喂养的宝宝出现乳糖不耐受，可以暂时更换无乳糖的配方奶粉。为什么只是"暂时"？因为乳糖是宝宝生长发育最主要的能量来源，能够促进大脑和神经系统发育，促进钙的吸收，维持体内电解质平衡，长期回避不是明智之举。爸爸妈妈可以遵医嘱，在喂奶前给宝宝口服乳糖酶，待症状逐渐缓解后，再改回原有的配方奶喂养。

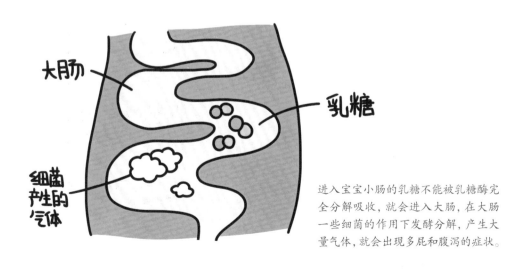

进入宝宝小肠的乳糖不能被乳糖酶完全分解吸收，就会进入大肠，在大肠一些细菌的作用下发酵分解，产生大量气体，就会出现多屁和腹泻的症状。

43

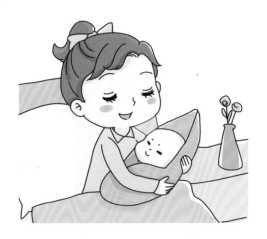

早产儿喂养的 4 种方法

早产儿喂养的方法因其成熟程度而异。①对出生体重较重、呼吸系统稍成熟的早产儿来说，可以直接吸吮母乳。②如果早产儿呼吸系统发育不完善，吸吮力较差，妈妈可将乳汁挤出，用软勺哺喂。③胎龄小、体重轻，不会自己吃奶的早产儿，可用滴管或胃管喂养。④吃母乳不足的早产儿可进行人工喂养，应以早产儿配方奶为宜。

◉ 早产儿尽早母乳喂养

早产儿由于过早出生，身体各器官功能很不完善，更需要摄入营养丰富且易于消化的"食物"，母乳是最佳选择。开奶时间也要尽早，虽然有的早产儿需要在新生儿科治疗，不在妈妈身边，但只要没有禁忌证，一般在出生后48小时内都要开始喝母乳。如果妈妈出院，宝宝还在住院，妈妈也要坚持将乳汁吸出，让爸爸送给宝宝喝。

◉ 早产儿母乳喂养可增强体质

早产儿妈妈的母乳成分与足月儿妈妈的母乳成分在最初几周有一些不同，其含有更多的蛋白质和矿物质，更容易消化和吸收的脂肪（尤其是DHA，对早产儿尤为重要），还含有更多的抗体、提高免疫和对抗疾病的物质。母乳更有利于降低早产儿因配方奶引起的牛奶蛋白过敏的风险，而且可以明显降低早产儿发生肠道感染的概率。

◉ 早产儿也有专用配方奶粉

早产儿奶粉相比普通奶粉，所含的钙、铁、锌等营养素更丰富。而且早产儿奶粉的生产加工工艺更加严格，针对早产儿胃肠发育不足等特点，添加高能量密度的营养成分，有助于宝宝增加体重和增强体质。一般待早产儿的体重发育至正常（≥2500克）才可更换成婴儿普通配方奶粉。

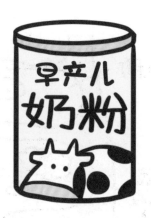

早产儿奶粉分为院内配方奶粉和过渡配方奶粉，前者适合胎龄小于34周、出生体重不足1800克的早产宝宝在住院期间食用，后者适合1800克以上或小胎龄早产宝宝在出院后食用。

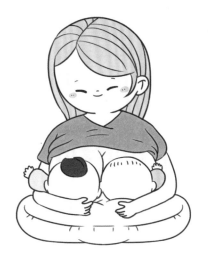

现在市面上还有一种"双胞胎哺乳环垫"，妈妈可以靠在垫子上，把两个宝宝放在垫子的两边同时喂奶。

◎ 双胞胎也首选母乳喂养

生了双胞胎，因为妈妈的营养要同时供应两个宝宝，所以双胞胎宝宝可能没有单胎宝宝长得好，且易患病。因此，更提倡对双胞胎宝宝进行母乳喂养。传统观念认为，双胞胎妈妈的奶水一定不够两个宝宝吃，这是没有科学根据的。因为宝宝吮吸的次数越多，妈妈的奶水就会越多，只要没有特殊原因，妈妈一般都能够为两个宝宝提供充足的奶水。

◎ 让双胞胎交换吸吮乳房

喂养双胞胎宝宝，通常是同时喂养，一个乳房喂养一个宝宝。不过建议妈妈让两个宝宝轮换吸吮一侧乳房，因为宝宝的吸吮能力和胃口有差异，交换吸吮，有助于两侧乳房均匀分泌更多的乳汁。这样不但可以节省妈妈的时间，也可以节省妈妈的体力。

◎ 允许"区别对待"双胞胎

如果母乳不够，可采取混合喂养的方式给两个宝宝喂母乳和配方奶粉，也可以先只给小一点的宝宝喂母乳，而大一点的宝宝采取人工喂养，等小的宝宝体重赶上来后，再同时给予混合喂养。奶量和浓度可随宝宝的情况和月龄的增加而逐渐增加。

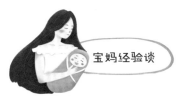

宝妈经验谈

同时哺喂省时又省力

双胞胎宝宝是有个体差异的，需要妈妈耐心调整两个宝宝的喂奶时间。如果一个宝宝先哭着要吃奶，就先喂这个宝宝，另一个宝宝暂时不想吃，就不要勉强，可以让他(她)继续睡觉。如果妈妈足够耐心，可以把两个宝宝的作息时间调成一样，这样会更加省心。哺喂宝宝时，要细心记下两个宝宝的吃奶量及间隔时间。

人工喂养

如果妈妈因特殊原因不能用母乳哺喂宝宝，可选用人工喂养。如果妈妈仅仅因为产后第一周乳汁少或其他人为因素想放弃母乳喂养，就非常不应该了。而选择人工喂养的妈妈也不要过于内疚，喝奶粉的宝宝也能健康成长。

正确挑选奶瓶

奶瓶从制作材料上分主要有两种——塑料制和玻璃制的。玻璃奶瓶更适合新生儿阶段，由爸爸妈妈拿着喂宝宝。形状最好选择圆形，圆形奶瓶内颈平滑，里面的液体流动顺畅，适合新生儿使用。

玻璃奶瓶除了强度不够、易碎之外，其他品质都优于塑料奶瓶。塑料奶瓶最大的优点就在于其轻巧不易碎，出门时携带轻便。玻璃奶瓶主要适合爸爸妈妈在家亲自喂养宝宝时使用。当宝宝长大些，能自己拿奶瓶时，塑料奶瓶就可以开始派上大用场了。

奶瓶不要选购太复杂的，要选容易清洗的。奶瓶最好买宽口径的，冲配方奶时会比较容易，但宽口径奶瓶的奶嘴要比普通口径奶瓶的奶嘴稍贵些，可以根据宝宝的实际需求更换奶瓶。

 — 保护盖
密封并保护消过毒的奶嘴。

 — 垫脚圈
拧紧以固定奶嘴。

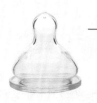 — 奶嘴
奶嘴要根据宝宝的月龄选择适合的材质和大小。

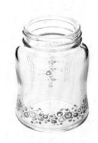 — 奶瓶
奶瓶容量不一，应根据宝宝月龄及时更换。

婴儿奶瓶的组成部分

正确挑选奶嘴

奶嘴有橡胶和硅胶两种材质。相对来说，硅胶奶嘴没有橡胶的异味，容易被宝宝接纳，且不易老化，有抗热、抗腐蚀的特性。宝宝吸奶时长应在10~15分钟，过长或过短都不利于口腔发育。爸爸妈妈最好买同一品牌的同一种口径奶瓶，这样方便更换奶嘴。大号奶嘴可以多备几个，因为使用的时间会比较长。奶嘴最好每个月定期更换新的。

圆孔标准奶嘴应用最广。根据圆孔的大小，奶嘴通常可分为S、M、L三种，爸爸妈妈应根据宝宝的月龄选购相对应的奶嘴。

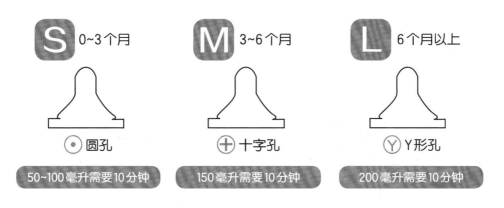

S 0~3个月	M 3~6个月	L 6个月以上
⊙ 圆孔	✚ 十字孔	Ⓨ Y形孔
50~100毫升需要10分钟	150毫升需要10分钟	200毫升需要10分钟

不同型号奶嘴的理想喂乳时间

圆孔标准奶嘴 S 号

适合不能控制吸奶量的新生儿用。

圆孔标准奶嘴 M 号

适合3个月及3个月以上、6个月以下的宝宝使用。宝宝用此奶嘴吸奶与吸母乳所吸出的奶量及所做的吸吮运动的次数非常接近。

圆孔标准奶嘴 L 号

适合6个月及6个月以上的宝宝。如果觉得给宝宝用以上两种奶嘴喂奶时间太长，且量不足、宝宝体重轻，就应换用这种型号的奶嘴。

十字孔奶嘴

可以根据宝宝吸吮的力量调节奶量，流量较大。

Y 形孔奶嘴

更适合可以自我控制吸奶量的宝宝使用。

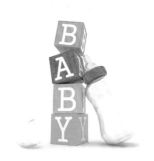

◉ 严格按照配方奶粉比例冲调

新生儿虽有一定的消化能力，但配方奶冲调过浓会增加宝宝的消化负担，冲调过稀则会影响宝宝的生长发育。而且不同品牌的奶粉勺尺寸不一，有大、中、小的规格，所以奶粉一勺多少克是没有统一答案的。妈妈只需记住用奶粉品牌方配置的勺子量取奶粉，冲调时一定要按说明书或配方奶粉包装上的指示进行操作。

◉ 冲调奶粉的水温在40~45℃

用很烫的水冲配方奶，这是错误的做法，因为水温过高会使配方奶中的乳清蛋白产生凝块，影响消化吸收。水温过高，某些遇热不稳定的维生素也会被破坏，特别是配方奶中添加的免疫活性物质。冲奶的水温要参照说明书或配方奶粉包装上的指示，一般控制在40~45℃，妈妈可以购买一个恒温水壶，这样就很方便了。

◉ 冲调奶粉的具体步骤

❶先在奶瓶里倒入适量的42℃左右的水，到相应的刻度处。

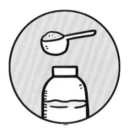

❷按照说明书和宝宝实际的需求量，舀出相应的配方奶粉倒入奶瓶中。

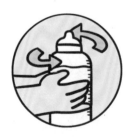

❸盖紧瓶盖，用双手握住奶瓶来回搓动或左右旋转摇匀，让配方奶粉充分溶解。

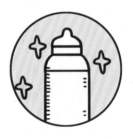

❹如果奶瓶里有一些气泡，可以静置一会儿，等里面的气泡少了，再给宝宝喝。

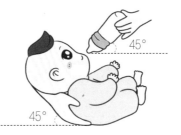

➕ 医生叮咛

喂奶的姿势要遵循 2 个 45°

用奶瓶喂宝宝时，妈妈一只胳膊搂抱宝宝，托住他（她）的肩背，使宝宝身体上抬 45°半卧在妈妈怀中，这样有助于宝宝吞咽，不容易呛奶。另外，奶嘴向下，奶瓶与宝宝下颌呈 45°，使配方奶充满奶嘴，避免宝宝吸入空气，同时奶流也不会太急。

😊 喂配方奶，以宝宝的需求为准

宝宝的食量并不是恒定的，每天的食量总会稍有波动，一般情况下，只要在推荐食量的 10%~20% 波动，就不会影响宝宝的生长发育。配方奶粉包装上通常会标明给宝宝喂奶的参考时间，对小婴儿来说，一般喂奶间隔为 3~4 小时。实际上，每个宝宝对配方奶的消化吸收能力是不一样的，所以每天的喂奶量及次数也不一定。

喂给宝宝的配方奶是否足够，一定要以宝宝是否达到生长发育指标为标准。总而言之，用配方奶喂养宝宝时，妈妈也要以宝宝的实际需要为前提。

人工喂养宝宝前 9 个月的奶量

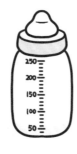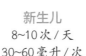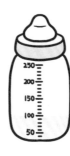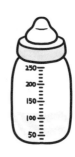

新生儿
8~10 次 / 天
30~60 毫升 / 次

1 个月
6~8 次 / 天
80~100 毫升 / 次

2 个月
6~7 次 / 天
100~120 毫升 / 次

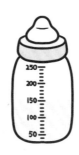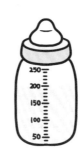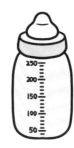

3 个月
5~6 次 / 天
150 毫升 / 次

4~6 个月
5 次 / 天
200 毫升 / 次

7~9 个月
3 次 / 天
200~250 毫升 / 次

日常护理

从这周起，新手爸妈就要开始承担起照顾宝宝的使命了。怎样给宝宝换纸尿裤、洗屁股等，这些看上去很小的事情，都有可能让新手爸妈手足无措。但别太担心，只要足够耐心和细心，很多难题都会迎刃而解。

😊 纸尿裤超过2小时就要换

在月子里，妈妈每隔2个小时甚至更短的时间，就要给宝宝换一次纸尿裤，这是避免宝宝出现尿布疹最有效的方法。目前大部分品牌的纸尿裤上都有尿显线，纸尿裤被尿湿后，尿显线就会变色，爸爸妈妈可以据此来判断。在宝宝熟睡期间，不必刻意唤醒宝宝更换纸尿裤，除非纸尿裤已经饱和或宝宝排大便了。

更换纸尿裤前，需提前准备干净的纸尿裤、干纸巾，如果宝宝排大便了，还需要温水和棉柔巾。

😊 怎么给宝宝换纸尿裤

妈妈或爸爸给宝宝穿纸尿裤时，纸尿裤必须紧贴背部，防止尿液从背部渗漏。纸尿裤不能盖住肚脐，以防摩擦脐部，使脐部沾到尿液引起发炎。尽量不要让纸尿裤在宝宝两腿之间挤成一大团，这会摩擦宝宝细嫩的皮肤。腰部的松紧度以可伸进2根手指为宜。

如果是男宝宝，要把他的生殖器向下，这样尿液就不会从纸尿裤上部溢出来了。宝宝在纸尿裤上大便后，应当将纸尿

裤从下向上卷起，再把两侧的胶带粘在一起，然后丢弃到垃圾桶中。

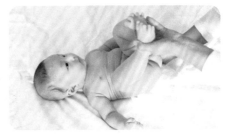

❶铺开纸尿裤，将纸尿裤从宝宝的侧身平移到宝宝的屁股下面。

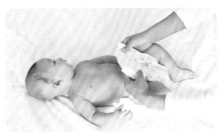

❷适当分开宝宝的双腿，将纸尿裤提到两腿间撑平，不要揉在一起。

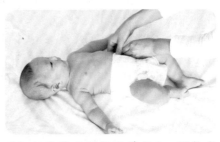

❸把纸尿裤两侧的胶带粘上，调整宝宝大腿根部的防侧漏边，并将纸尿裤上缘外翻，使其距离脐部1厘米左右。

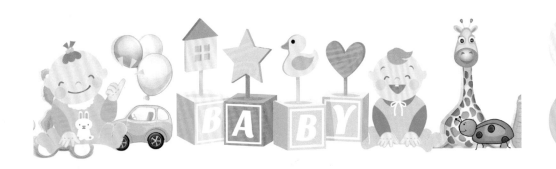

👶 女宝宝清洗外阴要从前向后擦

每次给女宝宝换纸尿裤时以及女宝宝每次大小便后，爸爸妈妈都要仔细擦拭宝宝的外阴。用柔软、无屑的棉柔巾擦拭她的尿道口及周围。方向要由前向后，以免不小心让粪便残渣进入宝宝的阴部。除按时洗澡外，女宝宝每次大便后都应及时用温水清洗外阴和肛门。

清洗时用一块干净的棉布从中间向两边清洗宝宝的小阴唇，再从前往后清洗阴部，接下来清洗宝宝的肛门。尽量不要在清洗肛门后再擦洗宝宝的阴部，避免交叉感染。注意把宝宝大腿根缝隙处清洗干净，这里的褶皱容易堆积汗液和尿液。洗完后，用干毛巾擦干宝宝的小屁股，然后轻轻涂上护臀霜（油）。

👶 男宝宝的外生殖器要及时清洗

爸爸妈妈需要注意男宝宝外生殖器的日常护理，因为男宝宝的外生殖器皮肤组织很薄弱，几乎都是包茎，很容易发生炎症。

清洗时要轻轻抬起宝宝的阴茎，用一块柔软的棉布轻柔地蘸洗根部。然后清洗宝宝的阴囊，这里褶皱多，较容易藏匿汗污。宝宝腹股沟附近也要着重擦拭。清洗包皮时，要用拇指和食指轻轻捏着宝宝阴茎的中段，朝他身体的方向轻柔地向后推包皮，注意不要用力，以免给宝宝带来不适。用来清洗男宝宝外生殖器的水，温度应控制在40℃以内，以免烫伤娇嫩的皮肤。最理想的水温应接近宝宝的体温，即36~37℃。

◎ 给早产儿提供安静的环境

出生后，早产儿的大脑发育比足月儿还快，也更不稳定，噪声等刺激易导致宝宝呼吸暂停、心动过缓等，生命体征的持续波动会导致一系列后遗症，如听力缺失、注意力缺陷、多动症等。家庭成员在家中不要大声说话，也尽量不要看电视、听音乐，哪怕遇到着急的事情也应尽量放低声音。卧室内应避免发出异响。

◎ 卧室灯尽量换成睡眠灯

过强的光线刺激有可能使早产儿视网膜病变的发生率增高，对大脑发育影响较大，会致宝宝生长缓慢。持续性照明会导致早产儿生物钟节律变化和睡眠剥夺。爸爸妈妈可以使用睡眠灯、拉上窗帘等方式，营造子宫内幽暗的环境。

◎ 早产儿要特别注意保暖

早产的宝宝周数越小，体重和个头也就越小，皮下脂肪也越少，所以对环境的要求很高，尤其需要保暖。给他（她）准备的毛巾及衣物均应预热好。适中的环境温度和湿度能使早产儿保持理想的体温，室温一般在24~26℃，相对湿度为50%~60%。

早产儿免疫力低下，容易发生感染，所以周围的一切都应该定期消毒；家人接触早产儿前，应用流水洗手或用免洗消毒液擦手，以降低宝宝发生感染的风险。

对早产儿进行袋鼠式护理，让宝宝紧贴在妈妈胸前，听着妈妈的心跳，宝宝更有安全感。

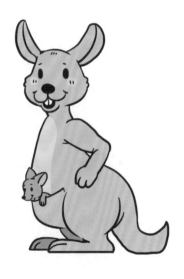
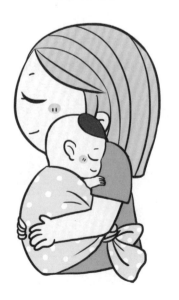

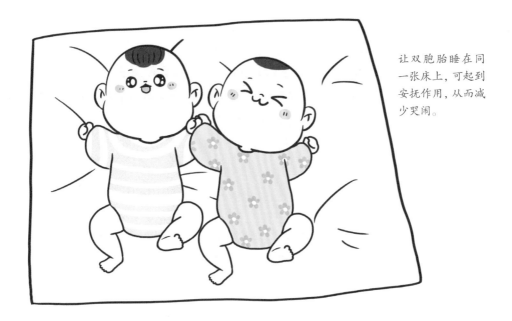

让双胞胎睡在同一张床上，可起到安抚作用，从而减少哭闹。

😊 给双胞胎穿不一样的衣服

带双胞胎要做到忙而不乱，如果爸爸妈妈很难把两个相貌相似的宝宝区别开，可以试试用"标签"，如给宝宝穿不同颜色的衣服、剪不同的发型，也可以仔细检查宝宝的身体，看是否有明显的特征，如用胎记、酒窝等来区别。

😊 照顾双胞胎不能只靠妈妈

妊娠期内，妈妈的营养要同时供应两个胎儿生长，而且双胞胎往往都是提前出生，所以双胞胎宝宝大多数没有单胎宝宝发育得好，对环境的适应能力和抗病能力一般均较单胎宝宝差。因此，对双胞胎的喂养和护理要加强，光靠妈妈一个人肯定不行，需要全家总动员。

➕ 医生叮咛

关注双胞胎的体温和呼吸

双胞胎往往很难坚持到足月出生，因此早产是常见的现象。双胞胎的日常护理可以参照早产儿的护理，尤其要注意保暖。爸爸妈妈可以每天上午、下午给双胞胎各测1次体温，每日温差不应超过1℃，最好稳定在36~37℃。宝宝体温如果在37℃以上，只要不超过37.5℃，也属正常。宝宝呼吸应稳定，若有呼吸骤停、呼吸困难等现象，一定要注意。

睡眠习惯

什么是好的睡眠？在新生儿时期，宝宝虽然会在夜里经常醒来，但吃完奶不久后都能自行入睡，这就是好的睡眠。如果宝宝的睡眠习惯不好，爸爸妈妈就会耗费大量的精力照顾，导致睡眠不足、过度疲劳。因此，爸爸妈妈有必要帮宝宝建立良好的睡眠习惯。

⊛ 宝宝每天睡16~20小时

出生后前几周，宝宝大部分时间都在睡觉，每天要睡16~20小时。当没有被打扰时，小宝宝通常处于睡眠状态。"宝宝般的睡眠"这个词指的是，新生儿不分昼夜，想什么时候睡就什么时候睡，与生俱来具备随时随地入睡的能力。

⊛ "奶睡"容易让宝宝频繁夜醒

从一开始就要避免宝宝养成靠吸吮才能入睡的习惯，因为这会让宝宝形成错误的睡眠联结，以致宝宝后半夜醒来，也需要通过吸吮才能再次入睡，从而造成以后频繁吃夜奶的局面。

对很多宝宝来说，一旦形成了吃着奶睡觉的习惯，就很容易出现频繁夜醒的情况，这不仅对宝宝有影响，更重要的是还会让妈妈在夜间得不到充分的休息，备受困扰。

⊛ 边吃边睡可能引起呛奶

新生儿经常会有吃着奶睡着的情况，这时候他（她）的意识并不清醒。宝宝吞咽肌肉的协调性很差，无法有效地保护气管口，所以很容易让奶水渗入，就会出现吸呛的现象，引起剧烈咳嗽。此时，爸爸妈妈可以把宝宝的脸侧向一边，用空掌心拍拍他（她）的后背。

➕ 医生叮咛

注意调整宝宝的睡眠规律

出生后前几周，宝宝每天睡16~20小时，但是每一次睡眠时间并不长，每次睡1~4小时，之后醒1~2小时。因此，新生儿夜间醒来是常有的事。为了尽量让宝宝和爸爸妈妈的作息同步，下午可以安排宝宝多活动，尤其是下午五六点以后，不要让宝宝睡觉。到了晚上，宝宝累了，自然就睡了。

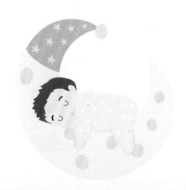

疾病护理

离开妈妈温暖的子宫后，新生儿是那么娇嫩，一旦出现某些不适症状，就会让爸爸妈妈心疼不已，昼夜担心。面对不舒服的宝宝，爸爸妈妈一定要放平心态，只要学会正确的护理方法，就能帮助宝宝战胜疾病。

😊 男宝宝阴囊水肿

有一些男宝宝在出生几天后，阴囊会慢慢肿大，这使得家长很紧张。男宝宝的阴囊水肿在医学上一般被称为鞘膜积液，多发生在一侧，这是由于腹鞘膜突在出生前后未能闭合，导致液体在阴囊内积聚、扩张而形成的。

这时，爸爸妈妈无须太担心，只要经检查确认没有并发疝气，医生一般都会建议回家观察。随着宝宝的成长，鞘膜积液会逐渐被吸收，没必要特别护理和治疗，阴囊一般在宝宝1岁左右就会恢复正常。但如果鞘膜积液并发疝气，或者宝宝1岁后阴囊水肿还没自愈，则可能需要手术治疗。

😊 女宝宝假月经不要慌

出生1周左右，爸爸妈妈可能会碰到女宝宝的阴道流出少量血样黏液分泌物的情况。不必惊慌，这很可能是新生儿假月经，因妊娠后期妈妈体内的雌性激素进入胎儿体内，出生后突然中断，形成类似月经的出血，属正常生理现象。

由于出血量很少，所以不需要带宝宝去医院，此现象一般持续1周左右就会自然消失。阴道流出的少量血液和分泌物，或伴随或不伴随尿液。爸爸妈妈可以用消毒纱布或棉签轻轻拭去，但不能局部贴敷料或敷药，这样反而会引起刺激和感染。

爸爸妈妈可以观察宝宝一段时间，如果2周后仍存在假月经，女宝宝阴道出血量较多、持续时间较长，建议去儿科门诊就诊。

早教游戏与性格培养

家庭是宝宝成长的沃土，爸爸妈妈是宝宝最好的启蒙老师和游戏伙伴。出生后的第1个月是宝宝成长最迅速的时期，在这1个月里，爸爸妈妈可根据宝宝身体的实际状况，进行各种潜能开发游戏，让宝宝在关键时期得以茁壮快乐地成长。

◉ 宝宝，我是妈妈

当宝宝注视妈妈的时候，妈妈轻柔的话语、微笑的脸庞和温暖的气息会给宝宝带来贴心的安全感。刚出生的宝宝还不能看到较远的地方，妈妈与宝宝面对面时，应该保持15~20厘米距离，这样宝宝才能看到妈妈的脸。

游戏准备

宝宝精神状态良好时，躺在床上。

游戏步骤

1. 妈妈轻轻地将脸靠近宝宝，面带微笑，用轻柔的话语慢慢地说："宝宝醒了，你看看，是谁在看你呢？""宝宝，我是妈妈。""认识妈妈吗？"

2. 声音要柔和亲切，语调富于变化。

对宝宝的益处

与宝宝说说话，不仅能增进亲子关系，还能让宝宝把妈妈的声音和形象联系起来。

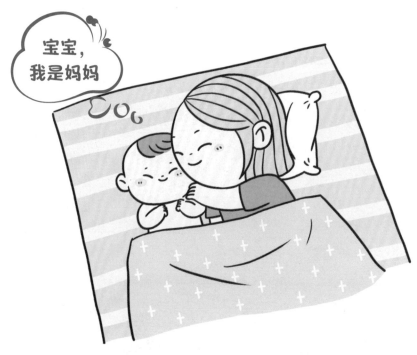

宝宝，
我是妈妈

宝宝，笑一笑

微笑是宝宝送给爸爸妈妈一件温馨的"礼物"。虽然这个时期宝宝的微笑还是无意识的，但它也许是宝宝快乐的"萌芽"，爸爸妈妈要用浓浓的爱来滋养它。这个阶段宝宝容易疲劳，因此逗笑时间不宜过长，而且宝宝缺乏自我控制意识，如果被过多逗笑，很有可能造成瞬间缺氧。

游戏准备

宝宝精神状态良好时，躺在床上。

游戏步骤

*1.*爸爸妈妈摸摸宝宝的脸蛋，用快乐的声音说："宝宝，笑一笑。"

*2.*当宝宝朝爸爸妈妈微笑时，爸爸妈妈也要用微笑回应，并夸奖宝宝："宝宝笑了，真棒！"不断重复这一游戏。

对宝宝的益处

爸爸妈妈充满爱意地逗宝宝笑，可以促进宝宝大脑发育，还可以让宝宝觉得放松和舒服，为宝宝形成乐观开朗的性格打下基础。

> 促进情感发育：宝宝用哭声来表达情感，同样，笑声也是。但这个阶段，宝宝可能只会微笑，不过也足够让爸爸妈妈理解宝宝的心情了。

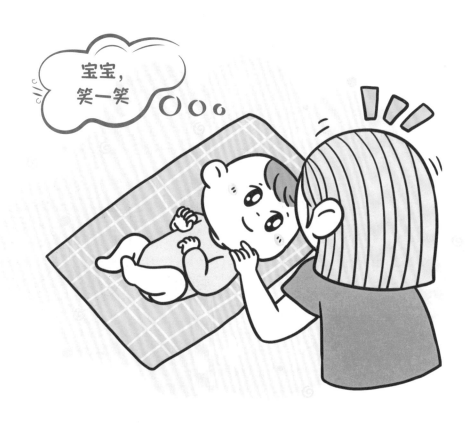

宝宝的生长发育

经历了过去1周的小心翼翼和手忙脚乱，新手爸妈们是不是有些力不从心？面对可爱的小家伙，父母即便已经很累了，可还是会忍不住多陪伴宝宝一会儿，不想错过宝宝成长的每一个瞬间。

青灰色的"胎记"不会一直在

看到刚出生的宝宝身上有胎记，妈妈不免有点揪心，不知道胎记对身体是不是有影响，会不会消退。一般情况下，正常宝宝的腰骶部、臀部及背部等处可见大小不等、形态不规则、不高出表皮的大块青灰色"胎记"，这是由特殊的色素细胞沉积形成的。大部分"胎记"在宝宝4岁时会慢慢消失，但有的也可能会稍迟。

新生儿的乳头挤不得

足月的新生儿在出生后3~5天会出现乳腺肿大的现象，乳腺如蚕豆到鸽子蛋大小，男女均可出现。这种新生儿乳腺肿大属正常的生理现象，称为生理性乳腺肿大。这是宝宝在母体内受妈妈内分泌的影响所致，多于出生后2~3周消退，不需处理。如果父母强力挤压乳腺，可能导致继发感染。

两个软软的囟门

"小时大，大时小，渐渐地，不见了"，这很形象地道出了新生儿囟门的变化。新生儿头上有两个软软的空虚的部位，这就是囟门，在分娩中囟门变形有利于宝宝顺利通过产道。父母不必担心轻轻碰一下囟门宝宝就会受伤，因为上面覆盖着紧密的保护膜。宝宝的后囟门在出生后6~8周完全闭合，而前囟门会在1岁左右闭合。

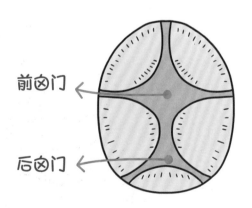

刚出生的宝宝囟门缺少颅骨保护，所以闭合前一定要防止硬物磕碰。给宝宝洗头也只能轻轻揉洗，而不能用手指抓挠。

特别关注

宝宝在出生后的第2周，各项生理指标逐渐恢复正常。但此时的宝宝还很柔弱，喜欢爸爸妈妈抱着爱抚着，还需要爸爸妈妈的特别照顾。

☺ 黄疸会逐渐消退

生理性黄疸此时会消退。本周要给宝宝适当做些"阳光浴"，这样有助于黄疸消退。"阳光浴"就是晒太阳，夏秋季出生的新生儿，出生后半个月即可开始短时间、间断性地晒晒太阳，隔着玻璃晒太阳也可以消退黄疸。但不建议用长时间晒太阳的方式给宝宝退黄疸，这很容易导致新生儿皮肤问题。晒太阳最好在宝宝睡着时进行，否则要带上眼罩。

☺ 不要亲吻宝宝

很多人看望新生宝宝时，总忍不住想亲吻宝宝可爱的脸颊，实际上这种方式很不卫生。因为在亲吻宝宝的脸颊时，大人很可能把口腔里的病毒、细菌传给宝宝，使免疫力还很脆弱的宝宝感染疾病。为了宝宝的健康，爸爸妈妈要以身作则，做出表率，并友善地提醒亲友不要亲吻刚出生不久的宝宝。在月子期间，尽量减少亲友探望。

☺ 脐带干燥会自行脱落

宝宝脐带脱落的时间依自身情况有所不同，一般会在出生后的10~20天内自行脱落。脐带残端是和血管相通的，若护理不好，细菌可能侵入，轻者引起脐周发炎，重者可能会造成败血症，从而危及宝宝的身体健康。

➕ 医生叮咛

正确的脐带消毒方法

每日3次用医用棉棒蘸取75%的医用酒精对宝宝脐部周围进行擦拭，尤其是洗完澡后一定要擦拭消毒。

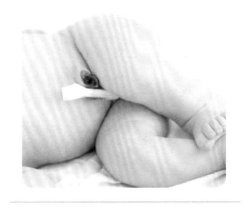

母乳喂养

给宝宝喂奶时，妈妈要始终充满信心，喂奶需要技巧和耐心。经过一段时间的实践，多倾听过来人的意见，妈妈会越来越从容。但怎样让哺乳变得舒服且恬静，还需要掌握一些具体的实用技巧。

乳头内陷的妈妈如何哺乳

正常情况下，乳头应高于乳晕平面1.5~2厘米，低于这个标准则属于乳头内陷。一般而言，乳头内陷有以下几种情况：乳头较扁或较短；脐状乳头，即乳头内陷，但尚能被拉出；内陷乳头，即乳头内陷，但不能被拉出。妈妈在哺乳之初可能会有些困难，但仍应坚持哺乳。方法是每次将乳头轻轻拉出送入宝宝口中，或将乳盾（乳头保护罩辅助贴）贴在妈妈的乳头上让宝宝吸吮。

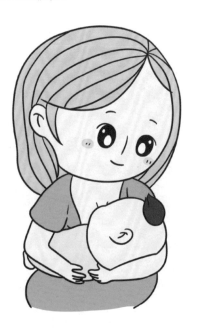

有种小情绪叫"乳头错觉"

有些新生儿对妈妈的乳头好像没多大热情，有的一碰到妈妈的乳头就躲，或者张大嘴却不含乳头，哭闹着像在发脾气。宝宝"罢工"，是因为有种小情绪叫"乳头错觉"。刚出生的宝宝会对周围的陌生环境产生不安全感，甚至对乳房表现出反感和生气。此时，千万不能怕宝宝饿着就换用奶瓶喂他（她），一旦用了奶嘴，宝宝会对妈妈的乳头更加排斥。

➕ 医生叮咛

挤少许乳汁诱发宝宝的吞咽反射

对触及乳头就哭闹的宝宝，妈妈可以先挤出少许乳汁到宝宝的口中，耐心地哄宝宝："宝宝，张嘴，乖……"这样能够诱发宝宝的吞咽反射。等宝宝嘴巴张大时，可以将乳头和乳晕迅速放进他（她）口中。宝宝尝过甘醇的母乳，很可能就会主动吸吮妈妈的乳头了。妈妈也可以用手把奶挤进软头的塑料勺里，然后喂进宝宝的嘴里。

混合喂养

混合喂养是指在母乳分泌量不足的情况下，用配方奶来补充喂养宝宝、维持宝宝的正常生长发育的喂养方法。混合喂养一般包括补授法和代授法两种方式。

⊙ 补授法

宝宝完全吸尽妈妈的乳汁后，如果还没有表现出满足状，就表示妈妈的乳汁量不够宝宝吃。这时候就应该用配方奶来补足未及的奶量。补授法可以有效保障妈妈的母乳量，因为宝宝的频繁吸吮可以持续刺激妈妈的乳房，从而帮助泌乳。

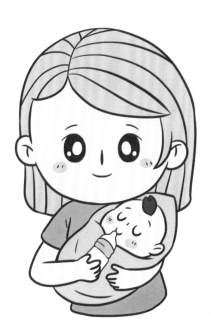

宝宝吃饱后，表情满足又愉悦，大一些的宝宝会用舌头推出奶嘴，妈妈是比较容易判断宝宝进食量的。

⊙ 代授法

代授法是指母乳与配方奶交替喂养，在24小时中选择一次或数次完全使用配方奶替代母乳。代授法能够帮助妈妈解决母乳量不足的问题，以及上班族妈妈无法按时喂养的问题。但是这种方法同时也有一定的弊端，即有可能减少母乳的分泌量及喂养次数。

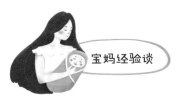

宝妈经验谈

用手或用吸奶器将乳汁挤出

无论是补授法还是代授法，都是一种被动的应对之举。除了用这两种方法来补充母乳量的不足外，妈妈也应该设法促进乳汁的分泌，常用的方法有用手挤奶和使用吸奶器。有些妈妈会觉得使用吸奶器有点疼，这就要根据个人情况来选择是用手挤奶还是用吸奶器了。如果妈妈有段时间不能陪伴在宝宝身边，可以试着把乳汁挤出来放冰箱保存，让宝宝饥饿的时候吃，这也有助于泌乳。

61

人工喂养

这一阶段的宝宝，已经适应了新环境，消化吸收能力比以前强了，妈妈的乳汁分泌也增多了，宝宝的最佳食品仍是母乳。如果母乳不足或完全没有，就要选择相应阶段的配方奶，按宝宝的需求来喂养。

人工喂养时间相对固定

虽然说人工喂养也要按需喂养，但配方奶比母乳更能让宝宝有饱腹感，所以每次喂奶的时间相对固定些。用奶瓶喂奶时，奶嘴开口不宜过大，也不宜太小，奶嘴太大奶流得快，容易引起宝宝呛咳；太小宝宝吸吮时费力。喂奶时要斜竖奶瓶，使奶充满奶嘴，以避免宝宝吸入空气引起溢奶或腹胀。

妈妈可以推测宝宝喝下一顿奶的时间，提前准备好温水和奶瓶，这样宝宝一饿，就能很快把奶冲好了。

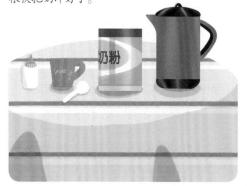

不要轻易更换配方奶粉

一旦选择了一种品牌的配方奶粉，没有特殊情况，父母不要轻易更换，不然会导致宝宝消化功能紊乱和哺喂困难，无形中增添了麻烦。如必须更换时，也不能太频繁。新配方奶应从少量开始，逐渐增加，也叫作"转奶"。如宝宝反应无异常，则可继续增加至全部更换为止，这个过程大概需要1周。

过量喂养易造成肥胖

喂养宝宝时，要根据宝宝的体质和需求来喂养，不宜喂养过量。较长时间的过量喂养，会造成宝宝的肾脏不堪重负，持续一段时间后，还会造成脂肪的堆积，会使宝宝有肥胖等症状。妈妈应该掌握宝宝一天摄入配方奶的需求量，如果宝宝仍然想吃，可适当增加些奶，但不可无节制地喂养。

日常护理

初为人父人母，除了喂奶、换纸尿裤，还要学会正确对待宝宝身体上的一些"小状况"：胎脂、马牙、头垢要不要清理，如何判断宝宝热了冷了，洗澡和抚触怎么做……掌握了这些，父母就不用紧张了。

◉ 不要刻意清理胎脂

出生后，宝宝身上或脸上总有一些白色的脂肪类物质，看起来有点脏，影响美观。事实上，这种胎脂是宝宝的保护层，它可以减少新生儿散热，起到保温的作用，还具有一定的抗菌作用。大多数胎脂在宝宝出生1~2天后被皮肤自然吸收，不需要刻意去清洗，更不能用硬物刮除，以免伤害宝宝的皮肤。

◉ 不能挑"马牙"

有些宝宝的牙龈上会有一些黄白色的小颗粒，这就是"马牙"。马牙并非真的牙，而是由上皮细胞堆积或黏液腺分泌物积留形成的，一般不会让宝宝感觉不舒服，也不会影响牙齿生长，所以不需要治疗，通常几个月内便会自行脱落。千万不要人为去除马牙（比如用针挑破或用纱布擦），以免发生感染。

◉ 后脖颈的温度可以反映冷热

有两个方法可以帮助判断宝宝是冷还是热。第一个方法是，如果宝宝的爸爸不是特别怕冷，可以将爸爸的感觉作为参考。不要以家中老人的感觉为准，因为老人代谢较慢，相对怕冷。第二个方法是，摸摸宝宝的后脖颈，如果这个部位是温热的，说明温度合适。不要以手脚温度作为判断标准，因为宝宝还小，心脏搏动力量较弱，到达手脚末端的血流较少，所以手脚温度要低于体表平均温度。

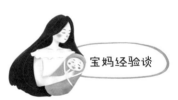

宝妈经验谈

卧室尽量恒温，空调不要时开时关

如果是夏季，可以开空调降温，让宝宝更舒服。使用空调时要注意：出风口不要对着宝宝；温度应设定在26℃左右；每周或每两周清洗一次过滤网，避免过滤网上的细菌或霉菌扩散到空气中引起疾病或过敏。特别提醒妈妈，在使用空调时，千万不要一会儿开一会儿关，这样冷热交替，宝宝很容易感冒。

👶 吃奶后1小时再洗澡

确认宝宝不会饿或暂时不会大小便，且吃过奶1小时以后再开始洗澡。洗澡前，先准备好洗澡盆、洗脸毛巾、浴巾、婴儿洗发水和要更换的衣服等。清洗洗澡盆后，先倒凉水，再倒热水，父母用肘弯内侧试温度，感觉不冷不热最好。如果用水温计，以37~38℃为宜。如果是冬天，开足暖气；如果是夏天，关上空调或电扇，室温在26~28℃为宜。

👶 没必要天天用婴儿沐浴露

一般情况下，爸爸妈妈用清水给宝宝洗澡就可以了，没必要每次洗澡都用洗发水或沐浴露；洗澡时间以5~10分钟为宜；夏天每天1次，冬天可以根据情况适当延长周期，不过还是建议新生儿在冬季每天洗澡，以便父母及时发现皮肤问题。洗澡时，要防止水进入宝宝的眼睛里。给宝宝洗澡做完抚触后，可以给宝宝喂点奶，补充热量和水分。

➕ 医生叮咛

洗澡时不要抠宝宝的头垢

一般情况下，宝宝的头垢不用清洗，慢慢地会自己脱落。如果看着不舒服，可以涂些植物油，等头垢软了以后，再用清水洗去。有的头垢可能太厚，一次清洗不完，可以坚持每天涂一两次植物油，软了以后再用温水擦干净。每周用婴儿洗发水清洗1次，千万不能用手指去抠头垢，否则会伤害毛囊，影响毛发生长。

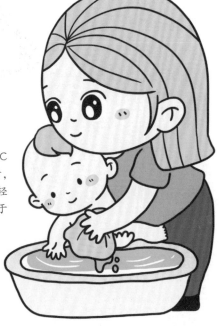

宝宝洗澡水的温度以37~38℃为好。妈妈帮宝宝洗身上时，可以先用洗澡水沾湿毛巾，轻轻拍在宝宝身上，这样有助于宝宝适应水温。

怎样给宝宝洗澡

对新手爸妈来说，给新生儿洗澡还真是个技术活。很多家庭会请月嫂来帮忙照顾宝宝，但出月子之后，父母还是要自己给宝宝洗澡。现将具体方法说明一下。

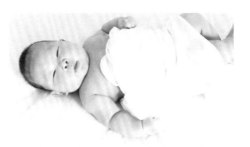

给宝宝脱去衣服，用浴巾包裹起来。

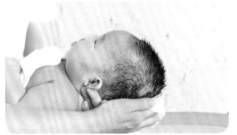

❷宝宝仰卧，妈妈用左肘部托住宝宝的小屁股，左手拇指和中指分别按住宝宝的两只耳朵，贴到脸上，以防进水。

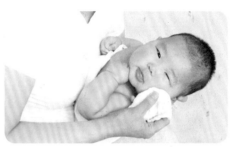

❸先清洗脸部。用小毛巾蘸水，轻拭宝宝的脸颊和眼部，由内而外，再由眉心向两侧轻擦前额。

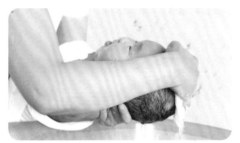

❹清洗头部。先用水将宝宝的头发弄湿，然后倒少量的婴儿洗发水在手心，搓出泡沫后，轻柔地在头上揉洗。

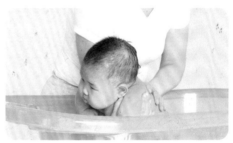

❺洗净头后，再分别洗颈下、腋下、前胸、后背、双臂和手。由于这些部位十分娇嫩，清洗时注意动作要轻。

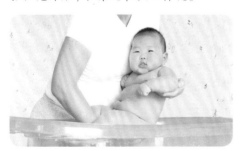

❻将宝宝倒过来，头顶贴在妈妈左胸前，左手托住宝宝上半身，右手用浸水的毛巾先洗小屁股，最后洗腿和脚。

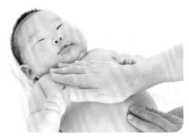

❼洗完后用浴巾把宝宝头上和身上的水分擦干，涂上润肤霜，然后视情况给宝宝做抚触按摩。

☺怎么为宝宝做抚触

研究发现，当父母抚摸宝宝的身体时，能够有效刺激宝宝的大脑中枢神经系统，促进智力发展和生长发育；抚摸也能够给宝宝带来足够的安全感，增进亲子关系，或者在一定程度上减少宝宝哭闹，改善宝宝的睡眠质量。

面部

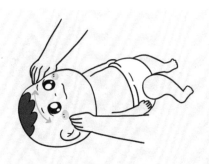

❶将双手除拇指外的其余四指分别放在宝宝的前额上，用指腹从前额中间轻轻向两侧推。

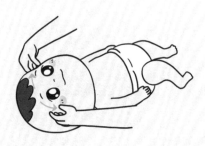

❷双手拇指放在宝宝的眉心处，用指腹轻轻向两侧推。

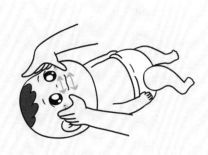

❸双手拇指指腹放在宝宝的上嘴唇上，沿上嘴唇唇线，从中间轻轻向两侧推，再沿下嘴唇唇线，从中间轻轻向两侧推。

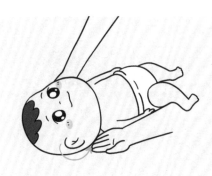

❹双手除拇指外的其余四指指腹自耳轮起，顺着耳朵根部，从上至下，慢慢推至耳垂处。

胸部和躯干

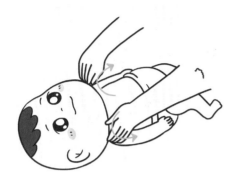

双手掌心从宝宝的胸部两肋处，轻轻向上抚过胸部，再分别推向两肩。然后慢慢推至身体两侧，最后双手重新回到胸部两肋处。

腹部

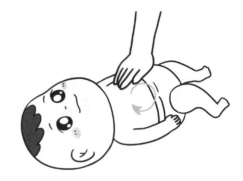

手掌在宝宝腹部做顺时针方向画圈按摩。动作一定要轻柔，并避开宝宝肚脐。

胳膊和小手

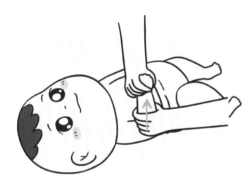

❶妈妈一手握住宝宝手腕，另一手从宝宝腋下轻轻抚摸到手腕处。

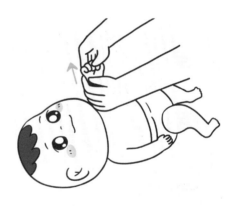

❷舒展开宝宝的小手，并用拇指抚摸他（她）的手掌。用同样的方法抚摸宝宝另一只胳膊和小手。

腿部和小脚

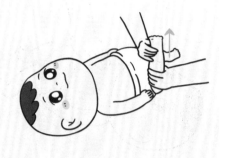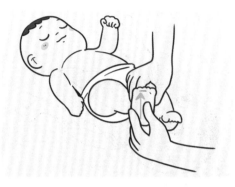

❶妈妈一手握住宝宝脚腕，另一手从宝宝大腿根部轻轻抚摸到脚腕处。

❷妈妈一手托住宝宝的脚，另一手拇指指腹从宝宝脚后跟轻轻点压到脚趾，也可以从脚趾到脚后跟。然后用同样的方法抚摸宝宝的另一条腿和另一只脚。

背部

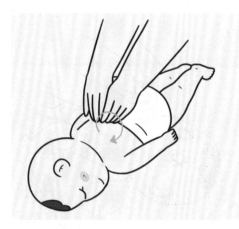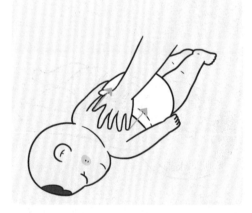

❶宝宝保持俯卧姿势，妈妈的双手除拇指外的其余四指并拢，沿顺时针方向，在宝宝背部轻轻打圈。注意避开宝宝的脊柱。

❷妈妈五指张开，用指腹从宝宝颈部向下轻轻抚摸。

疾病护理

宝宝的皮肤十分娇嫩，尤其是刚出生的前2周。这时，宝宝的脐部通常还带有残端，在脐带自然脱落期间，爸爸妈妈一定要小心呵护，及时用75%的医用酒精擦拭，防止感染。如果处理不好，很容易引发新生儿脐炎。

☺ 预防新生儿脐炎

宝宝出生后脐带结扎，会使新生儿腹腔与外界之间的通道被堵塞。剩下的2厘米左右的脐带残端，一般在出生后10~20天脱落，脱落时间因不同的结扎方法稍有差别。但在脐带脱落前，脐部易成为细菌繁殖的温床，导致发生新生儿脐炎。此时细菌可能侵入腹壁，进而进入血液，成为引起新生儿败血症的常见原因之一。

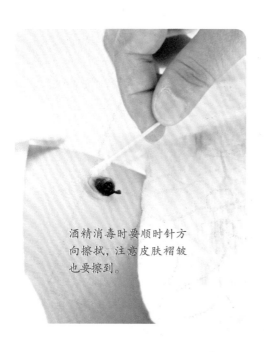

酒精消毒时要顺时针方向擦拭，注意皮肤褶皱也要擦到。

☺ 如何做好脐带护理

预防新生儿脐炎最重要的是做好断脐后的护理，保持脐部的清洁卫生。

1.在给宝宝护理脐带前，要清洁双手并擦干，防止污染宝宝的脐带伤口。

2.在宝宝脐带未脱落前，洗澡后要将脐带周围的水吸干，再用医用棉签蘸取75%的医用酒精消毒，以一只手拇指及食指将脐带周围的皮肤撑开，另一只手操作。这里要注意，消毒的时候不能仅停留在表面，而是要由根部往脐带面方向顺时针擦拭，每天至少3次。

3.不要将纸尿裤盖在脐部上方，要保持脐部干燥，以免细菌滋生。要勤换纸尿裤，防止尿液污染脐带。如果脐部被尿湿，必须立即消毒。脐带脱落后，仍然要保持脐部干燥和清洁。

4.如发现宝宝脐带根部发红，或者脐带脱落后伤口不愈合，有脐窝湿润表现，甚至脐部炎症明显，有脓性分泌物，应警惕脐尿管瘘的可能，要尽快去医院检查和治疗。

早教游戏与性格培养

这一时期的宝宝，其视觉和听觉都有一定的发育。除此之外，宝宝的味觉也开始萌发，能够感知到甜味。宝宝开始能察觉到身边的人，喜欢被人抱着，当妈妈和宝宝说悄悄话时，宝宝会盯着妈妈看。

☺ 和妈妈说说悄悄话

宝宝除了哇哇大哭，还喜欢用"啊、喔、嗯"等可爱的声音来表达或舒服或高兴的情绪。爸爸妈妈要积极地鼓励和回应宝宝的这种发音，让宝宝对"说话"始终保持浓厚的兴趣。

游戏准备

宝宝精神状态良好时，躺在床上。

游戏步骤

1.宝宝哭闹时，妈妈用温和、亲切的语调说："宝宝怎么啦?妈妈在这儿呢。"

2.然后，妈妈发出与宝宝哭声相同的声音，宝宝会试着发几次回声来对答。妈妈可以渐渐地把嘴张大一点，用"啊"来代替哭声，诱导宝宝来对答。如果宝宝无意中发出一个元音，妈妈应用肯定、赞扬的语气给予巩固强化。

对宝宝的益处

通过游戏，可以测定并训练宝宝口唇的模仿能力，逐步引导宝宝回应性发音，这对促进宝宝语言能力的发展很有益处。

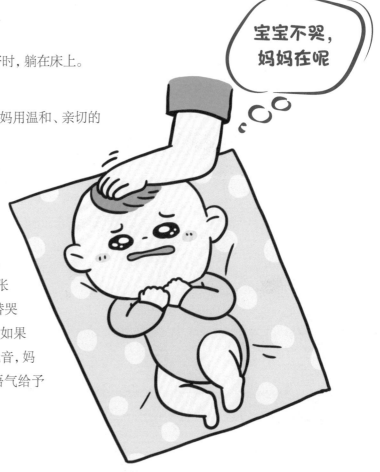

宝宝不哭，妈妈在呢

⊙ 膝盖上的摇篮曲

宝宝非常喜欢聆听妈妈亲切的声音、感受妈妈温柔的抚摸，还喜欢被妈妈有节奏地左右轻轻摇动。妈妈可以将宝宝喜欢的活动结合起来，用大腿做摇篮，唱摇篮曲给宝宝听。但注意不要摇晃太久。

游戏准备

轻轻抱稳宝宝。

游戏步骤

1.坐在椅子上，将双脚踩在小板凳上，让宝宝的两只小脚朝向自己的腹部，平躺在大腿上。

2.双手托住宝宝的头部，然后一边轻轻地左右晃动自己的身体，一边跟宝宝说话或唱歌。

3.当左右晃动的时候，双眼要一直盯着宝宝的眼睛。这样可以在母子之间搭建起一条牢固的感情纽带。

对宝宝的益处

这个游戏能够带给宝宝丰富的感官刺激——可以听到妈妈的声音、感觉到妈妈双手温柔的抚摸，还可以看到妈妈微笑的面庞。这些都可以安抚宝宝的情绪，给宝宝安全感。

> 促进触觉发育：宝宝随着妈妈的膝盖轻轻摇晃，能感受到柔软的衣服、妈妈双手的温度，这对宝宝身体感知能力中的触觉发育有很大的帮助。

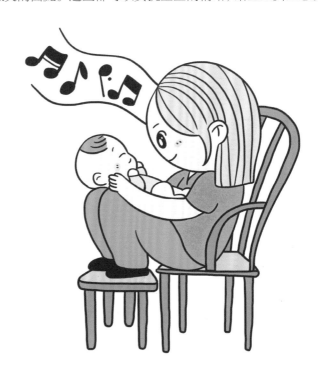

第3周

宝宝的生长发育

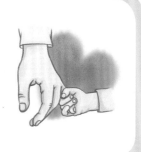

在出生后的第3周，一般情况下，宝宝的体重平均每天增长30~40克，每天大便2~4次。这个阶段的新生儿可能会出现生理性脱皮现象，妈妈不用太紧张，经过悉心的照料，宝宝会好起来的。

😀 脱皮是正常现象

绝大多数的新生儿都会有脱皮现象，这是新生儿皮肤最上层的角质层发育不完全造成的。不论是轻微的皮屑，或是严重的脱皮，爸爸妈妈都不必过于担心。

这种脱皮的现象全身各部位都有可能出现，但以四肢、耳后较为明显，只要在洗澡时使其自然脱落即可，无须特别采取保护措施，更不能强行将皮撕下。洗澡时要避免使用沐浴露，不然会加重皮肤干燥。洗澡后，可以给宝宝涂一些婴儿润肤油或保湿霜，并轻轻按摩，保持宝宝皮肤湿润。

如果脱皮合并红肿或水疱等其他症状，则可能为疾病，需要尽快就诊。

😀 "惊跳"反应

宝宝睡着后偶尔会有局部的肌肉抽动现象，尤其是手指或脚趾会轻轻地颤动，常令妈妈十分担心。这种"惊跳"反应是新生儿神经系统发育不成熟所致。此时，只要妈妈用手轻轻按住宝宝身体的任何一个部位，就可以使宝宝安静下来。

😀 不由自主地抖动下巴

因为新生儿神经系统尚未发育完全，所以抑制功能较差，常有下巴不由自主抖动的情况，爸爸妈妈不必担心。但若在寒冷季节，要注意宝宝下巴抖动是否为保暖不足引起，如果是的话，需要及时添加衣物，做好防寒御寒措施。

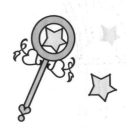

特别关注

新生儿期是宝宝从母体内到外界生活的适应期。宝宝各系统脏器功能发育尚未成熟，免疫功能低下，任何方面护理起来都必须细心、科学、合理，哪怕是很细小的问题，爸爸妈妈都要特别留意。

◎ 不要给宝宝使用枕头

新生儿的脊柱是直的，还没有出现生理弯曲，所以在平躺的时候，其后背和后脑勺正处于一个平面。如果这个时候给新生儿睡枕头，会导致宝宝的头颈部被动弯曲，影响呼吸和吞咽，甚至可能发生窒息。还有可能影响宝宝骨骼和脊柱的生长发育。如果宝宝有吐奶现象，爸爸妈妈可以在宝宝头下垫一条折叠的绵软毛巾。宝宝3月龄以后才需要用枕头。

◎ 摇篮并不适合宝宝

新生儿非常脆弱，脑组织还未达到稳定的程度，头骨囟门未闭合，身体其他部位也比较娇嫩。这个阶段，爸爸妈妈不可以抱着宝宝大幅度地摇晃，更不能把宝宝放在摇篮里来回晃动，来达到哄睡的目的，因为过度摇晃有可能会造成宝宝脑组织受到创伤，发生意外情况。另外，摇篮很软，宝宝睡在里面，脊柱长期处于弯曲的状态，会影响脊柱正常发育。

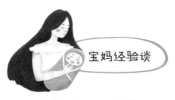

宝妈经验谈

预防新生儿红屁股

新生儿皮肤娇嫩，皱褶多，大小便次数多，这些排泄物会刺激宝宝臀部的皮肤，导致红屁股。以下一些措施可以帮助预防红屁股的发生。

1.勤换纸尿裤。更换时间不应超过2小时。

2.每次排便后要及时清洁小屁股，用温水洗干净，晾干后稍微延迟一会儿再穿纸尿裤。

3.可以给宝宝涂些护臀霜，但不宜使用爽身粉。

4.偶尔让宝宝光屁股晒晒太阳。脱掉纸尿裤，让宝宝采取趴着的姿势，给小屁股晒几分钟太阳。要注意避免太阳直射宝宝的眼睛。

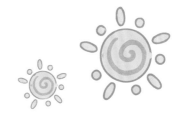

母乳喂养

这个阶段的宝宝消化吸收能力会变得强一些，最佳的食物仍是母乳。妈妈分泌的母乳量会直接影响宝宝的生长发育，所以为了增加泌乳量，妈妈要注意自身的营养，作息要有规律。

⊛ 宝宝要额外补充维生素 D_3

维生素 D_3 最主要的作用是促进钙的吸收，但是宝宝会比较缺维生素 D_3，尤其是纯母乳喂养的宝宝。

因为母乳中维生素 D_3 的含量很低，而且在添加辅食前，宝宝也不能直接吃到富含维生素 D_3 的食物。相对于母乳，配方奶中人工添加了维生素 D_3，但是宝宝如果每天摄入的配方奶少于1升，仍然有可能维生素 D_3 摄入不足。

妈妈可以先将胶囊里面的维生素 D_3 挤给宝宝吃，再自己吞服外壳，吃掉残留的维生素 D_3。

⊛ 拒绝吃奶可能是身体不适

宝宝不像以前那么爱吃奶，有时甚至看见乳头就躲，这种情况多数是身体不适引起的。

宝宝用嘴呼吸，吃奶时吸两口就停，这种情况可能是鼻塞引起的，妈妈应该轻柔地清除鼻内异物并认真观察宝宝的情况。宝宝吃奶时，突然啼哭，害怕吸吮，可能是宝宝的口腔受到感染，如口腔黏膜出现白色块状物，则有可能是鹅口疮。宝宝精神不振，出现不同程度的厌吮，可能是因为宝宝患了某种疾病，通常是消化道疾病，应尽快去医院诊治。

✚ 医生叮咛

出生后 15 天就要吃维生素 D_3 滴剂

新生儿在出生15天后，就可以补充维生素 D_3 了，直接的来源就是维生素 D_3 滴剂，常规补充到宝宝2~3岁，之后如缺乏可继续补充。如果是足月出生的宝宝，每天补充400IU（国际单位）的维生素 D_3，而早产儿则每天需要补充800IU，等3个月之后再转为每天400IU。

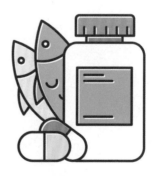

混合喂养

现在很多家庭都是母乳和配方奶粉混合喂养宝宝，为宝宝冲奶粉成了爸爸妈妈的日常工作之一。冲奶粉看似简单，但在这个过程中，有些爸爸妈妈还是会犯错误。

⊛ 先倒水，再加奶粉

有的爸爸妈妈会问，先加奶粉和先加水有什么不一样吗？其实，这是有区别的。冲调奶粉浓度要精确，因为宝宝发育未成熟，消化、代谢与排泄功能都不完善，奶的浓度要尽可能接近母乳。

如先加奶粉后加水，仍加到原定刻度，奶就过浓了；而先加水后加奶粉，会涨出一些，但浓度合宜。

⊛ 冲配方奶要按说明书的比例

配方奶的冲调比例都是经过反复试验得出的，如果刻意冲得过浓，就增加了奶液中矿物质的浓度，会加重宝宝肾脏的负担，还会增加宝宝便秘或水分摄入不足的风险。当然，奶粉冲得太稀也不行，这会导致宝宝蛋白质摄入不足，引起营养不良。

所以，建议爸爸妈妈给宝宝冲泡奶粉时，一定要按照包装上标明的配比，不能任性，想放多少就放多少。

⊛ 不宜用矿泉水和纯净水冲奶

矿泉水富含矿物质，如磷酸盐、磷酸钙，成分非常复杂，而宝宝肠胃消化功能还不健全，长期喝用矿泉水冲的奶会引发消化不良和便秘。纯净水不含有细菌等致病的微生物，但是在纯化过程中，人体必需的微量元素，如铜、铁、锌等，或者常量元素，如硫、磷、钠、镁、钙、钾等也被除去了。所以长期用纯净水冲奶粉，会造成宝宝微量元素和常量元素的摄入不足。

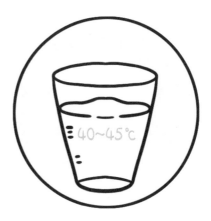

自来水煮沸后，根据配方奶包装上的指示，放凉至40~45℃即可冲泡奶粉，喂给宝宝。

人工喂养

如果妈妈经过种种努力，还是不能实现纯母乳喂养，甚至连混合喂养都不行，那么用配方奶喂养宝宝就是唯一的选择。妈妈不用感到懊悔，作为纯母乳喂养、混合喂养后的第三种喂养方式，人工喂养也有不少好处。

喂配方奶，母爱纯度还是100%

无法亲喂宝宝确实是一种遗憾，但是"给宝宝最适合的奶粉"一样不输母乳哺喂。妈妈一定要相信，喂配方奶的宝宝依然能健康成长，实现良好的生长发育，而妈妈对宝宝的爱还是百分百纯粹，所花的心思也不会比母乳喂养的妈妈少。

人工喂养不受时间、地点约束

如果妈妈因疾病及其他原因不能母乳喂养，或者宝宝有乳糖不耐受等疾病，爸爸妈妈就要选用配方奶或其他代乳品喂养宝宝。人工喂养虽然不是首选的喂养方式，但也有其独特的优点。例如用配方奶喂养，任何人在任何时间、任何地点都可以给宝宝喂奶。而且人工喂养的时间和奶量更容易掌握，这使很多妈妈更放心也更省心。

让爸爸与宝宝更亲密

人工喂养使妈妈与宝宝之间保持一定的距离，使全家人更容易融入亲子交流之中。爸爸和其他家人也可以来分担喂奶工作，从而增加和宝宝亲密接触的机会，也能让宝宝能熟悉更多的亲人，促进自身社交情感的发育。

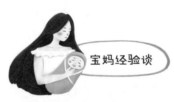

宝妈经验谈

让妈妈适时解放

人工喂养宝宝，妈妈可以摆脱哺乳的约束，从事自己的工作或其他事务，就算与宝宝分离一段时间（如工作、外出等），也不用担心宝宝饿肚子。家庭成员一起分担哺喂宝宝的任务，可以减轻妈妈的压力。

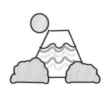

日常护理

对有些妈妈来说，最害怕的就是面对宝宝没有任何征兆的哭闹。宝宝突然哭闹肯定是有原因的，所以妈妈要有耐心，细心观察并总结宝宝哭闹的原因，找到相应的应对方式，才能哄好宝宝。

😊 读懂宝宝的哭声

饿了。当宝宝饿了，哭声很洪亮，哭时头来回活动，嘴不停地寻找，并做着吸吮的动作。只要一喂奶，哭声马上就停止，而且吃饱后会很满足。

病了。宝宝不停地哭闹，什么办法也没有用。有时哭声尖而直，伴有发热、面色发青、呕吐等症状，或哭声微弱、精神萎靡、不吃奶，这些都表明宝宝生病了，要尽快送往医院就诊。

冷了。当宝宝感觉到冷时，哭声会减弱，并且面色苍白、手脚冰凉、身体紧缩。这时把宝宝抱在温暖的怀中或加盖衣被，宝宝觉得暖和了，就不再哭了。

热了。如果宝宝哭得满脸通红、满头是汗，一摸身上也是湿湿的，被窝很热或宝宝的衣服很厚，那么减少铺盖或衣服，宝宝就会慢慢停止啼哭。

尿湿了。宝宝本来睡得好好的，突然大哭起来，好像很委屈，这时候可以看看纸尿裤。有时候突然的一泡尿可能会吓到宝宝，或者让宝宝觉得难受。换片干净的纸尿裤，宝宝就变安静了。

无聊了。如果宝宝从最初的哼唧发展到呜咽，直至烦躁或愤怒的爆发性哭闹，被抱起时有明显的缓解，那么很可能是他（她）无聊了，想和人亲近和互动。

不舒服。宝宝可能做梦了，或是对一种睡姿感到厌烦了，想换换姿势又无能为力，只好哭了。这时候可以拍拍宝宝，说："妈妈在这儿，宝宝别怕。"或者给宝宝换个睡姿，宝宝就会接着睡了。

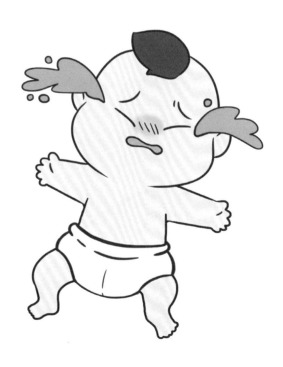

睡眠习惯

新生儿的睡眠还不是特别稳定，尤其是到了晚上，家人特别困，但是宝宝睡不着，还有可能出现日夜颠倒的现象，直接影响爸爸妈妈的休息，导致爸爸妈妈白天精神状态不佳。所以，想要夜晚睡好觉，就要找一些帮助宝宝入睡的方法。

包裹让宝宝睡得更踏实

在宝宝能较好地控制自己的动作前（大约2月龄前），包裹是一种安抚宝宝的好方法。许多宝宝被紧紧包裹后，会睡得非常好；有些宝宝则喜欢包裹得松一点，这样手臂能自由活动。当然不能把宝宝包裹得非常紧，这样会影响宝宝的呼吸和髋关节的发育。可以给宝宝裹一个舒服的襁褓，让宝宝有安全感，也可以缓解惊跳反射。

当宝宝控制运动的能力增强时，就可以逐渐停止包裹了。因为在包裹的情况下，宝宝一旦翻身成俯卧位或侧卧位，就可能翻不回仰卧位了。所以，一定要确保包裹的宝宝处于仰卧位。

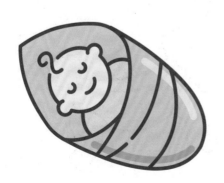

营造安静和暗的睡眠环境

新生儿非常喜欢睡觉，每天大部分时间都处于睡眠状态。如果想帮助新生儿快速入睡，就要营造安静和暗的环境。

新生儿刚从妈妈肚子里出来是非常缺少安全感的，所以在宝宝要睡觉时，安静和暗的环境比较像子宫内的环境，让宝宝感到熟悉而安全。妈妈还可以在宝宝两侧放置一些枕头，使其挨着宝宝，让宝宝有安全感，从而更安稳地入睡。

轻轻走动哄睡宝宝

抱着宝宝轻轻走动、让宝宝吸吮乳头（仅吸吮安慰，不是喂养），令他（她）感到舒适，可达到帮助宝宝入睡的目的。但前文有提及，不要给宝宝养成奶睡的习惯，也不要用摇篮来回晃宝宝。在宝宝清醒时，要给予足够的关注，尤其是在满月前，宝宝非常需要平稳的环境和安全感。在睡前，妈妈抱着宝宝，对宝宝发出的信号和需求给予满足不会惯坏宝宝，也不会形成不良习惯。

疾病护理

如果发现宝宝有时候不仅会长时间哭闹，而且看上去很痛苦，要注意可能是肠绞痛。大约有20%的宝宝在出生后2~4周开始出现这种情况。这种腹痛是功能性的，会经常发作，没有特别好的治疗方法，等宝宝长大一点儿，情况就会好起来。

☺ 哭闹频繁难安抚，警惕肠绞痛

宝宝是不是肠绞痛，要结合以下症状综合判断。

频繁阵发性哭闹。每天都出现数次哭闹，多发生在傍晚至午夜，很难安抚。

肚子胀气。宝宝肚子里有咕噜咕噜的声音，轻轻拍打还能听到嘭嘭的声音。

排气多。宝宝经常放屁，有时还伴有打嗝和少量吐奶。

☺ 顺时针按摩腹部助排气

爸爸妈妈可以给宝宝按摩腹部，帮助宝宝缓解不适。用一只手托起宝宝的双脚，使双腿微微弯曲，并拢另一只手的食指、中指和无名指，围绕宝宝肚脐，按顺时针方向轻轻画圈揉动。

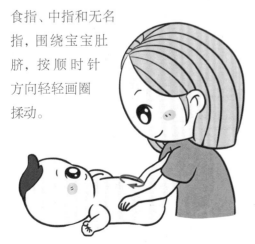

排气操

☺ 俯卧或飞机抱让宝宝舒服

这两种方式都能给腹部施加一定的压力，让宝宝感到舒服。采用飞机抱时，让宝宝趴在爸爸妈妈的一条手臂上，同侧的手掌同时托住宝宝的腹部和胸部，另一只手轻抚宝宝背部，也可托住宝宝的下颌和胸部上方，以支撑其头部。

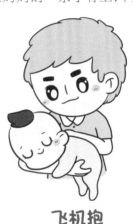

飞机抱

☺ 安抚奶嘴对肠绞痛也管用

吸吮也有助于减轻肠绞痛的不适，爸爸妈妈可为宝宝准备一个安抚奶嘴。但只要宝宝情况有所好转，就要及时将安抚奶嘴拿掉，避免宝宝过度依赖。还可以给宝宝裹上一条又大又薄的毯子，让宝宝感觉安全和温暖。

如果以上方法都不起作用，则可以遵医嘱使用益生菌和消气的药物，在一定程度上可缓解肠绞痛，让宝宝平静下来。

早教游戏与性格培养

虽然宝宝出生还不到1个月，但是对促进宝宝的生长发育及情感、认知、社交能力等各方面的发展来说，玩耍都是至关重要的环节，这是宝宝诞生之初了解周围事物的一种方式，爸爸妈妈要换不同的游戏和宝宝玩。

😊 天黑了，天亮了

新生儿虽然看什么都是模糊的，但对天黑、天亮、开灯、关灯时的光线变化比较敏感。游戏最好在宝宝安静的情况下进行。游戏中还要注意光线不能太暗，稍微暗些即可，不然会吓到宝宝。

游戏准备

宝宝精神状态良好时，躺在床上。

游戏步骤

1.把房间窗帘放下，使光线稍微暗一些。

2.让宝宝平躺在床上。妈妈对宝宝说："天黑了，关灯了！"然后关灯1分钟。妈妈再轻柔地说："宝宝，天亮啦！"再开灯1分钟。

3.连续做5次，满9分钟为一个完整的过程。

对宝宝的益处

刺激宝宝的视觉发展，锻炼宝宝对暗光的适应能力，让宝宝注意并习惯环境光线的变化。

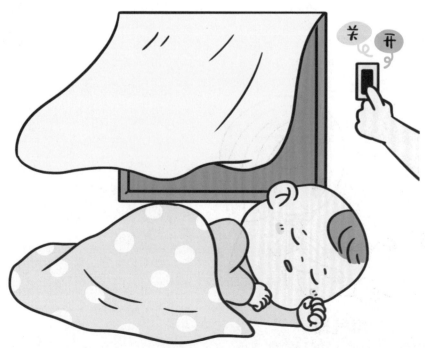

⊙ 毯子摇摇

对胎儿来说，没有什么比在妈妈的子宫中被温暖的羊水包围更舒适的了。宝宝出生后，爸爸妈妈可以通过简单的吊床游戏，为宝宝营造那种舒适感。摇摆的感觉、与爸爸妈妈的视线接触和舒服的白噪声，会让宝宝爱上这个游戏。

游戏准备

宝宝精神状态良好时，准备一条毛毯。

游戏步骤

1. 让宝宝躺在毛毯中间。

2. 爸爸妈妈分别抓住毯子的两端，将毯子抬起，然后轻轻左右摆动毯子。

3. 一边摆动还可以一边发出"嘘嘘"的白噪声，模拟宝宝曾在妈妈子宫中听到的血流和羊水的声音。

对宝宝的益处

这个简单的游戏产生的轻微摆动对宝宝有很好的安抚作用。宝宝的身体会随着毯子的摆动从一侧摆向另一侧，这有助于发展宝宝的平衡能力——宝宝学习坐立所需的一项能力。

> **促进平衡能力发展**：这个简单的摆动游戏可以让宝宝感到放松和舒适，同时还可以让宝宝感受到平衡感，并建立对家人的信任。

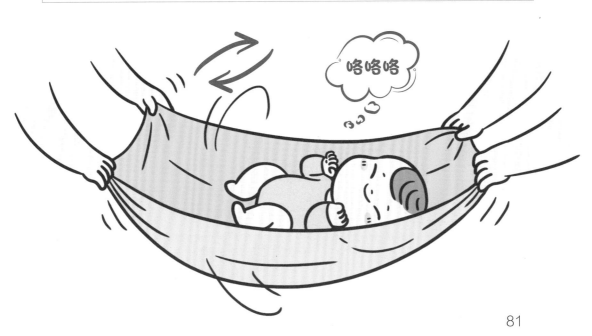

第4周

宝宝的生长发育

这个时期宝宝的生长速度非常快。到了本周，宝宝除了身高、体重的变化，运动能力也会有很大的发展，他(她)兴致勃勃地观察着周围，倾听新的声音，并开始尝试接受新的信息。

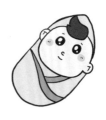

⊙ 喜欢盯着妈妈看

宝宝现在非常可爱，小脸圆鼓鼓的，皮肤粉嫩嫩的，反应也灵敏许多，开始对外界事物感兴趣。如果妈妈跟宝宝说话，宝宝会一直盯着妈妈看。如果妈妈走开，宝宝的视线会追随妈妈。

宝宝的运动能力也开始变强，喜欢蹬腿，而且挺有力的。宝宝现在很喜欢听大人说话的声音，如果放下宝宝，在另一边说话，宝宝会把头转过来。

⊙ 会用"哼哼"表达感受

宝宝已经会用"哼哼""咯咯"等简单的声音来表达自己的感受了。这时，妈妈也要用同样的声音回答宝宝，面对面地和宝宝逗笑、对话。这个时候很多宝宝开始能够识别自己的爸爸妈妈了。有些宝宝在看到自己的爸爸妈妈时，会安静下来，露出笑容，有些还会和爸爸妈妈进行眼神交流呢。

⊙ 颈部可以慢慢支撑起来

宝宝刚出生时，颈部肌肉力量很弱，俯卧时无法自行将头部抬起。但经过自身运动能力的发展和趴卧锻炼，宝宝可以在一两个月内掌握抬头的动作。随着月龄的增加，宝宝抬头的幅度也会增大。

➕ 医生叮咛

尽早给宝宝练习趴卧抬头

趴卧不仅是帮宝宝练习抬头的最佳运动，也是一切大运动和精细运动发展的基础。一般情况下，健康的足月宝宝一出生便可以练习趴卧抬头。如果父母担心宝宝太娇弱，可以等到满月后再开始。刚开始练习趴卧抬头的时间不要太长，以2~3分钟为宜，之后可随着月龄增长逐渐延长时间。

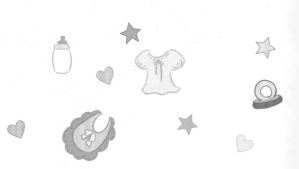

特别关注

本周宝宝会经历一个快速生长期，在听觉和视觉方面发展迅速。到满月时，宝宝看到自己熟悉的形状和一些特殊面孔时，会明显感到兴奋。如果宝宝此时还是拒绝喝奶，爸爸妈妈要关注是否长了鹅口疮。

⊙ 满月宝宝体重要长1~1.5千克

快速生长期一般发生于出生后第2~4周，以及第3~4个月，在此期间，宝宝可能会突然不停地要奶喝。哺乳妈妈如果每2小时给宝宝喂1次奶，或者更频繁地喂奶，身体就会收到信号，产生更多的乳汁，满足宝宝的需求。在第3周时，可以给宝宝称下体重，如果增长过慢，妈妈要勤喂宝宝。如果母乳实在不够，要及时添加配方奶粉。

⊙ 防治新生儿鹅口疮

这个阶段，不管是吃母乳还是吃配方奶的宝宝，都容易得鹅口疮。鹅口疮俗称"白口糊"，是由白色念珠菌感染所致。为了预防鹅口疮，妈妈要注意个人卫生，喂奶前应该洗手，还要预防乳头皲裂，保持乳头干燥，勤换内衣。奶瓶使用前要经过专业器具消毒。

治疗鹅口疮，可用医用棉签取一点制霉菌素涂擦宝宝的口腔黏膜，每天3~4次，用药7天以上，待白色斑块消失后，还应坚持用药1周，以防复发。

⊙ 注意区分"攒肚"和"便秘"

有些宝宝，尤其是以母乳喂养为主的宝宝，可能2~3天甚至5~7天才排1次大便，大便为糊状或黄色软便，排便时不困难，吃、睡、生长和精神反应都很正常，肛门每天都有排气，那么爸爸妈妈无须担心，这可能并非"便秘"，而是"攒肚"。

出现"攒肚"的情况是因为宝宝的肠道完全吸收了奶类食物，每天产生的大便量很少，积聚数天才排便1次。如果难以判断，爸爸妈妈不妨平日里多给宝宝做抚触、腹部按摩、翻身等训练，既能刺激宝宝肠道蠕动和排便，又能缓解肠胀气。

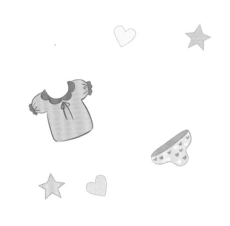

母乳喂养

乳房胀痛不一定是涨奶，哺乳的妈妈要小心乳腺炎。产后1个月通常是哺乳期乳腺炎（又称产褥期乳腺炎）的高发期。妈妈需要根据情况进行判断，将乳腺炎对母乳喂养的影响降到最低。

☺ 乳腺炎初期，多让宝宝吸吮

乳腺炎在初发阶段主要以乳房表面红、肿、热、痛为主要症状，并伴有发热。这个阶段要多让宝宝吸吮乳房，刺激乳房排空，减少乳房处于饱胀状态的时间。这不仅有助于康复，也可以减轻疼痛。如果宝宝的吸吮不足以排空乳房内的乳汁，可以使用吸奶器加以辅助。

☺ 发热38.5℃以上，及时去医院

如果在乳腺炎早期没有及时采取有效措施，而是任其发展，原本患有炎症的部位就会积脓，并伴有高热。如果发热超过38.5℃，需要去医院就诊，医生可能会安排妈妈服药或输液治疗。

如果妈妈只服用了退热药，则不影响正常哺乳；如果需要服用抗生素，是否能够在用药期间继续哺乳，应向医生咨询。

☺ 乳腺炎恢复期也要坚持排空乳房

根据实际情况，医生可能会建议采取手术的方式切开乳房引流。要注意，妈妈要积极配合医生治疗，在手术后恢复期内，可以继续让宝宝吸吮无症状一侧的乳房，接受手术的乳房中的乳汁要及时用吸奶器排空，不要积存在乳房内，否则不利于术后恢复。

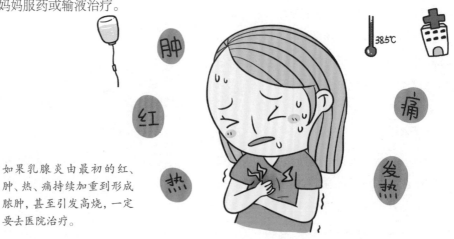

如果乳腺炎由最初的红、肿、热、痛持续加重到形成脓肿，甚至引发高烧，一定要去医院治疗。

混合喂养

混合喂养是在妈妈奶水不足情况下的最优选择，如果妈妈想要纯母乳喂养，采取正确的方法，让宝宝多吮吸，一样可以实现。但无论如何，妈妈都不能仅仅因为自身奶水不足而放弃母乳喂养。

乳汁变多了

如果在最初几周已经频繁地哺喂宝宝，并且察觉到宝宝的大小便次数增多，哺喂时间开始缩短，而乳房比平常大些和重些，甚至有点疼痛感，这说明妈妈的乳汁变多了。妈妈在产后初期多花时间哺喂宝宝，后期泌乳量很有可能增加。母乳越吃越有，妈妈千万不要因为奶少而放弃母乳喂养。

母乳为主，按需调整补喂量

混合喂养的宝宝，同时吃母乳和配方奶，因此配方奶粉的食用量比较难掌握。在第一次冲调配方奶时，可以稍微多冲一些，如果宝宝这次没喝完，留心记下剩余奶量，并从总量中减掉，就能大概知道宝宝喝了多少，下次可以按照这个标准冲调；如果宝宝全部喝完仍不满足，说明这次冲调得少了，下次可适当多冲一些。

宝宝在不断成长，配方奶的食用量也在不断地变化，爸爸妈妈应多留心，不断调整，以满足宝宝的需求量。

母乳和配方奶不要混在一起

把母乳和配方奶混在一起喂宝宝，虽然没什么太大的问题，但还是不建议这样做。两者混在一起不仅会改变母乳的成分，而且会让配方奶中的微量营养素变得过于集中，给宝宝未成熟的肾脏带来负担。另外，这样做也容易造成浪费，因为配方奶必须在1小时内喝完，否则就要倒掉，如果母乳和配方奶混合，那么里面珍贵的母乳也会被倒掉。建议让宝宝先吸吮母乳，如果不够，再用配方奶粉补充。

不要预先冲好奶

先将配方奶预先冲调好，放进冰箱里冷藏，吃的时候再温的方法，不是很卫生，不推荐爸爸妈妈这样做。配方奶不是无菌的，奶具和其他物品即使都已经消过毒，但还有可能被污染，这样的奶易导致宝宝肠胃不适，可能还会引发肠胃炎等疾病，因此提倡现吃现冲调。

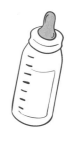

人工喂养

为人工喂养的宝宝选到合适的口粮，应该是爸爸妈妈育儿的重中之重。奶粉是否适合宝宝，是因人而异的。以下几点是选奶粉较为通用的知识，爸爸妈妈需多加注意。

进口奶粉未必适合中国宝宝

如果仔细研究一下国内各种奶粉的成分表就会发现，其实从配方角度来讲，各种奶粉的营养成分相差不大。

一般来说，进口奶粉相对要贵一些，是因为加上了运输、异地开启市场和营销的费用，并不说明它们的质量一定优于同类的国内奶粉。另外，进口奶粉都是根据国外婴儿体质而研发的，未必适合中国宝宝的体质和发育所需，细心的爸爸妈妈可以对比婴儿食品的国家标准与欧盟标准，就能发现很多不同。

营养强化奶粉，吸收不一定好

目前市场上的配方奶粉，只要是喂养1岁以内宝宝的，营养成分都大致与母乳接近。虽然有些品牌奶粉强化了某些营养成分，但对宝宝的发育并没有特别明显的帮助，甚至有可能导致吸收不好。其实奶粉的营养成分都是经过科学配比的，能保证宝宝获取均衡的营养就可以了。所以爸爸妈妈在选购奶粉时，不必只为了某一两种营养成分而精挑细选，更重要的是从正规途径购买奶源可靠、正规厂商生产的配方奶粉。

➕ 医生叮咛

挑选配方奶粉的要点

乳糖在碳水化合物中的含量是否≥90%，越接近100%越好；乳清蛋白和酪蛋白的比例越接近60:40的越好；根据国家标准，DHA、ARA的比例应为1:2；添加低聚半乳糖、多聚果糖、SN-2棕榈酸酯、乳铁蛋白等，会使奶粉更贴近母乳的营养构成。

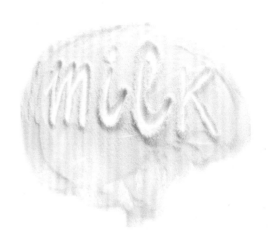

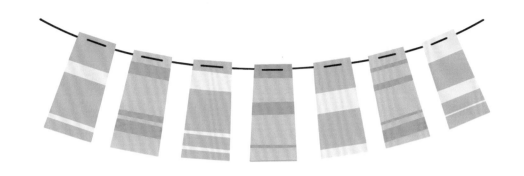

⚙ 警惕奶粉中的"香兰素"

奶粉原本淡香、无特殊气味。有的生产商会在奶粉中添加香兰素、奶香精等芳香物质,使其冲调时香气扑鼻,以增强宝宝的食欲。但芳香物质仅能改变奶粉的口感,并不能增加奶粉的营养,所以不能仅以味道是否香浓来论奶粉好坏。

国家有相关规定,针对0~6个月婴儿的配方食品,不允许添加食用香精,但是较大婴儿和幼儿配方食品中可以使用香兰素、香荚兰豆浸膏(提取物)等食用香精,但前提必须是合理使用。

⚙ 能快速溶解并不是质量高

奶粉速溶度高(往往添加速溶剂)确实很省事,可以节省冲泡奶粉摇晃的时间,让宝宝很快喝上,但这只是奶粉的一项外在感官指标,并不代表奶粉有更好的营养成分,尤其是配方奶粉。因为配方奶粉是诸多原料混合而成的,这些原料的质地、多少、配比,才是决定配方奶粉质量的关键因素。

⚙ 含钙量不是越高越适合宝宝

其实各厂家的配方奶粉原料——牛奶本身的含钙量差别并不大,但有些厂家为了寻找卖点,在天然牛奶中加入了化学钙,人为提高了产品的含钙量。但过多的化学钙并不能被宝宝吸收利用,反而会使大便变得坚硬,难以排出,久而久之还容易在体内沉淀,甚至造成结石。

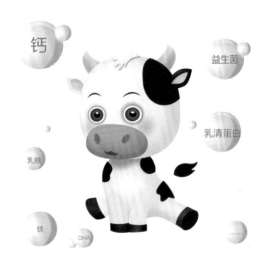

婴幼儿配方奶粉
营养元素

日常护理

新生儿的皮肤和黏膜原本就很娇嫩，尤其是五官会特别敏感。需要爸爸妈妈给予更多细致的关注和照顾，精心呵护宝宝柔弱的身体，帮助宝宝缓解不适。

给宝宝洗脸要轻柔

给宝宝洗脸的时候，先用清水浸湿毛巾，注意不要在宝宝脸上用力揉搓，以免刺激皮肤，引起湿疹。耳郭、眼角、口角等部位，可以稍稍用力按压清洁，也可以用湿润的棉球或专用棉签来清洁。

在正常情况下，每天给宝宝洗脸1次或2次，不用洗得太频繁，因为过度清洁会把宝宝皮肤表面起保护作用的油脂给擦掉，导致出现红、干、痒等情况。大多数时候，给宝宝洗脸用温热的清水就可以了。

不要用手抠宝宝的鼻孔

爸爸妈妈不能过度清洁宝宝的鼻子，因为宝宝的鼻腔较短，鼻黏膜也很柔嫩。如果总是给宝宝挖鼻孔、清理鼻腔，就会让鼻黏膜受到刺激，容易引起呼吸道感染，甚至出血。大多数情况下，不必清理宝宝的鼻屎。如果感觉宝宝鼻屎较多导致呼吸不畅，可以用生理盐水喷鼻、滴鼻，让宝宝仰头躺会儿，软化鼻屎，再用棉签或纸巾处理鼻屎，或者让宝宝趴会儿，让鼻屎自己流出来。

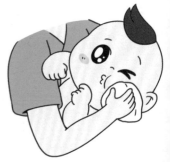

清洗眼睛周围时，注意将毛巾稍微拧干，以免水进入宝宝的眼睛。

不要用棉签给宝宝掏耳朵

耳朵有自我清理的功能，少量耳垢会自动掉出。如果用棉签等探入耳道给宝宝掏耳朵，反而可能会把耳垢推向耳道更深处。

日常给宝宝进行耳朵护理时，只需用温热的毛巾或用棉签蘸水清洁耳郭。如果宝宝耳垢较多，可以去耳鼻喉科请医生帮忙夹出，爸爸妈妈切不可轻易尝试。

➕ 医生叮咛

宝宝耳朵进水怎么办

给宝宝洗澡时，爸爸妈妈有可能会不小心将水弄进宝宝耳朵里。不过不必太担心，水一般不会进入宝宝耳道深处。如果怀疑宝宝耳朵进水，可以在耳道口放上棉球，过5分钟取下，就能将宝宝耳道内的水吸干。注意，不要用棉签去吸宝宝耳道中的水，否则可能将水推入耳道深处，引发感染。

❀ 不要擦拭宝宝的口腔黏膜

新生儿的口腔黏膜又薄又嫩，妈妈不要试图去擦拭它。要保持宝宝小嘴的清洁，只需喂奶后擦净口唇、嘴角、颌下的奶渍，保持皮肤黏膜干净清爽即可。

❀ 新生儿衣服首选连体款式

爸爸妈妈给宝宝买衣服，可以选择宽松、舒适的连体衣，这样穿脱比较方便。不建议给宝宝穿裤腿过短或带袜子的连体衣，如果爸爸妈妈抱起宝宝时，宝宝的腿会因为裤腿长度的限制而被迫弯曲，长时间这样，不仅让宝宝不舒服，还会对他（她）的腿部发育不利。

如果选择分体衣，上衣尽量选开身的，裤子可以选裆部有按扣的款式，这种设计方便更换纸尿裤，不用总是让宝宝穿脱裤子；如果上衣选择套头的款式，最好选领口较大、肩部或领口处有按扣的。

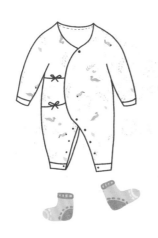

连体衣尽量选颜色柔和、带系绳的开身款。系绳系稍微紧一些，以防宝宝挣散。

❀ 别给宝宝穿大尺码衣服

很多亲朋好友都会给刚出生的宝宝送偏大码的衣服套盒，但不适龄的衣服并不适合给新生儿穿。袖子、裤腿过长，肩宽、腰围偏大，宝宝的小手小脚缩在宽大的衣服里，不仅影响宝宝触觉的发育，还不方便爸爸妈妈观察宝宝的四肢状态。

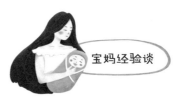

宝妈经验谈

减掉衣服内侧标签

一般宝宝贴身衣服的成分、水洗标签都是在外侧。以防万一，每一件新买回来的衣服，妈妈都要仔细检查。如果成分、水洗标签在衣服内侧或者线头太多，都要剪掉，以免摩擦宝宝娇嫩的皮肤。

❀ 挑选婴儿专用的洗衣液

宝宝更换衣服较为频繁，所以为宝宝洗衣服是一项颇为繁重的工作。宝宝换下来的衣服上通常有奶渍、尿渍，只需用清水清洗，再用开水烫一下即可。对污渍较多的衣服，可以用婴儿专用洗衣皂或洗衣液清洗。使用洗衣皂或洗衣液后，要用大量清水漂洗干净，避免其中的化学成分刺激宝宝的皮肤，也防止残留的化学物质被宝宝吃下去。还要注意宝宝的衣物与大人的衣物分开清洗。

疾病护理

新生儿肺炎是一种严重的呼吸道疾病，并不是父母通常认为的天气凉，给宝宝穿衣服少冻着了，而是由吸入异物或感染病原体引起的。满月之前，父母尽量不要让宝宝出门，也应适当拒绝亲友的探访。

⚙ 出生时吸入异物可引起新生儿肺炎

新生儿肺炎是新生儿时期最常见的一种严重的呼吸道疾病。如果宝宝刚出生时就有肺炎，多数是在生产过程中或产前引起的。宝宝在妈妈怀孕或分娩过程中，吸入细菌污染的羊水或产道分泌物，易感染细菌性肺炎；如果羊水被胎粪污染，宝宝吸入肺内会引起胎粪吸入性肺炎。因此要做好预防新生儿肺炎的工作，尽可能在新生儿第1次呼吸前，处理干净口鼻腔分泌物。

⚙ 预防交叉感染

新生儿密切接触的人中有生病带菌者（比如感冒患者），新生儿就有可能受到传染引起肺炎。染病人群咳嗽产生的飞沫、唾液或痰液都是传染源。所以宝宝出院回家后，应尽量满月之后再出门。如果家人患有呼吸道感染疾病，就要戴口罩接近宝宝，以免弱小的宝宝受到传染。应每天将宝宝的房间通风一两次，以保持室内空气新鲜。

⚙ 抗生素应对症、足量使用

新生儿肺炎的一般治疗包括退热、休息、补充水分。通常情况下，很难区分肺炎是由病毒还是细菌感染引起的，如果发热、咳嗽、喘息等症状较为严重，医生会给宝宝使用抗生素，但不一定都需要输注抗生素，口服抗生素对情况较好的宝宝同样有效。对医生推荐的抗生素，爸爸妈妈一定要给宝宝足疗程、足剂量地服用，即使服用几天后症状明显好转，也不要擅自停药，因为过早停药可能引起细菌持续存在，导致肺炎复发。

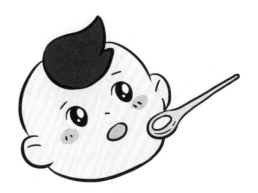

口服抗生素对轻症宝宝有效，和输液相比，宝宝痛苦小，恢复快，爸爸妈妈一定要遵医嘱，足疗程、足剂量服用。

早教游戏与性格培养

现在宝宝的双眼运动还不协调，不能对焦，只能看出物品的轮廓，但能够感受光线的明暗。黑白卡训练可以很好地刺激宝宝的视觉发育。

⊙ **看黑白卡片**

这一时期的宝宝喜欢看轮廓鲜明、漂亮、色度对比强烈的图片，如黑白棋盘、靶心图、人脸图等。但刚出生的宝宝很容易疲劳，每次的视觉训练一般不要超过3分钟，以保证宝宝有充足的休息时间。

游戏准备

笑脸图片或黑白卡片数张。

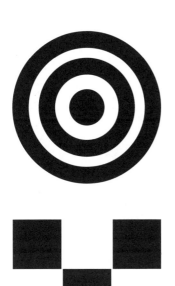

游戏步骤

1. 宝宝仰卧，拿一张笑脸图片或黑白卡片放在宝宝眼睛上方约20厘米处，用轻柔的话语呼唤："宝宝看图片啦。"

2. 待宝宝凝视时，保持图片不动，然后从中线慢慢左右移动图片，引导宝宝追视，直到宝宝把视线移开，换下一张图。

3. 每次1~2分钟，每天数次。任何一张图片都要在引起宝宝注意以后再更换。宝宝盯住新图时间长达十几秒甚至几十秒，而看过的旧图只看几秒，说明宝宝对看过的东西已经产生记忆。

对宝宝的益处

通过凝视笑脸图片或黑白卡片，可以刺激宝宝视觉神经的发育，锻炼宝宝的视力，还可以训练宝宝的专注能力，进而促进宝宝的智力发展。

促进视觉追踪能力发展：这一能力是宝宝认识事物的基本前提，眼动跟随和追踪物体的能力不够将直接影响宝宝对视觉信息的接收。

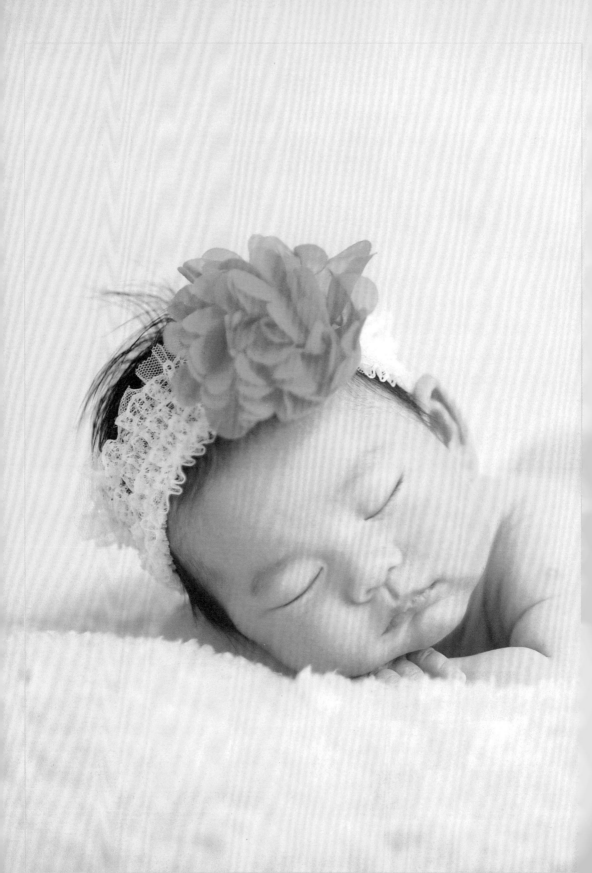

第三章

婴儿期

（29天至12月）

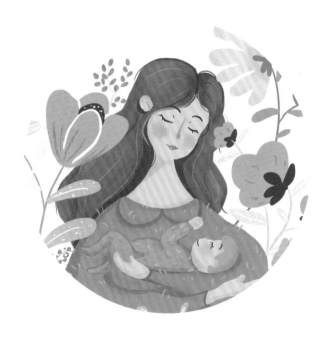

宝宝的生长发育

从本周起，宝宝就满月啦，他（她）仍处在一个快速生长期，对营养的需求也迅速增加。最让妈妈欣喜的是，宝宝开始会"说话"了，妈妈要用"妈咪腔"回应宝宝，不要觉得傻乎乎的，和宝宝一起探索这个世界吧。

☺ 体重大约增长1千克

发育正常的宝宝，此时的体重比出生时大约增加1千克，身长增长3~5厘米。这个月宝宝的身长不受遗传因素的影响，身长个体之间的差异不如体重的差异大。如果身长增长明显小于平均值，爸爸妈妈最好还是带宝宝去医院检查一下。如果满月时体重增长不足500克，则很有可能为营养不良或疾病所致，要及时就医，并调整喂养方式。宝宝的头围因为脑部的发育也增长较快，满月时增长2~4厘米。如果头围增长过快或过慢，都要去医院检查。

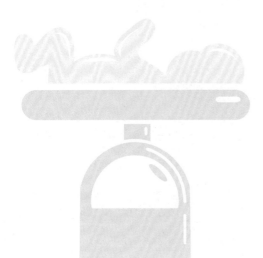

☺ 只会做全身性的运动

1~2个月的宝宝运动是全身性的，当爸爸妈妈靠近时，宝宝做出的反应是全身活动，手脚不停地挥舞，面部肌肉也不时地抽动，嘴一张一合的，这就是泛化反应。随着月龄的增长，泛化反应会逐渐发展到分化反应，从全身的乱动逐渐发展到局部有目的、有意义的活动，宝宝动作的发展是从上到下的，即从头到脚发展。

☺ 开始认得妈妈的脸和声音

除了啼哭以外，宝宝还会咿呀发音了。宝宝开始认得妈妈的脸和声音，并且可以很专注地凝视，妈妈走到哪儿，宝宝的注意力就转到哪儿，高兴时还会冲妈妈莞尔一笑。宝宝还能发现自己小手小脚的存在，并开始意识到它们是自己身体的组成部分。宝宝的双眼能够聚焦在一个物体上，眼光会随物体移动，并且显露出对某一幅彩图的偏爱。

特别关注

宝宝的作息习惯开始趋于规律化，开始习惯妈妈的怀抱和气味。在儿童保健方面，要及时带宝宝接种疫苗。另外，也要给宝宝晒晒太阳，这些看似简单的事情，却很容易被爸爸妈妈忽略。

☺ 接种乙肝疫苗

乙型肝炎在我国的发病率很高，如果怀孕时妈妈患有高传染性乙型肝炎，那么宝宝出生后患病的可能性将达到90%，所以让下一代接种乙肝疫苗是非常必要的。目前我国采用安全的第2代基因工程疫苗，出生24小时后即可接种。一般接种时间有3次，宝宝出生满24小时注射第1针，满月时第2针，满6个月时第3针。

☺ 每天进行2~3分钟日光浴

如果天气不错的话，可以给宝宝适当晒一会儿太阳了。宝宝通过晒太阳可以获得一定量的维生素D，促进体内的钙吸收，对生长发育很有好处。但还要注意照射的时间长短，刚开始进行"日光浴"的宝宝，每次2~3分钟就可以了，然后随照射次数增多延长照射时间。

因为紫外线不能穿透玻璃，想要身体合成维生素D，隔着玻璃晒太阳是没有效果的。冬季气温低、户外寒冷，在这个季节出生的宝宝可以在温暖的房间里或在阳台上，打开窗户稍微晒一会儿。先把宝宝的衣服撩起来，然后从宝宝的背部开始晒起，接着胸部、腹部、体侧部，要晒均匀，不能只照射一侧。另外，空腹或吃奶后1小时内不宜进行"日光浴"。

☺ 摒弃绑腿的旧习俗

为了避免宝宝长大出现罗圈腿，以前很多长辈会给小宝宝绑腿，这是非常错误的做法。绑住双腿会影响宝宝四肢的血液循环，容易造成外伤，而且宝宝肌张力过高，会妨碍身体发育和成长，也会降低身体对疾病应有的抵抗力。而且，刚出生没多久的宝宝小腿都会有些弯曲，只要骨骼没有问题，随着成长腿自然就会直了。

母乳喂养

这一阶段还是继续提倡母乳喂养，妈妈如果奶水量足，完全可以不添加配方奶，以免宝宝对配方奶产生依赖，而不再喜欢喝母乳。想要让宝宝充分获得营养，那就让宝宝在母乳的滋润下茁壮成长吧。

宝宝吃奶时间会缩短

这一时期，宝宝吸吮能力增强，吸吮速度加快，吸入的乳量也比以前多，吃奶时间自然就缩短了。这时妈妈往往认为奶少了，不够宝宝吃了，这是多余的担心。这个月的宝宝比新生儿期更加知道饥饱，吃不饱就不会满意地入睡，即使一时睡着了，也会很快醒来要奶吃的。

喂一次奶可以管3个小时了

如果母乳很充足，1~2个月这一时期将是非常平和的时期。哺乳妈妈喂奶的次数将和宝宝的生理需求相适应而逐渐固定。食量小的婴儿，即使白天玩超过3小时也不饿，晚上不需要喂奶的宝宝在这一时期只是个例外，这样的宝宝晚上排便的次数也会相应减少。

如果母乳不足，可以在母乳分泌最少的时候（一般是在傍晚4~6点之间）试加一次配方奶。

生理性吐奶不用担心

这个月宝宝虽然吸吮力增强了，但是胃容量并没有显著增加，胃呈水平位，贲门括约肌比较松弛，也因为宝宝活动能力明显增加，觉醒时间长，所以可能会发生吐奶。

如果宝宝体重增加理想，也没有其他不适表现，这就属于生理性吐奶，妈妈不用担心。在新生儿期就有吐奶的宝宝，这时可能会更加严重，吐奶的次数可能减少，但量可能会增加。

宝宝的奶量增长，吸吮力强，更容易呛奶。哺喂时，妈妈可适当用手夹乳房，控制喂奶的速度。

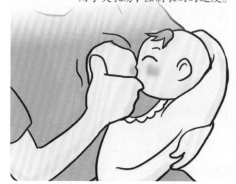

混合喂养

这个时期最需要预防的是放弃母乳喂养。宝宝成长迅速，不停地要吃奶，妈妈会认为自己的奶量不足，容易着急给宝宝添加配方奶，这种做法存在很大的误区，还会错过很多亲子间的美妙时光。

☺ 不要攒母乳

母乳不能攒，如果乳房没有排空，就会减少乳汁的分泌，母乳是吃得越空，分泌得越多，所以不要攒母乳。如果感觉到乳房很胀，就要给宝宝喂奶或及时吸出来，慢慢地或许就够宝宝吃，不再需要添加配方奶了。实现纯母乳喂养需要坚持，不能轻易放弃。

☺ 不能放弃母乳喂养

混合喂养最容易发生的情况是放弃母乳喂养，改用人工喂养。由于母乳少，宝宝吸吮困难，吃完没多久又要吃奶，使妈妈感觉很辛苦，尤其是夜里，妈妈要醒来很多次喂奶，导致睡眠严重不足，就想着偷懒，夜间喂配方奶。而人工喂养，奶嘴设计开口大，宝宝容易吸吮，宝宝对母乳无法产生依赖，妈妈的奶水分泌就会越来越少，最后就没有了。现在宝宝还不满2个月，妈妈不应该剥夺宝宝吃母乳的权利。

☺ 混合喂养更要多次喂母乳

妈妈在混合喂养的时候，都会进入这样的误区，过度依赖配方奶，而逐渐减少母乳喂养的次数和分量。事实上，混合喂养的最佳方法应该是充分利用有限的母乳，争取多喂母乳。一顿只喂一种奶，宝宝吃母乳就吃母乳，吃配方奶就吃配方奶。混合喂养的间隔时间要均匀分开，不要很长一段时间都不喂母乳。另外，夜间最好采取母乳喂养。

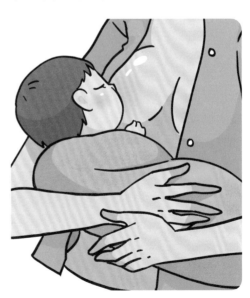

人工喂养

在使用奶瓶喂奶的过程中，要尊重宝宝的个体差异，要以按需喂养为原则，不能完全生搬硬套，按照书本上的推荐量来喂宝宝。每位妈妈要细心观察宝宝，掌握适合自己宝宝的奶量。

不要用玩具逗弄宝宝

妈妈在用奶瓶喂宝宝的时候，除了要观察宝宝的吃奶情况，还应该轻声地和宝宝进行交流："宝宝饿了吗？我们来吃奶吧。""宝宝吃得真好。"但是不要总是和宝宝说话或用玩具逗弄宝宝，这样会分散宝宝吃奶的注意力，不利于他（她）日后养成专心吃饭的好习惯。

不要强迫宝宝全部吃完

宝宝每顿的进食量会有所波动，偶尔剩下一些奶也没关系，不要强迫宝宝全部吃完，也不要让宝宝含着奶嘴玩耍。一般情况下，每次喂奶在15~20分钟，看到宝宝吸吮速度明显放慢，就可以不再喂奶了。

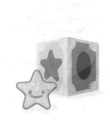
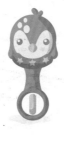

学习使用小手触摸奶瓶

从本周开始，宝宝可以开始学习用自己的小手来触摸和感知物体了。妈妈用奶瓶给宝宝喂奶时，可以让宝宝手扶奶瓶。如果力气太小扶不稳，可以把宝宝的小手放在奶瓶上，让宝宝摸一摸，感知一下奶瓶的手感和温度。等到6个月以后，宝宝可以尝试自己握持奶瓶。

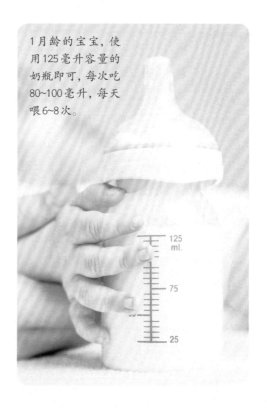

1月龄的宝宝，使用125毫升容量的奶瓶即可，每次吃80~100毫升，每天喂6~8次。

日常护理

按照民间的传统习俗，在宝宝满月这天，家里都要摆上满月酒庆祝。宝宝虽然已经从新生儿变成了小婴儿，但还是非常娇嫩，头和脚要重点护理。宝宝如果感到不舒服，就会经常哭闹。

不建议满月剃胎毛

过去的习俗是宝宝满月后要剃胎毛，认为剃"满月头"会给宝宝带来福气，会使后长出的头发更黑、更浓密。但从医学角度讲，剃胎毛对宝宝并不合适。另外，如果理发工具消毒不到位，加之宝宝皮肤薄嫩，操作不慎，极易损伤宝宝的头皮，引发感染。如果细菌侵入头发根部破坏了毛囊，会导致脱发。如果宝宝头发浓密，且正好是炎热的夏季，为防止出现汗疹或痱子，建议将宝宝的头发剃短，但不建议剃成光头。

宝宝在家不必戴帽子

宝宝的头比较热，主要是因为全身的毛孔还没有发育完全，只能靠头部散热，使得头部温度较高，容易出汗。冬天在家里，只要温度适宜，就不要捂得过厚，这个时候戴帽子可能会让宝宝头皮长出疹子，还可能影响头皮发育。随着宝宝慢慢长大，毛孔逐渐发育成熟，头部爱出汗的现象会有所缓解。

宝宝袜子翻过来穿

那些外表绣着各种图案的彩色袜子，里面通常都有很多长长的、交错的线头，宝宝穿上这种袜子，脚趾很容易被缠住。这时宝宝还不会说话，只会频繁哭闹，但爸爸妈妈可能意识不到是袜子的问题。因此，爸爸妈妈在买回新袜子的时候，要么剪掉内里所有的线头，要么将袜子翻过来给宝宝穿，防止线头缠脚趾，引起缺血甚至坏死。建议给宝宝买浅色或纯色的没有图案的袜子，毕竟比起美观，让宝宝舒适健康更重要。

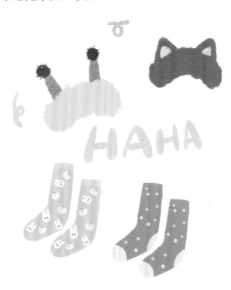

99

睡眠习惯

宝宝出生后4~6周，睡眠开始固化，昼夜节律逐渐建立。在引导睡眠的过程中，爸爸妈妈要让宝宝明白，睡觉主要是夜里的事情，白天可以多玩耍。宝宝白天不能睡得太久，以建立良好的昼夜规律。

☺ 创造昼夜分明的睡眠环境

夜晚，给宝宝营造安静、舒适的睡眠环境，调暗室内光线，还可播放轻柔舒缓的轻音乐或宝宝喜欢的白噪声，但时间不要过长。睡前不要过度逗弄宝宝，避免宝宝太兴奋。

白天，让宝宝接受柔和自然光的照明；即使宝宝睡着了，家人也可以继续正常活动，无须拉上窗帘制造暗环境，更不必刻意蹑手蹑脚。将洗澡、抚触、穿脱衣服等日常护理动作，集中在白天完成。通过明显的睡眠环境差异，逐渐帮宝宝建立昼夜规律。

☺ 白天睡晚上玩怎么办

如果宝宝已经形成了昼夜颠倒的模式，先尝试调整宝宝白天的睡眠时长，在宝宝刚表现出睡意时，用玩玩具、做游戏、去户外散步等方法转移注意力，适当减少白天的睡眠时间，增加夜晚的睡眠时间。

☺ 适当顺应宝宝自身的"生物钟"

睡眠习惯应建立在尊重宝宝自然需求的基础上。也就是说，在宝宝稍有困意、还有精力玩耍时，可以让宝宝多玩一会儿，不要稍有困意就哄睡。但如果宝宝明显很困倦，就不能过于教条，强行破坏生物钟的做法得不偿失。

✚ 医生叮咛

睡眠昼夜规律需培养

新生儿没有明确的昼夜规律，但帮1月龄以上的宝宝建立合理的昼夜睡眠习惯非常重要。要想宝宝形成白天少睡、晚上多睡的睡眠模式，家人要共同努力，尤其是老人白天带宝宝时，不能老是哄他（她）睡觉。

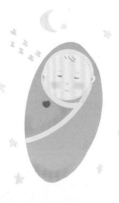

疾病护理

咳嗽是宝宝在婴幼儿时期的一种常见现象，是宝宝为了排出呼吸道分泌物或异物而做出的一种机体防御反射动作。但如果咳得过于剧烈，影响了饮食、睡眠甚至日常活动，爸爸妈妈就要注意了。

◉ 宝宝咳嗽先要找病因

宝宝偶尔咳几声，一般没什么问题，但如果夜间咳嗽加重，或者不停地咳嗽，很可能就是生病的信号。咳嗽的原因有很多，如反流、呕吐、呼吸道感染和过敏等。因此，最好针对宝宝咳嗽的原因来护理，必要时要带他（她）去医院就诊，千万不能在家自行给宝宝使用止咳药和抗生素。

◉ 加湿器能让宝宝呼吸道舒服

室内温度25~26℃、湿度50%~60%，这样的环境有利于宝宝呼吸道保持湿润。妈妈也可以选择在宝宝的卧室内放一台加湿器和空气净化器。

◉ 怎样帮助宝宝排痰

宝宝不会吐痰，即使痰液已咳出，也只会再吞下。妈妈可以拍宝宝的背帮助他（她）排痰。注意拍背时手劲要适度，能感觉到宝宝背部有震动就可以了。

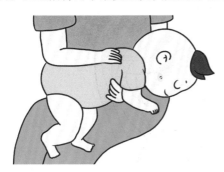

❶让宝宝横向俯卧在妈妈腿上，手腕发力，用空心掌由下向上给宝宝拍背。拍背时要注意力度和频率。

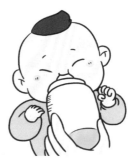

拍5分钟后，给宝宝喂点水。尽管6月龄以下健康宝宝不需要额外喂水，但如果生病，尤其是呼吸道感染，可以适当喂水，一直喂奶反而会增加胃肠道负担，让本就食欲差的宝宝更不适。

早教游戏与性格培养

满月后，宝宝的运动能力有了一定的发展，也不再满足于保持相对固定的姿势。妈妈不妨多带着宝宝转变方向，培养空间意识，或者做做四肢伸展运动。

转转真好玩

妈妈轻轻抱起宝宝，一边说话，一边走一走、看一看，让喃喃细语和缓缓移动，帮宝宝赶走睡醒后的小烦躁。旋转的速度一定要缓慢，仔细观察宝宝的反应，如果宝宝感到不适要立即停下来。

游戏准备

宝宝精神状态良好时。

游戏步骤

1. 妈妈抱着宝宝向不同方向转动，并温柔地对宝宝说："向左转转，向右转转，再转回来。"

2. 可以让宝宝的背部朝向妈妈，也可以让宝宝的脸朝向妈妈。旋转的同时，可以哼唱旋律简单的儿歌、童谣等。

对宝宝的益处

妈妈适时地抱着宝宝走一走、转一转，不仅能增进亲子感情，而且能让大部分时间都躺在床上的宝宝换个姿势，换一种状态，体验一下运动和空间位置变换带来的新奇感觉。

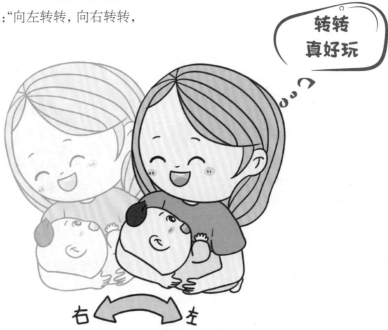

⊙ 体操小王子

握着拳头的小手努力地比画，小腿用力地乱蹬，是宝宝这个时期最喜欢做的"体操"。爸爸妈妈要主动帮助宝宝做体操，让宝宝的四肢早日变得有力量、更灵活。玩游戏时，妈妈应该始终保持微笑，注视着宝宝，这会让宝宝感觉安全和开心。

游戏准备

柔软、整洁的床。

游戏步骤

1. 妈妈的双手握住宝宝同侧的脚踝，使宝宝一条腿的膝盖弯曲，盘向另一条腿，让宝宝的小屁股和身体跟着动。然后恢复到初始姿势。

2. 换另一条腿重复动作。边做边说："两个小家伙，看看谁会盘，你会盘，我会盘，我们两个盘过来。"

对宝宝的益处

经常做四肢屈伸运动，可以使宝宝的肌肉、骨骼、关节得到良好的锻炼，帮助发展运动能力，有利于宝宝健康成长。

大运动能力发展：宝宝未来的翻身、坐、爬等动作，都需要腿部有足够的力量。因此，蹬腿可以为宝宝的大运动做好准备。

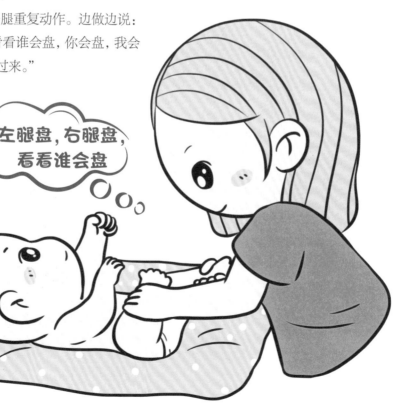

左腿盘，右腿盘，看看谁会盘

宝宝的生长发育

宝宝已能辨认出妈妈的声音和气味了，即使妈妈不在眼前，只要听到妈妈的声音，宝宝就会表现出很兴奋的样子。如果宝宝突然啼哭，听到妈妈的声音，也会很快安静下来，这时期的宝宝对妈妈的依赖会变得更强。

第一次真正地微笑

宝宝第一次微笑的时间都差不多，大概在出生后的第6周，宝宝就会面露带有社交性的微笑，而不是单纯的无意识的笑，所以做好准备迎接宝宝那天真无"牙"的微笑吧！宝宝甜美的微笑，是对妈妈辛勤付出的回报，是在告诉妈妈"我很快乐"。这种微笑能把人的心瞬间融化，即使宝宝还只会"咿咿呀呀"。

发出"嗯嗯""啊啊"的声音

现在，宝宝可能会使用"嗯嗯""啊啊"的声音来表达自己的情感了，有些宝宝甚至会尖叫了。妈妈看到宝宝发出简单的声音，也要随时用相似的"妈咪腔"来回应宝宝，最好是看着宝宝的眼睛回应，因为这时候的宝宝已经能够用双目凝视大人。这个阶段对妈妈和宝宝来说，真是一段美妙的时光。

会模仿大人的表情

宝宝面对这个新奇的世界，会开始模仿大人的脸部表情。如果妈妈也来模仿宝宝的表情，拉长语调，并加以夸大，宝宝发现这种有趣的现象就会跟着模仿。模仿是一种天生的学习能力，先是模仿面部表情和发音，然后是身体运动和话语的模仿，这种像镜子一样的反射，能够帮助宝宝提高自我意识。

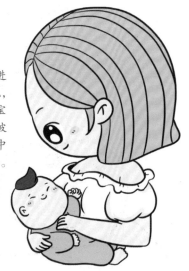

多和宝宝进行眼神交流，能让妈妈宝宝感受到彼此是生命中的独一无二。

特别关注

42天体检是宝宝出生后的第一次全面检查，一定要做，因为这是婴儿疾病筛查的最好时机，如先天性心脏病、髋关节发育不良、早期佝偻病等，医生还可以根据宝宝的发育状况给予爸爸妈妈"一对一"的喂养和护理指导。

⊙ 宝宝42天体检一定要做

宝宝经历了一系列生理上的巨大变化，这次体检是对他（她）进行生长发育监测与评估的开始。

体重。体重是判定宝宝体格发育和营养状况的一项重要指标。测量体重时，宝宝最好空腹并排去大小便，测得的数据应减去宝宝所穿衣物及纸尿裤的重量。

身长。身长是宝宝骨骼发育的一项主要指标，受很多因素的影响，包括营养、睡眠、日晒等。

头部。检查宝宝的囟门，比如后囟门是否闭合、前囟门大小等，并结合头围，判断宝宝的脑发育情况、脑容量大小等。

外科。做一个全面的外科检查，包括面部、皮肤、髋关节、肛门、生殖器等。

视力。视觉筛查的目的是排除先天性白内障和眼底视网膜病变。

智力、动作。通过让宝宝趴卧、抬头、抓握、听音、追物等方式，了解宝宝智力和动作的发育水平。

⊙ 髋关节发育不良必须重视

在宝宝42天体检中，有一项需要引起爸爸妈妈足够重视的检查——髋关节B超。宝宝双腿或臀部的纹路高低不一或数量不同，即腿纹或臀纹不对称，或者双侧下肢关节活动范围不对称，包括下肢的长短粗细等不太对称的情况，意味着宝宝可能髋关节发育不良。这时需要做一次B超确认发育不良的程度，并根据医生的建议，及时矫正和治疗。

⊙ 枕秃并不一定是缺锌或缺钙

头部出现枕秃，这不是营养不良的表现，而是小月龄宝宝常见的现象。宝宝平躺的时间长，转动头部时枕部的头发会被反复摩擦，所以造成局部头发脱落，同时抑制这个部位头发的生长。这时爸爸妈妈可以试试让宝宝换个姿势睡觉。当宝宝不断长大，逐渐学会坐、站、走，睡觉也变得安静，枕部的头发会慢慢长出来。

母乳喂养

哺乳时，宝宝只偏爱一侧乳房，即便另一侧乳房已经严重涨奶，宝宝仍拒绝吸吮。出现这种情况，与很多原因有关。这时妈妈要耐心尝试，尽量减少宝宝的紧张感和不适感，不要轻易放弃一侧乳房的母乳。

宝宝偏爱一侧乳房的原因

哺乳时妈妈总是喜欢用更有力的一只胳膊抱着宝宝，久而久之宝宝就养成了只吃这一侧乳房的习惯；有些妈妈为了方便哺乳时看手机、吃东西等，通常会让宝宝先吃某一侧乳房，以腾出另一只手做想做的事情；还有些妈妈的一侧乳腺没有另一侧通畅，宝宝吃起来会很费劲，自然只喜欢吸通畅的乳房；有些宝宝因斜颈导致头偏向一侧，就会偏好一侧乳房。

只吃一侧乳房，另一侧奶会变少

不管是以上哪种原因，宝宝长期只吃一侧乳房，都会导致另一侧乳房泌乳减少。吸吮泌乳较少的乳房时感到费力，宝宝就会更加拒绝吸乳，形成恶性循环。因此，为了避免这种情况，妈妈在哺乳时应提前预防。如果已经出现这种问题，要及时找出原因，进行干预和纠正。

让宝宝先吃泌乳少的乳房

从最开始哺乳，就要坚持两侧乳房轮流喂，这一次让宝宝先吃左侧乳房的奶，下一次就先吃右侧乳房的奶。每次哺乳时，基本排空一侧乳房的奶，再让宝宝吃另外一侧。如果妈妈一侧乳房泌乳量较少，宝宝饥饿时，要先给宝宝吃泌乳少的那一侧，以刺激泌乳，保持乳腺管畅通。喂奶前，可与宝宝互动，让宝宝靠在不太喜欢的乳房的一侧，趁其情绪好，自然而快速地将乳头放到他（她）嘴里，使他（她）顺势吸吮。尽量在相对安静的环境下哺乳，仔细观察并积极回应宝宝的各种需求，给宝宝充足的安全感。

➕ 医生叮咛

及时排查乳房疾病

如果妈妈某侧乳头凹陷导致宝宝吸吮费力，或者患有乳腺炎等乳腺疾病，在问题解决前，最好使用吸奶器吸出乳汁，以免影响泌乳。如果妈妈某侧乳房出现病变，宝宝也会表现出拒绝该侧乳房。虽然这种情况极为少见，但一旦宝宝突然抗拒某侧乳房，妈妈要主动就医咨询，排查是否存在疾病问题。

混合喂养

许多爸爸妈妈不知道，冲调奶粉看似简单，其实是个技术活儿。许多老一套和想当然的做法会让营养流失，甚至不利于宝宝的健康。更有数据显示，80%的爸爸妈妈冲调奶粉的方式并不完全正确。

⊙ 奶冷了不要再煮沸

冲调好的奶感觉有点冷，不如再煮一下吧，煮沸一次正好可以杀菌，很多老人喜欢这么做。但是已经冲调好的奶粉若再煮沸，其中的蛋白质、维生素等营养物质的结构会发生变化，从而失去原有的营养价值。宝宝再喝这样的奶，所获得的营养要大打折扣。

⊙ 不要一直温着奶

不少爸爸妈妈会在睡觉前冲调好奶粉，放在温奶器中，等到宝宝夜里要吃奶时，再拿出来，方便又省事。爸爸妈妈这样做是想晚上喂奶省力点，但这样做很不好。因为冲好不喝的奶是细菌的温床，家里的冰箱更是藏着肉眼看不见的各种细菌。所以父母不要怕麻烦，奶粉一定要随吃随冲。

泡好的奶粉在宝宝没吃过的情况下，常温存放不能超过2小时（温奶器设置的温度通常为40~45℃）；若放在冰箱冷藏，则不能超过24小时。若宝宝吃过了，有剩的，则应丢弃，不能再要。

⊙ 提前准备定量的温水、奶粉

把热水先倒在奶瓶里，放进温奶器中，把适量的奶粉也先舀入消过毒的奶粉盒中待用。宝宝饿的时候，直接把奶粉盒中的奶粉倒入奶瓶晃匀就行了，同样方便省事，更重要的是干净卫生。

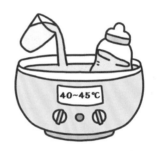

❶奶瓶装适量热水放入温奶器。

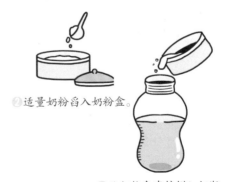

❷适量奶粉舀入奶粉盒。

❸从奶粉盒直接倒入奶瓶。

人工喂养

有时宝宝刚吃完奶就哭闹，这是因为宝宝在吃奶时吸进了一些空气，引起胀气。妈妈应尽量用喂奶过程中的自然停顿时间来给宝宝拍嗝。喂奶结束后，也要再次给宝宝拍嗝。

◉ 喂完奶20秒后抱起来拍嗝

宝宝呼出空气时，可能会同时吐出一点儿咽下去的奶，因此妈妈要在手边准备棉柔巾或毛巾，保护自己的衣服。妈妈喂完奶不要马上将宝宝竖抱起来，要先让宝宝平躺，开始从1数到20，然后再把宝宝抱起来拍嗝，这样拍嗝效果更有效，会很快把空气拍出来。

◉ 找到更有效的拍嗝方式

帮宝宝拍嗝也是有技巧的，要领就是使宝宝身体前倾，轻拍其背部，以防吃进去的奶水倒流，呛到宝宝。不一定每次拍嗝宝宝都会打出嗝来，但可以适当拍久一点。正确的手势是：手弓成杯状，沿着宝宝的背脊由下往上轻拍，力道以让宝宝身体有轻微震动为宜。

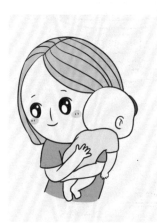

放在肩头拍嗝

把宝宝放在肩头，妈妈用一侧胳膊托住屁股，用另一只手轻拍宝宝的背部。这种姿势最容易拍嗝。

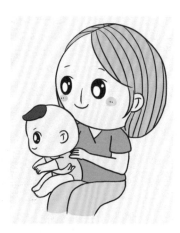

坐直拍嗝

让宝宝坐在妈妈的大腿上，身体前倾，妈妈用一只手托住或扶住宝宝，另一只手用空心掌，从下往上拍宝宝的背部。

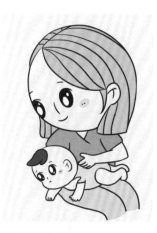

脸朝下拍嗝

宝宝的脸朝下，将宝宝放在妈妈的大腿上，妈妈一只手托住宝宝，用另一只手轻拍宝宝的背部。

日常护理

宝宝指甲长得很快，加上天生好动，经常会把自己的小脸抓伤，这令很多妈妈心疼不已。其实，妈妈用宝宝专用的指甲刀，在宝宝睡着或安静时，完全可以给宝宝剪指甲，而且不会弄疼宝宝。

⊛ 给宝宝剪指甲

宝宝指甲长得特别快，如果不及时剪短，很容易成为藏污纳垢的地方，影响健康。宝宝舞动小手的时候也容易抓伤自己，所以妈妈最好每周剪1次或2次。

妈妈可以准备一把宝宝专用的指甲刀。剪之前，先给拿着指甲刀的手肘找一个支撑点以保持稳定，然后一手抓着宝宝的手，并分开其手指，另一手拿着指甲刀修剪。尽量把宝宝的指甲修剪成圆弧形，不可剪得过秃，以免影响指甲形状。除了指甲刀，宝宝专用的小剪刀也很好用，妈妈可以根据自己的习惯和手感来选择。

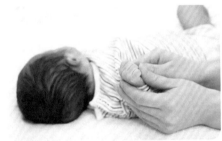

让宝宝平躺在床上，妈妈握住宝宝的小手，最好能同方向、同角度。

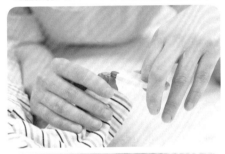

轻柔地分开宝宝的五指，捏住一个指头，开始剪。

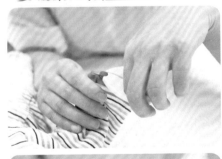

先剪中间，再剪两头，避免把边角剪得过深。

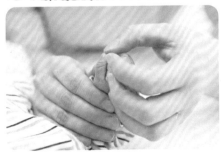

妈妈用手指沿宝宝的指甲摸一圈，如发现尖角，再及时剪除。

疾病护理

腹泻是宝宝非常常见的疾病。轻度的腹泻不需药物治疗，也不需要马上去医院，爸爸妈妈不用特别担心，在家多关注变化，护理好就能解决。但腹泻严重时容易发生脱水，需要补充补液盐预防或治疗脱水。

宝宝腹泻，可以继续母乳喂养

完全母乳喂养的宝宝很少发生严重的腹泻，即使出现腹泻，多数也是可以继续母乳喂养的。增加母乳喂养的次数就可以保证足够的水分摄入，是否需要额外补充补液盐要先咨询一下医生。配方奶喂养的宝宝出现腹泻时，冲配方奶时，可以比平时多增加1倍的水，也就是稀释1倍，宝宝腹泻好转后就可以恢复正常的配方比例了。

✚ 医生叮咛

及时补充口服补液盐

补液盐是指补充电解质液，用以补充腹泻时丢失过多的水分和电解质。电解质液需要合适的浓度和渗透压才能起到很好的效果。目前有市售的"口服补液盐"，且为非处方类药物，药店很容易买到。

不建议在家自行配制补液盐

口服补液盐不仅可以预防、治疗脱水，还能治疗腹泻。轻到中度腹泻时，宝宝可以在家服用补液盐，方便有效。一般口服12~24小时腹泻就会逐渐减轻。如果宝宝没有呕吐，口服补液可以不用限制量，直到宝宝恢复正常的尿量。但是补液盐浓度过低或过高都会影响治疗甚至加重腹泻，所以不建议在家自行配置。如果宝宝喜欢补液盐的味道或是还没有完全恢复正常的喝奶量，可以继续喝补液盐直到恢复常态。

小儿腹泻所需的补液盐量

体重 （千克）	每日最少 摄入量 （毫升）	中度腹泻时需要 电解质溶液的量 （毫升/24小时）
2.70~3.15	300	480
4.95	450	690
9.90	750	1200
11.70	840	1320
14.85	960	1530
18.00	1140	1830

注：数据来自《美国儿科协会育儿百科》。

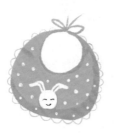

宝宝腹泻时，不可随便用药

宝宝腹泻时，爸爸妈妈不可随便给宝宝吃止泻药，也不要在家自制补液盐。

如果腹泻超过2周，可能存在比较严重的肠道问题，需要寻求医生的帮助，找到病因，避免发生营养不良。

如果腹泻引起严重的脱水，表现包括尿量明显减少，哭时没有眼泪，口干口渴感明显，眼窝凹陷，体重减轻，发热超过24小时或体温超过39℃，拒绝吃东西喝水，有严重的腹痛，出现皮疹或黄疸，出现精神上的异常，如嗜睡、精神萎靡不振、过度兴奋等现象，要第一时间带宝宝去医院就诊。

发现斜颈要及时就医

如果发现宝宝总喜欢把头偏向一边，可能就要当心宝宝有先天性肌斜颈（简称斜颈）了。斜颈是一种肌肉骨骼发育上的先天性疾病。不过，在1岁之内及时接受治疗，一般不会有什么后遗症。但如果爸爸妈妈没有重视，错过了最佳治疗时间，宝宝长大之后可能会出现面部畸形及颈椎畸形，到时候再想治疗就很困难了。

颈斜的明显症状

爸爸妈妈可以对照以下几点，看看宝宝有没有斜颈的情况，如果有，就要及早寻求儿科、骨科医生的帮助。

◎总是把头歪向同一边，当爸爸妈妈把宝宝的头搬到另外一边时，宝宝会有反抗的表现。

◎吃母乳的时候，总是喜欢吃一边，对另一边会抗拒。

◎当爸爸妈妈在某一侧吸引宝宝时，宝宝喜欢转头，而不是转眼球；而对另一侧的刺激，宝宝因为头转不过去而苦恼或烦躁。

◎由于长期偏向一侧，宝宝的头会轻微不对称，有一侧会扁些。

◎有的宝宝脖子上会长出橄榄形的小包，这是一侧肌肉长期收缩痉挛造成的。

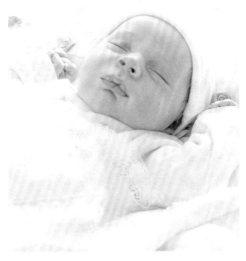

在医生的指导下，爸爸妈妈可以让宝宝仰卧或俯卧睡觉，两种方式都差不多，但注意宝宝下巴要对着患侧的肩峰。

早教游戏与性格培养

宝宝会表现出对身体某一部位特别感兴趣，比如自己的小手。宝宝不仅会吃手指、玩手指，还会尝试用手摸妈妈的脸。爸爸妈妈应该每天给宝宝清洗小手，勤剪指甲，鼓励宝宝尽情玩自己的双手。

· ·

◎ 摸摸妈妈的脸

宝宝喜欢妈妈的脸。喝奶时，宝宝会凝视着妈妈的脸；抱着时，宝宝会突然把自己的小手往妈妈嘴里塞；睡觉时，宝宝也会下意识地摸摸妈妈的脸……追寻妈妈的笑脸，享受妈妈的亲吻，是宝宝本能的反应。

游戏准备

宝宝精神状态良好时。

游戏步骤

1. 妈妈将宝宝抱在怀里，一边抚摸着宝宝的手和胳膊，一边对宝宝说："啊，好可爱的小手，妈妈很喜欢呀！"

2. 握住宝宝的手摸妈妈的脸，并对宝宝说："宝宝摸摸看，这是妈妈的脸，这是妈妈的鼻子！"

对宝宝的益处

看一看、摸一摸妈妈的脸，可以让宝宝觉得放松、愉快，并让其对妈妈的语言、表情做出更多的反应，加强宝宝和妈妈在心理和行为上的互动和沟通。

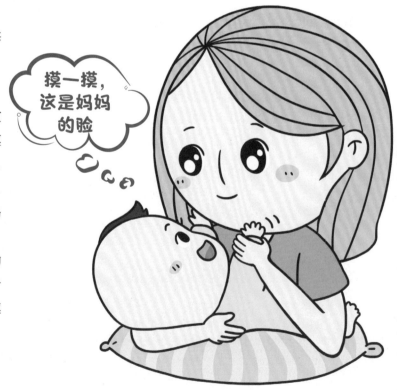

摸一摸，这是妈妈的脸

小手拍拍

玩手也许是宝宝自己"发明"的游戏，握拳、抓握、吃手等都是宝宝用小手给自己带来快乐的方式。爸爸妈妈帮助宝宝拍一拍、摆一摆小手，不仅会让宝宝发现自己的小手更有趣，还能让宝宝在与爸爸妈妈的肢体接触中，潜移默化感受到快乐、安全等健康情绪。

游戏准备

宝宝睡觉醒来时，舒服地躺着。

游戏步骤

1. 妈妈举起宝宝的两只手，在其视线正前方晃动几下，引起宝宝的注意。

2. 一边念儿歌，一边轻轻拍动、摆动宝宝的小手，让宝宝的视线追随手的运动。"小手，小手，拍拍；小手，小手，摇摇；小手，小手，摆摆；小手，小手，快快跑。"念到"快快跑"时，以稍快的速度将宝宝的双手平放到身体两侧。

对宝宝的益处

"小手拍拍"不仅能给宝宝带来快乐，还能让宝宝的手臂及全身都得到运动，并为宝宝学会"调动"自己的小手和双臂打下良好的基础。

> 促进感知能力发育：宝宝通过手的运动来认识、感知这个世界，手部的精细动作直接关系着大脑的发育。因此，宝宝手部动作的锻炼越早越好。

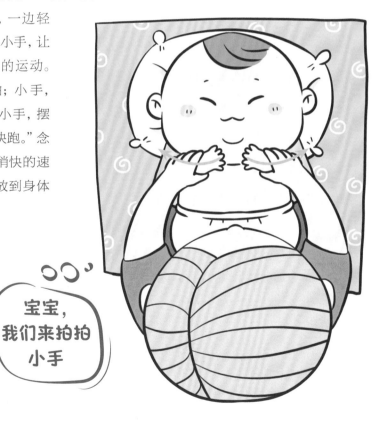

宝宝，我们来拍拍小手

宝宝的生长发育

到了本周，宝宝的感官和认知能力都在逐步提高。宝宝每天会有两三次小睡，总共的睡眠时间在15~18小时，白天清醒的时间会变长。宝宝会利用更多的时间来玩耍，不过玩耍最多的还是自己的小手。

☺ 能有意地追声和追物了

宝宝会有意转向声音来源，并且能够轻易地追踪移动物体了，开始是左右方向，然后进展到上下方向。宝宝有时还会把小手举在眼前，好奇地凝视着把玩，或者把小拳头送到嘴里去吸吮。

宝宝攥拳头是把拇指放在四指内，而不是放在四指外，这是宝宝握拳的特点。俯卧时能够用前手臂将头撑起片刻，随着头部的灵活转动，宝宝的视线范围也越来越大。

☺ 开始认识爸爸妈妈

宝宝渐渐能够把爸爸妈妈和其他人区别开来了，当看见爸爸妈妈时宝宝会特别兴奋，脸上会马上露出笑容，而且会手脚一起舞动，嘴里还会发出"哦哦""啊啊"的声音来表达自己欢快的情绪。这时还是要注意多抱一抱宝宝，在宝宝6个月以前，不用担心会惯坏宝宝，身体和目光的接触对宝宝的心理发展是非常有益的良性刺激。

☺ 出现短暂记忆

现在宝宝的睡眠和清醒状态已有明显差异，宝宝醒着的时候更加活泼和灵敏，开始更多地观察周围的世界。宝宝的视力也在增强，并且开始出现短暂记忆，对物品的记忆缓慢增长。宝宝还开始喜欢图案、颜色和形状复杂的东西，把宝宝床周围布置得丰富有趣些，能够吸引他（她）的注意力。

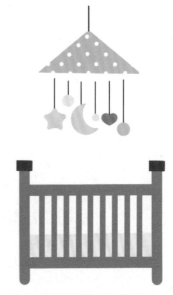

可以买一些床铃挂在婴儿床上方，注意不能让宝宝够到床铃上的小零件。

特别关注

随着一天天长大，宝宝的身体机能也在逐渐完善，原本频繁尿尿的宝宝，现在每天用的纸尿裤少了很多。另外，宝宝视觉和听觉都已经有了很大的进步，已能感知周围人的情绪。

◉ 排尿频率降低

新生儿排尿次数比较多，几乎每十几分钟就尿一次，一天要更换十几片纸尿裤，有时候刚换上新的，不一会儿就又尿湿了。但随着月龄的增加，宝宝的膀胱变大，排尿次数会逐渐减少。这并不是缺水，而是宝宝长大了，妈妈应该高兴。如果是在夏季，天气热，宝宝不但尿的次数会减少，每次尿量也不多，嘴唇还发干，这就是缺水的信号。

◉ 预防生理性贫血

1~2个月的宝宝出现生理性贫血是正常的。宝宝出现生理性贫血，在保证正常营养的情况下，一般不需治疗。宝宝满百天后，体内红细胞生成素增加，骨髓造血功能逐渐增强，红细胞数和血红蛋白会缓慢增加，至6个月时就可恢复到正常值。生理性贫血是可以预防的，一要坚持母乳喂养，二是早产儿、双胞胎或怀孕期间妈妈患有缺铁性贫血的足月儿，应在医生的指导下，从第2个月起补充铁剂。

◉ 创造安稳平和的环境

宝宝白天醒着的时间变长了，妈妈可以利用这一时间来促进宝宝的情感和听觉发育。但注意不要整天播放音乐刺激宝宝，他（她）也有需要安静的时候。因此，在开始下一段音乐之前，要留足充分的时间让宝宝安静一下。同时，爸爸妈妈也要避免在宝宝面前吵架，因为宝宝情商逐渐发育，已经能感受到大人的生气、悲伤等负面情绪。

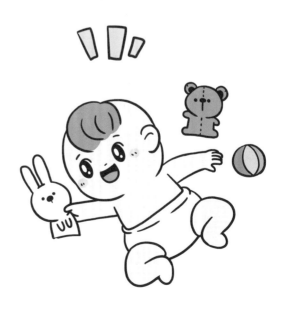

母乳喂养

缺乏常识，护理不当，导致很多妈妈在母乳喂养的过程中望而却步。关于母乳喂养，很多过来人口中的说法其实不一定正确，以下几点提示可以帮助妈妈避免在母乳喂养中走弯路。

◉ 母乳变白依然有营养

妈妈发现自己的乳房不太胀了，母乳颜色白白的，看上去淡淡的，好像还不如配方奶浓稠，其实这是成熟乳的表现。由于蛋白质、脂肪的颗粒较小，母乳看上去稀薄，但并不是营养不好。

◉ 乳房大小和乳汁分泌量无关

乳房大小基本上是由胸部脂肪多少决定的，而乳汁是由乳腺产生的。也就是说，乳房小只是因为脂肪少，与乳腺的关系不大；而乳汁的多少，和脂肪无关，只与乳腺的结构和数量有关。乳房大只代表脂肪多，如果里面的腺体小，乳汁也不会多。

其实，那些乳房较小的妈妈更容易调整好乳房的位置，更易于宝宝吸吮，反而能分泌出更多的乳汁。

◉ 哺喂姿势不对，乳头才会疼

很多妈妈因宝宝吸吮困难引发乳头胀痛，而不愿母乳喂养，这种胀痛通常是由两方面原因引起的。一是宝宝含乳方式不正确，二是妈妈哺乳姿势不正确。只要采取正确的含乳和哺乳姿势，疼痛问题就可以有效解决。宝宝吃奶时，应含住乳头和大部分乳晕，才能有效地刺激乳腺分泌乳汁。仅仅吸吮乳头，不仅宝宝吃不到奶，而且会引起妈妈乳头皲裂。

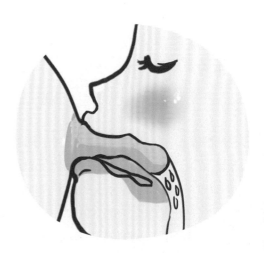

在宝宝嘴张大时，将乳头送入宝宝嘴中，这样他（她）能含住大部分乳晕。

混合喂养

添加配方奶是妈妈母乳不足时的一种选择，它不是一件随意的事情，而是有很多原则需要遵守。在为宝宝添加配方奶时，应注意了解以下知识，避免走进喂养的误区。

😊 添加配方奶不一定影响泌乳量

添加配方奶是否影响泌乳量，主要取决于宝宝对配方奶的依赖程度。如果过度依赖配方奶，或者混合喂养方式不当，很可能会导致宝宝出现乳头混淆，影响宝宝对妈妈乳房的吸吮刺激，乳汁就会分泌得越来越少。

哺乳妈妈可以适当多吃富含蛋白质的食物来促进乳汁分泌。保持乐观舒适的心情也能提高乳汁质量。

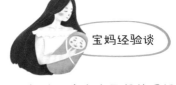

宝妈经验谈

长时间外出也要坚持吸奶

如果妈妈需要长时间外出，可以在出门前哺喂宝宝一次。在外也要坚持用吸奶器吸出乳汁。千万不要懈怠，否则可能会导致母乳越来越少。

😊 开始吃配方奶，也不能断母乳

虽然给宝宝添加了配方奶，但应明确的是，母乳中所含的营养素总体优于配方奶，且有些营养成分只能从母乳中获得，如免疫球蛋白。而且配方奶的成分只是与母乳接近，其中的脂肪、蛋白质和碳水化合物并不像母乳中的那样容易被宝宝消化吸收。因此，不要在给宝宝添加配方奶后，轻易放弃母乳喂养。

😊 混合喂养后也能恢复母乳喂养

通常用配方奶补充母乳不足会出现两种结果：一是宝宝吸吮乳头次数减少，导致妈妈从母乳不足变为完全没有母乳，从而改为完全用配方奶喂养；二是妈妈放松心态，坚持让宝宝吸吮乳头刺激泌乳，最终又恢复了母乳喂养。所以，只要喂养方法得当，妈妈保证心情愉悦、饮食合理，选择混合喂养后也能恢复母乳喂养。

人工喂养

即使采用人工喂养，爸爸妈妈也应该让宝宝在吃奶时感到快乐。宝宝不喜欢奶嘴一般是有原因的，这时爸爸妈妈要留意，奶嘴孔的大小和奶液的温度是不是合适。

宝宝不认奶嘴怎么办

宝宝不认奶嘴一般有两个原因：一是宝宝不喜欢奶嘴，大多数混合喂养的宝宝都会碰到这样的问题；二是宝宝不喜欢配方奶的味道。宝宝虽小，但也有自己的主意，也有自己的口味，爸爸妈妈可以先给宝宝换不同的奶嘴，直到宝宝接受。如果宝宝还是拒绝，就尝试更换奶粉的品牌，但注意不要频繁更换。

喂养时注意奶液的流速

宝宝吸吮、吞咽能力不成熟，用奶瓶喂养时要特别注意奶液的流速。如果宝宝吸吮时非常努力地吞咽，但奶液仍常从嘴角溢出，说明奶嘴孔可能过大，应及时更换尺寸合适的奶嘴，以免宝宝呛奶。检查奶嘴孔大小是否合适时，可以将奶瓶倒置摇晃，奶液先喷出直线后一滴滴流出，则表示流速适宜。

奶液温度不能过烫

有些品牌的奶瓶隔热性能较好，即使感觉奶瓶温度适宜，奶液温度可能仍偏高。另外，有的爸爸妈妈为了防止宝宝喝奶时间过长，奶会冷掉，所以将水温调高一点，但这样喂宝宝时就容易发生烫伤。因此在喂奶之前，一定要在自己手腕内测试温度，如果奶液温度与自己的体温接近，才说明是合适的。如果把握不好水的温度，可以购买一个恒温水壶，温度固定在40~45℃。

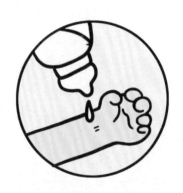

为了防止烫到宝宝，可以先将配方奶滴一滴到手腕处，感觉温热就好。

日常护理

这个月龄的宝宝口水分泌虽然不多，但宝宝爱吃小手，带出来的口水就会一直刺激嘴巴周围的皮肤，如果护理不当，仍可能出现口水疹。而接下来的几个月，这种情况可能会更加严重，需特别关注。

☺ 口水刺激皮肤会引起口水疹

口水疹通常是两种原因引起的。第一，宝宝一定时期内口水分泌较多，吞咽能力尚不成熟，就会导致口水流出口外。口水长时间残留在口周，就会侵蚀皮肤。第二，爸爸妈妈只要看到宝宝嘴边有口水，就会将其擦掉，但不管力道多轻，反复摩擦都会刺激宝宝娇嫩的肌肤，形成皮肤破损。其临床表现为局部皮肤潮红、疼痛、轻度肿，好发部位是嘴唇四周。

☺ 清理口水要用蘸的方式

应对口水疹的原则只有一个，就是保持口周清洁干燥。父母应及时为宝宝蘸干嘴边的口水，保持口周清洁干燥。清理口水时，保持耐心，一定要用蘸的方式，而不要来回擦拭。

如果宝宝有频繁吃手的习惯，最好使用安抚奶嘴作为替代。这样既保护了牙龈，又减少了口水的流出。

待宝宝长大，可以多示范吞咽动作，引导宝宝模仿学习，加强吞咽口水的能力。

☺ 在睡着的宝宝口周涂点橄榄油

用软布将宝宝口周的口水蘸干后，可薄薄地涂上一层橄榄油，以保护口周的皮肤。涂在口周的油易被宝宝舔食，所以要选择安全可食用、不易过敏、不含药物的，可以用橄榄油，不建议使用芝麻油、花生油、大豆油等，以免引起过敏。另外，宝宝白天活动量大，容易将涂好的油蹭掉，因此可以采用白天及时蘸干口水、晚上睡觉时涂抹油的方式进行护理。

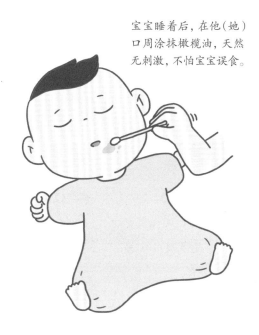

宝宝睡着后，在他（她）口周涂抹橄榄油，天然无刺激，不怕宝宝误食。

119

睡眠习惯

父母哄宝宝睡觉，就像是经历了九九八十一难，经常疲惫不堪。宝宝频繁出现"落地醒"，哄睡时间长，睡后易醒，这就影响到睡眠质量，从而在一定程度上影响大脑发育。

避免"落地醒"，父母动作要慢

宝宝在怀里睡着后，父母不要着急把宝宝放到床上，让宝宝多睡一会儿，直到彻底睡熟后再放下。父母可以捏捏宝宝的耳垂，挠挠宝宝的脚后跟，如果都没反应，那么代表他（他）睡熟了。如果父母坐在椅子或床上，起身时动作一定要慢，避免动作过大和重心变化太快而惊醒宝宝。

放下宝宝后，再轻拍一会儿

父母弯腰把熟睡的宝宝放到床上时，要保持宝宝的身体一直贴在自己的胸前，要注意先让宝宝的屁股接触床面，然后轻轻抽出托住屁股的手，放好宝宝的双腿，再用这只手稍稍抬高宝宝的头部，抽出头颈下的另一只手。成功把宝宝放到床上后，最好再保持俯身的姿势多陪一会儿，不然很可能前功尽弃。可以用手轻轻按住宝宝的身体或继续轻拍，给宝宝足够的安全感，3~5分钟后再缓缓将手拿开。

要教宝宝自主入睡

宝宝在6~12周大时，睡眠时间变长了，一次能睡到3~4小时。这时候，父母就需要稍微帮一下宝宝，教宝宝自己睡觉，而不是总去哄睡。这是非常重要的，因为小宝宝和成人一样，在每晚的睡眠中，都会有数个睡眠觉醒周期，没有人能真正地"睡一个晚上"。如果宝宝在晚上能睡整觉，通常意味着宝宝在半夜醒来时，知道如何安抚自己并在数分钟内再次入睡，不会吵醒别人。

➕ 医生叮咛

为宝宝建立较固定的睡眠流程

在宝宝出生后6~8周，父母可以给宝宝建立一个可预期的睡眠流程：洗漱、换睡衣、读几分钟绘本、轻轻地唱歌、对玩具说晚安。每晚使用相同的一系列动作作为安抚仪式，能制造有利于睡眠的氛围。

疾病护理

胃食管反流分为生理性和病理性两种，宝宝常出现的吐奶就是一种生理性的胃食管反流。宝宝出现这种情况，与其胃部的解剖特点和发育程度有很大关系。

☺ 吐奶会自然消失

正常情况下，成人的胃是斜立的，好似一个立起的口袋；而宝宝的胃却呈水平位，胃容量也较小。另外，宝宝的消化道肌肉发育也不成熟。随着宝宝的消化道肌肉发育逐渐成熟，加上注意喂奶姿势，吐奶的问题会逐渐得到缓解，直至自然消失。要想缓解吐奶，妈妈可以在每次哺乳后给宝宝拍嗝。

☺ 抬高宝宝上身可缓解吐奶

婴儿期的吐奶常跟胃食管反流有关，通常都不是很严重，随着年龄的增长可以自愈，吐奶常发生在喂奶后或突然变换体位时。不太严重的吐奶和反流，可以通过少量频繁喂奶，喂奶后抬高宝宝上半身来缓解。

☺ 因反流喂养困难要看医生

严重的胃食管反流虽然少见，但可以引起宝宝呕血、便血、喘息发作、声音嘶哑甚至体重不增。有严重胃食管反流的宝宝还会出现喂养困难，喂奶后哭闹不易安抚的情况。这种情况要及时去看医生，可能需要抗反流的药物治疗。

横着的胃

状态不稳定，容易导致吐奶。

酶活性低

宝宝体内分解乳糖的乳糖酶活性约为成人的70%，帮助消化蛋白质的肠激酶活性约为成人的25%。

贲门松弛

还不能很好地收缩，喝进去的奶容易回流。

胃容量小

刚出生的宝宝，胃约桂圆大小，出生10天后胃约鸡蛋大小，很容易胀满。

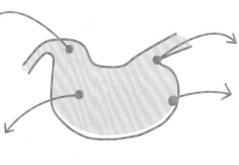

宝宝的胃部示意图

早教游戏与性格培养

本周宝宝运动能力正在变强，能够逐渐控制自己的脖子，会尝试移动头来看周围的世界，听到拨浪鼓的声音，还会寻找声音来源。宝宝俯卧时，能够用前手臂将头撑起约45°，睡觉时还会踢踢腿，真是一个小淘气。

⊙ 小淘气踢球球

0~1岁是宝宝运动能力发育的敏感期。宝宝腿部肌肉、骨骼的健康发展，可以为日后扩大活动范围奠定良好的基础。

游戏准备

彩球若干。

游戏步骤

1. 把彩球拿到床上，放在宝宝抬脚可触碰的范围内。

2. 轻轻抓住宝宝的一只小脚丫，抬起来，踢一下彩球，对宝宝说："小淘气，踢球球，球球撞到脚丫上。哎哟，哎哟！"

3. 宝宝踢到球后，妈妈要给宝宝以鼓励。

4. 让宝宝左右脚轮流踢，也可以让宝宝的两只脚同时踢，球的大小也可以选不同的。

对宝宝的益处

引导宝宝不断地抬起小脚丫去触碰球，不仅可以使宝宝的触感更敏锐，还能促进宝宝腿部肌肉和骨骼的发育。

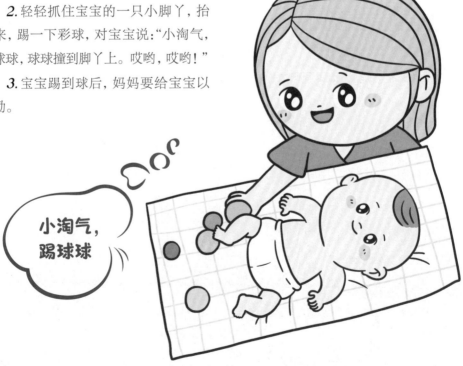

小淘气，
踢球球

小鼓咚咚响

宝宝虽然还不会说话，但爱听小鼓咚咚响，有时候还会用奶声奶气的"啊"来回应小鼓呢，也许这就是宝宝在表示开心。

游戏准备

拨浪鼓一个(其他易抓握的敲击玩具亦可)。

游戏步骤

1. 在宝宝面前拿起拨浪鼓，轻轻摇晃几下，使拨浪鼓发出"咚咚"的声响，吸引宝宝的注意。

2. 拿起宝宝的小手，帮助宝宝抓握住拨浪鼓，一边摇晃，一边说："拨浪鼓，咚咚响，宝宝敲，宝宝笑。"妈妈说到"咚咚响"的时候，轻轻摇晃拨浪鼓；说到"宝宝敲，宝宝笑"时，要注视着宝宝，逗宝宝笑。

对宝宝的益处

这个游戏可以锻炼宝宝手指及手腕的活动能力，同时还可以帮助宝宝感受声音的节奏。

锻炼抓握能力和听觉能力：宝宝的手指越来越有劲，听觉也越来越好，妈妈可以换不同种的摇铃给宝宝，一边锻炼抓握，一边聆听不同的声音。

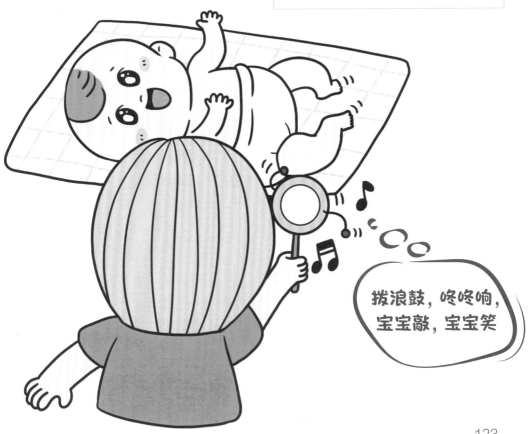

拨浪鼓，咚咚响，宝宝敲，宝宝笑

宝宝的生长发育

到了本周，宝宝身体的各项发育情况较之新生儿期有了很大的改善。尤其是在视力、听力还有运动能力方面更是让人感叹宝宝成长发育简直一天一个样。当然，这一切都离不开父母的辛勤付出。

⚙ 体重增加1~2千克

发育正常的宝宝，此时的体重比出生时增加2千克左右，身长增长8厘米左右。现在宝宝每天清醒的时间有6~8小时，每天能睡16~18小时。

满 2 个月宝宝体格发育表

满 2 个月	体重 / 千克	身长 / 厘米	头围 / 厘米
男宝宝	5.68	58.7	38.9
女宝宝	5.21	57.4	38.0

⚙ 张开小手会握东西

现在一天大部分的时间里，宝宝已经能够张开小手了。在此之前，宝宝伸手抓东西的动作基本是出于本能，即便想松开，也做不到。虽然现在宝宝还不能真正去抓东西，但是已经能握住放在手中的物品了。

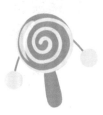

⚙ 能盯着物体看一会儿

在新生儿期，宝宝的双眼就会持续追随某一物体，但最多只能盯着看一小会儿。而现在，宝宝能更自如地盯着移动的物体看了。妈妈也可以跟宝宝玩对视游戏，把自己的脸靠近宝宝的脸，再慢慢地左右移动，通常宝宝的眼睛会盯着妈妈的眼睛看。

除此之外，宝宝还喜欢看彩色的图画，看到喜欢的图画时会笑，挥动双手想要去摸。而如果看到不熟悉的图画，也会因为新奇而长久注视。

特别关注

本周需要注意的是及时带宝宝去社区医院接种疫苗。接种疫苗是预防、控制传染病发生、流行最为有效的措施。目前我国应用的疫苗分为一类疫苗和二类疫苗。一类疫苗是计划免疫类疫苗，二类疫苗是计划免疫外疫苗。

☺ 第1次接种脊髓灰质炎疫苗

脊髓灰质炎俗称"小儿麻痹症"，是由脊髓灰质炎病毒侵入血液循环系统而引起的急性病毒性传染病。2月龄的宝宝应该接种脊髓灰质炎疫苗，关于这个疫苗，可以有两种选择，一种是注射疫苗（IPV），另一种是口服疫苗（OPV）。注射疫苗与口服疫苗的免疫效果是相当的。另外，父母还可以选择给宝宝接种五联疫苗（预防白喉、百日咳、破伤风、脊髓灰质炎及B型流感嗜血杆菌的疫苗）。

☺ 轮状病毒疫苗

轮状病毒肠炎的发病率仅次于呼吸道感染，严重时可以引起重度脱水、抽搐、休克，甚至死亡。轮状病毒疫苗属于二类疫苗，可以预防轮状病毒引起的腹泻，主要接种对象为2月龄至3岁的宝宝。及时接种轮状病毒疫苗，可以减少感染风险，是非常有必要的。

☺ 13价肺炎疫苗

13价肺炎疫苗主要是用来预防肺炎链球菌感染，因为肺炎链球菌除了可以导致肺炎以外，还可以引发脑膜炎、中耳炎、败血症等。接种后可以预防肺炎链球菌引起的重症感染，给宝宝长期的保护。

13价肺炎疫苗属于二类疫苗，是按自费、自愿的原则进行接种的，主要接种对象是6周龄至15个月的宝宝。

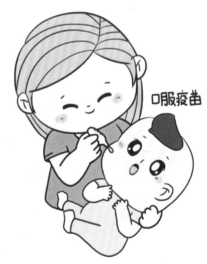

目前比较常用的疫苗接种方式分为注射（占大多数）和口服两种。虽然疫苗的给药形式不同，但效果其实都差不多，爸爸妈妈不必纠结。

母乳喂养

有些妈妈很想母乳喂养，可是到了本周奶水依旧很少，心里就很着急。其实，绝大多数妈妈都有能力哺乳，调整好心情，适当锻炼，在保持营养均衡的基础上多吃富含蛋白质的食物，就可以提高母乳的质和量，满足宝宝的营养所需。

☺ 优质蛋白质有助泌乳

产后乳汁的多少，既受激素的限制，又受乳房组织本身发育情况的影响。此外，想要维持足够的奶量，妈妈还应该适当多吃一些富含蛋白质的食物，如瘦肉、鸡蛋等，另外还要多喝汤水。

☺ 每天喝6~8杯水

妈妈每次喂奶前，可以先喝一杯水，有助于乳汁充盈，避免自身缺水，而且每天要喝6~8杯水来促进乳汁的分泌。中国营养学会推荐哺乳妈妈每天要补充2100毫升水，以没有口渴感为准。哺乳妈妈如果排尿少且颜色深黄，表明体内水分不足。白开水是补水的最佳选择。

☺ 每天至少吃6种食物

哺乳妈妈得随时注意自己的饮食，母乳的营养素含量与妈妈的膳食有很大关系。建议哺乳期的妈妈每天至少吃6种食物，以保证营养的均衡。每个妈妈的乳汁中营养素含量不尽相同，但母乳的营养成分比配方奶好，这是无可争辩的事实。

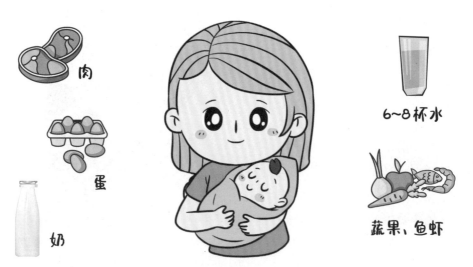

肉

蛋

奶

6~8杯水

蔬果、鱼虾

保证营养均衡，适当多喝水，妈妈自然会分泌出高质量的乳汁。

混合喂养

本周宝宝的吃奶量有所增加，混合喂养比较灵活多变，能够有效解决母乳不够吃等问题，但要切记让宝宝多吮吸母乳，不要轻易放弃母乳喂养。配方奶辅助喂养，爸爸妈妈除了要掌握冲奶的正确方法，还要知道保存奶粉的正确方法。

◎ 奶粉开盖后1个月内用完

配方奶粉包装上印有保质期，但这个期限仅针对未打开的配方奶粉而言。配方奶粉一旦打开，保质期就会大大缩短。目前市售的配方奶粉大多都会注明，打开后需在3~4周内用完，这是因为配方奶粉中添加了多种活性物质，潮湿、污染、细菌等都会影响奶粉的质量。另外，如果宝宝对配方奶粉需求量较小，可选择独立袋装或小罐装，以免保存不当造成浪费。

◎ 奶粉量勺不要放回罐子里

◎罐装配方奶粉取用后要扣紧盖子，袋装配方奶要用封口夹封严袋口。

◎不要用潮湿的量勺取用配方奶，必须晾干后再使用。

◎量勺使用完毕，不要直接放在奶粉罐里，最好单独存放，并定期清洗。

◎冲奶前，洗净双手，避免手上的细菌和病毒通过奶粉传给宝宝。

◎ 奶粉不要放在冰箱中保存

每次取完配方奶粉后，要将盖子盖好或将袋口封好，放在阴凉通风的地方，即使到了夏天，也不要放在冰箱里。因为冰箱里空气潮湿，开罐后的配方奶容易吸潮，出现结块变质。另外，冰箱也不是无菌箱，里面同样会有不少的细菌，会通过罐口的缝隙来污染配方奶粉。

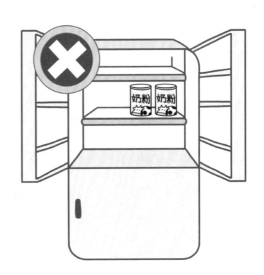

人工喂养

对人工喂养的宝宝来说，奶瓶是每天都要接触的东西，看到它就意味着到"饭点"了。而且配方奶是通过奶瓶直接进入宝宝的肚子里，所以奶瓶一定要洗干净并做好消毒工作。

不需要用奶瓶清洗剂

奶瓶清洗剂里面可能含有化学物质，如果冲洗不干净，对宝宝的健康会有一定的损害。因此，在洗奶瓶的时候最好不要使用奶瓶清洗剂。宝宝喝完奶后，爸爸妈妈要立刻冲洗奶瓶，这样奶脂残留不会变干、变硬，很容易就冲掉了。

不要忘了清洗奶嘴

先将剩余奶液倒掉，奶瓶加水先冲刷一遍，然后用奶瓶刷将底部不容易清除的奶脂残留刷洗干净，再用水冲干净即可。需要注意的是，别忘了清洗奶嘴内侧，用奶嘴刷将一些边边角角刷洗一遍，注意清洗奶嘴开孔处时不要太用力，以免奶嘴孔裂开。

妈妈可以对比下蒸汽和微波功能，然后根据喜好购买一个专用的奶瓶消毒器具。

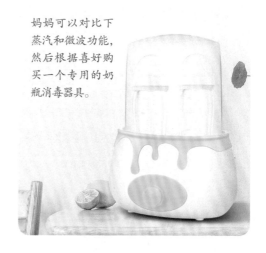

奶具每天要消毒

此时的宝宝虽然有一定的免疫力，但对细菌的抵抗力还很弱，因此爸爸妈妈要特别注意奶具的消毒。可以选择专业的奶瓶消毒器具，原理就是使用煮沸、高温的方法来进行消毒。奶瓶洗净消毒后，倒扣在奶瓶架子上晾干即可。切记奶瓶口朝上，以防落入灰尘。

有一些妈妈给宝宝冲奶时，总是先倒点水涮一涮奶瓶，其实这样做并不好。如果奶瓶干爽清洁就没必要再涮；如果有灰尘或污渍，涮也涮不干净，必须重新清洁消毒。

日常护理

即便是已经满月的宝宝，每天仍有16~18个小时是在睡眠中度过的，但千万不要因此忽略对宝宝眼睛的呵护。在日常生活中，爸爸妈妈要注意以下3点，呵护宝宝娇嫩的眼睛。

手动关闭闪光灯

爸爸妈妈和其他家人总想记录下宝宝的每个珍贵瞬间，于是手机、相机齐上阵，甚至会请外面的摄影师来家里给宝宝拍照，这种做法其实有隐患。

如果拍照时使用了闪光灯，这种强刺激会对小月龄宝宝的视网膜造成冲击，甚至可能破坏视网膜神经细胞。因此，爸爸妈妈要手动关闭所有照相模式下的闪光灯，尽量在自然光线下给宝宝拍照，同时也要提醒家人和摄影师。

禁用灯暖型浴霸

灯暖型浴霸多采用硬质石英防爆灯泡，灯泡发出的强光会损伤宝宝视力，特别是宝宝洗澡时仰面望向天花板，直视浴霸灯泡，光线对眼睛造成的伤害更大。

因此，为了保护宝宝的眼睛，给宝宝洗澡时不要使用灯暖浴霸。如果要调节浴室温度，可在洗澡前打开浴霸加热，洗澡时关掉，也可改用风暖浴霸。

夜间不用照明灯

小月龄宝宝夜间醒来次数比较多，为了随时照看宝宝，有的父母会一直开着壁灯、台灯，这些都会危害宝宝视力。调查显示，睡在光线较强的照明灯下的宝宝，患近视的概率明显增高。

照明灯不仅不能彻夜开，喂夜奶时也尽量不要使用，因为突然的强光会伤害宝宝的眼睛，还会对宝宝再次入睡造成障碍。夜间给宝宝喂奶、换尿布时，可以使用小夜灯作为照明工具。

给宝宝拍照，一定要手动关闭手机、照相机的自动闪光功能，否则瞬间的强光会损伤宝宝的眼睛。

疾病护理

宝宝生病是最让爸爸妈妈揪心的事。掌握给宝宝正确用药的方法，才能快速、有效地减轻宝宝的症状。爸爸妈妈注意，尽量遵循"能吃药时就不打针，能打针时就不输液"的原则。但切记，宝宝使用药物有严格的注意事项，一定要遵医嘱。

不可滥用解热镇痛药和抗生素

不能给宝宝随意用药，尤其是解热镇痛药和抗生素。一旦使用，也必须经医生严格指导，退热药不可过量，用药时间不可过长。而且宝宝不能减半或减量使用大人的药物，因为宝宝对药物的吸收、代谢与成人大不相同，毕竟宝宝不是缩小版的成人。

不要用配方奶服用药物

一般不建议将药物放入配方奶中一起服用。因为配方奶会降低某些药物的治疗效果，而且生病中的宝宝食欲不佳，万一配方奶没有喝完，父母无法确定宝宝喝下的药物剂量是否足够。以白开水配服药品是最好、最安全的选择。

如有副作用，立即停药并咨询医生

药物大多有副作用，如果宝宝吃药有任何异常反应，要立即停药并咨询医生。爸爸妈妈必须记录下药物名称、使用的剂量及宝宝的不良反应，并在每次就医时主动告知，以免宝宝再次受到伤害。

➕ 医生叮咛

怎样给宝宝喂药

按医嘱，用温开水把药物调匀，将药水放入勺内，注意不要加太多水，能溶解药即可。喂药时将小宝宝抱于怀中，托起头部呈半卧位。用左手拇指和食指轻捏宝宝双侧脸颊，迫使宝宝张嘴，然后用小勺将药物慢慢喂入宝宝的嘴里。

给宝宝喂药时，不要从中间沿着舌头喂，可从嘴角处喂入。

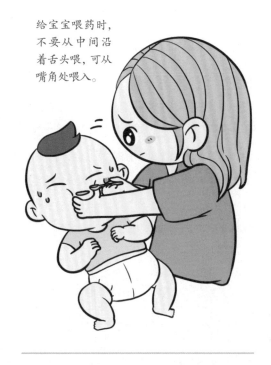

早教游戏和性格培养

本周的宝宝已经耐不住寂寞，开始主动伸出小手小脚向妈妈打招呼啦。妈妈可不要吝惜自己的目光，要用语言或玩具逗笑宝宝，或轻轻地挠挠宝宝的小肚皮，这会引起宝宝继续挥手蹬脚。这种条件反射是有益的，会帮助宝宝尝试多种肢体动作。

小小舞蹈家

让宝宝的小手小脚随着音乐的节奏不断晃动，并且告诉宝宝这是在跳舞，不仅能让宝宝全身得到运动，还有利于宝宝的听觉发展。但注意不要给宝宝听立体声音乐，因为立体声进入耳道后，没有缓和与回旋的余地，会直接刺激宝宝的听觉器官，对宝宝的听力造成一定的损伤。

游戏准备

选择节奏感稍强的音乐。

游戏步骤

1. 在宝宝清醒的时候播放乐曲，吸引宝宝注意。妈妈跟着节奏轻轻哼唱旋律，并在宝宝面前举起双手，随着节奏摆动。

2. 慢慢举起宝宝的小手或小脚丫，随着节奏摆动。播放音乐的时间不要过长，一般3~5分钟即可，防止宝宝疲劳。

对宝宝的益处

反复锻炼宝宝的四肢，能增强四肢肌肉的力量及弹性，为他（她）翻身和爬行做准备。丰富多彩的音乐活动，能使宝宝的听觉得到发展，为之后开发语言能力打下基础。

满2个月宝宝能做什么

身体动作发展	俯卧时头抬起来，与床面成45°。扶坐时头能一晃一晃竖起来。手大部分时间握拳，手指有时会伸展，可以被动抓握。
社会性及情感发展	以微笑来表示应答。喜欢有人跟自己玩。
语言发展	用不同的哭声表示不同的需要。高兴时可能会发出1个或2个单元音，如a、u。
认知发展	喜欢看活动的物体和熟悉的大人的脸。开始经常注视物体。对成人的说话声能做出反应。
习惯养成	睡眠时间比较长，每天可睡16~18个小时，但有规律。

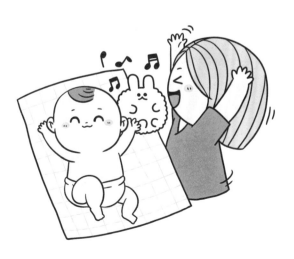

宝宝的生长发育

不知不觉宝宝已经出生2个月啦，妈妈是不是在一片忙乱中度过的呢？现在，宝宝的作息时间逐渐变得有规律了，这也让不少妈妈稍微感到轻松。宝宝是爸爸妈妈爱情的结晶，所以需要两个人都多花些时间来照顾，与宝宝共同建立情感纽带。

后囟门大约已闭合

宝宝出生后，由于颅骨尚未发育完全而存在缝隙，在头顶和枕后会有两个没有颅骨覆盖的区域，称为前囟门和后囟门。宝宝1岁左右时，前囟门才完全闭合，而后囟门通常在6~8周时就已闭合，这时候的软骨已经变硬成为骨骼。

囟门是反映宝宝头部发育和身体健康的重要窗口，如果妈妈发现宝宝囟门有鼓起、凹陷、早闭、迟闭、过大或过小等异常情况，应及早就医。

能分辨熟悉的人的声音

宝宝的听力变得更加敏锐，能够分辨出所熟悉的人说话的声音了。妈妈可以观察一下宝宝听到声音后是怎样四处寻找声音发出的地方的。

爸爸妈妈多和宝宝说说话，能帮助宝宝培养方位感。妈妈在说话的时候，宝宝也许会着迷地看着妈妈的嘴，琢磨声音是怎么发出来的。

能看清1米以内的事物

宝宝已经不满足于看简单明亮的物体了，此时宝宝的视力也已发展到能看清1米以内的东西，能吸引宝宝的不再是黑白色块，宝宝更喜欢那些更为复杂、有更多细节的图案、色彩和形状。妈妈要为宝宝准备一些玩具，比如软球和毛绒玩具，让宝宝多看看、多摸摸这些小玩意儿。玩具不能太大，不能有丝带、纽扣等太多小零件，以保证宝宝不会发生缠绕、吞咽异物等意外。

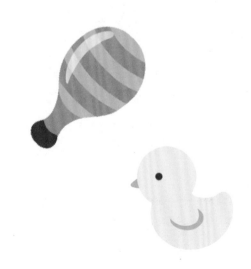

特别关注

小婴儿正确的生活方式是"平躺着睡觉，趴着玩"。由于宝宝睡眠时间很长，所以要防止宝宝把头睡偏了。另外，这个时候，宝宝对妈妈的依恋也日渐加深，妈妈应适当关注宝宝的小情绪。

🍪 防止睡偏头

宝宝出生后，头颅正常都是对称的，但由于婴儿骨质密度低，骨骼发育又快，所以极易受外界条件的影响。如果宝宝的头总侧向一边，就容易出现头颅不对称的现象。但一般都会在1岁以内得到自然纠正，妈妈要注意给宝宝补充维生素D，预防颅骨软化。宝宝清醒的时候，多让他（她）趴着玩，也有利于颅骨正常发育。

🍪 防止踢被子

宝宝腿部变得越来越有力了，开始喜欢乱踢被子，常常是妈妈刚给盖上，宝宝立刻就给踢掉了。遇到这种情形，妈妈要注意宝宝是不是热了，盖得太多了。摸着宝宝的前胸后背暖暖的，手脚偏凉一点，这是宝宝比较舒服的温度。被子可以盖到脚以上，注意保护好小肚子就可以了。

🍪 关注宝宝的情绪

宝宝对妈妈的依恋日渐加深，看到妈妈会很开心，有的宝宝会哭闹着要妈妈抱，妈妈要注意这些小情绪，不要不管不顾宝宝的情绪，也不要但凡哭闹就给宝宝喂奶。宝宝哭闹的原因有很多种，妈妈要仔细观察，宝宝保持好的心情很重要，偶尔哭一会儿也没问题，它有利于增加肺活量。

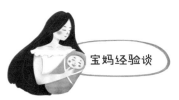

宝妈经验谈

宝宝清醒时多和他（她）玩耍

这个阶段的宝宝会在短时间内保持安静和清醒，这是宝宝学习的大好时机。要利用宝宝安静的时光，更好地亲近宝宝——陪宝宝说说话、唱唱歌、逗逗笑、玩玩玩具。不要认为宝宝什么都不懂，做什么都是白做，现在教给宝宝的，将会存储到宝宝记忆的最深处。

母乳喂养

母乳喂养不易计算奶量，建议每天哺喂5~6次，夜奶尽量减少。妈妈的饮食中除了要有丰富的钙和蛋白质，还要保证充足的维生素和矿物质。而且，妈妈在哺乳期间养成的健康饮食习惯，也将为自己今后的健康奠定坚实的基础。

☺ 哺乳期禁止饮酒

关于啤酒或某些含酒精的食物（如米酒）可以增加母乳量的说法是不科学的。事实上，饮酒反而会减少母乳的分泌，而且酒精可以进入乳腺，改变乳汁的味道，导致宝宝拒乳。宝宝喝了含有酒精的母乳，有可能会心跳加快、皮肤发红、酒精过敏，甚至影响中枢神经发育。

☺ 咖啡一天不超过3杯

在哺乳期间，妈妈饮用咖啡、茶等含咖啡因的饮料要适度，少吃些巧克力是可以的。母乳中通常只含有摄入咖啡因量的1%，如果哺乳妈妈一天喝的咖啡少于3杯（1杯约50毫升），在宝宝的尿中几乎检测不到咖啡因；如果一天喝超过5杯，因为摄入的咖啡因过多，宝宝通过乳汁摄入后，容易出现兴奋、烦躁的状态。

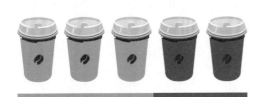

哺乳妈妈一天喝的咖啡要少于3杯。

☺ 多食用鲑鱼、鳕鱼等含汞少的鱼

鱼类是非常好的营养来源，母乳喂养的妈妈尤其要注意选择质量有保证的鱼类。现在含汞的鱼类越来越多，妈妈摄入过多的汞，会影响宝宝神经系统的发育。

龙利鱼、鲑鱼、
鳕鱼、罗非鱼
等汞含量低

鱼类和贝壳类，每周摄入量不超过170克。

含汞较高的鱼类有箭鱼、青花鱼、白鲑鱼、大目金枪鱼等。含汞低的鱼，建议每周食用2次即可，比如龙利鱼、鲑鱼、鳕鱼、罗非鱼等。如果不能确定鱼肉中的汞含量，那么要控制每周鱼类和贝壳类的摄入量不超过170克。

混合喂养

在妈妈奶水不足的时候，混合喂养可以保证宝宝摄入足够的奶量。妈妈可以依据生长曲线来监测宝宝的体重，只要在正常范围内，喂养就是成功的。

☺ 可以喝其他妈妈的母乳

一般情况下，对方的宝宝应与自己的宝宝差不多大，这样母乳的成分就会符合宝宝的需求。哺喂宝宝之前，一定要确认对方妈妈的身体健康状况，是否患有传染性疾病，这是判断能否"借奶"最重要的标准。只要对方妈妈心里不排斥，自己的宝宝不拒绝，哺喂后没有不适症状，生长发育也很正常，就说明"借"来的母乳是适合宝宝的。

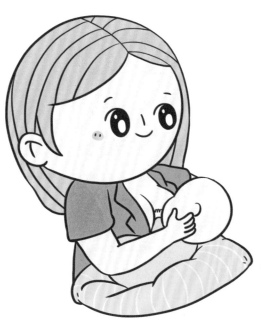

☺ 负面情绪会使乳汁减少

妈妈一定要保持情绪稳定，精神愉悦。古人讲"七情过度，则乳汁不畅"。任何精神因素的刺激都会影响泌乳素的分泌，使乳汁减少。特别是年轻妈妈，在哺乳期内面对宝宝的哭闹、疾病等，精神紧绷，情绪不畅，易导致奶水不足，宝宝因为吃不饱则会更加哭闹。因此，妈妈要对哺乳期内的情绪管理重视起来。

☺ 发育良好，少喝点母乳真没事

带满月的宝宝到医院体检，如果体重不达标，医生就会建议让宝宝喝配方奶。反之，只要宝宝体重达标，就说明喂养方式得当，妈妈不用过分纠结宝宝多喝了或者少喝了几口母乳。妈妈如果过分执着于母乳喂养，而自己又乳汁分泌不足，经过长时间哺喂后，宝宝还是哭闹不止，到最后妈妈反而不再相信自己可以喂饱宝宝，转而更依赖配方奶粉。

混合喂养的妈妈想要实现母乳喂养，还有一种方法，就是借母乳。但要提前确认对方妈妈的身体情况，做好风险评估。

135

人工喂养

老一辈的人会传下来很多喂养宝宝的知识和心得，比如喝奶粉的宝宝容易上火、便秘、眼屎多，需要喂一点别的东西帮助降火。但事实是，过去奶粉生产技术较落后，现在的配方奶粉完全能够满足宝宝的需求。

◉ 不需要给宝宝喂水

对宝宝来说，只要按需喂养，正常情况下不存在缺水的问题。所以无论是喂母乳还是喂奶粉，都不主张给宝宝额外补充水分。母乳中90%都是水分，配方奶中75%以上也是水分。不要偏听偏信"喝配方奶容易便秘，要多喂水"这种错误的说法，过量喝水则会增加宝宝肾脏的负担。但如果有特殊情况，如天气干燥炎热，孩子出汗多，或宝宝发热、喘息、痰多时，可少量喝水。

◉ 不能给宝宝喂鲜牛奶

虽然鲜牛奶含有丰富的钙，是很好的乳品，但不适宜喂养宝宝，因为宝宝很难消化。鲜牛奶中的蛋白质含量比母乳高出约3倍，但其中有80%是酪蛋白。酪蛋白在胃中遇到酸性的胃液后，很容易结成较大的乳凝块。鲜牛奶中大量的钙，也会使酪蛋白沉淀，不利于宝宝消化吸收。因此，千万不要给宝宝喂鲜牛奶。

◉ 不要在奶粉中加糖

许多老一辈的人认为喝奶粉的宝宝容易上火，所以总是要在冲奶粉时加一些糖"败火"。有的甚至每添一勺奶粉就要配一勺糖，这种做法是不对的。配方奶粉中已经含有适量的糖，冲调时并不需要另外加糖。如果加糖过多，会导致营养搭配不合理，造成宝宝体内高糖，容易导致宝宝肥胖。

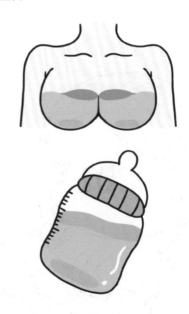

母乳和配方奶含水量达75%~90%，所以无论是母乳喂养还是人工喂养，都不主张给宝宝额外补充水分。

日常护理

出生后的两三个月，正是宝宝肉乎乎的时候，但这时出现的皮肤问题也不少，爸爸妈妈一定要加强护理。要特别关注"淹脖子"现象，因为红、肿等现象会被皮肤褶皱遮盖，藏在脖子看不见的地方。

☺ 警惕"淹脖子"

这时候的宝宝脖子较短，且皮褶层叠，皱褶间的皮肤相互摩擦，加上皱褶内空气流通不畅，使得汗液、流入的口水和奶液等无法蒸发，积存下来对颈部皮肤形成刺激，引起皮褶内皮肤发红、肿胀甚至破溃，伴有腐臭味，这就是"淹脖子"。淹脖子若比较严重，宝宝会感觉疼痛，所以应注意预防。

✚ 医生叮咛

别乱涂护肤品

如果宝宝脖颈处的皮肤已经发红、溃烂，千万不要用痱子粉或其他护肤品涂抹，以免引发感染。爸爸妈妈应及时带宝宝就医，在医生的指导下使用专业药膏涂抹治疗。

☺ 保持宝宝颈部干净、清洁

预防"淹脖子"总的原则是，保持宝宝颈部皱褶处皮肤干爽、清洁。天气炎热，宝宝容易出汗，如发现乳汁或口水流入脖子皱褶中，要及时清洁，防止其淤积在皱褶内。清洁时，先轻柔地将宝宝颈部的皱褶扒开，用纱布巾蘸温水将里面乳白色奶酪样的膜轻轻擦去，再用干纱布巾蘸干，保持皮肤干爽。另外，在宝宝清醒时要鼓励他（她）多趴卧。宝宝趴卧，尤其是能够主动抬头时，颈部的皱褶会舒展开，有利于空气流动、保持干燥。

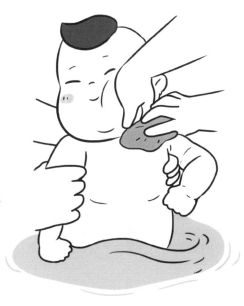

洗澡时，妈妈不要忘记清洗宝宝脖子褶皱处。洗完后擦干，如皮肤没有破溃，涂点温和的护肤品。

睡眠习惯

宝宝的睡姿各种各样，有些喜欢仰睡，有些喜欢侧睡，有些则更中意趴着睡。但宝宝最安全的睡觉姿势是仰睡，不推荐侧睡和趴着睡，有可能引起婴儿猝死综合征。统计数据显示，绝大部分婴儿猝死是发生在睡眠中。

⊙ 仰睡是最安全的睡姿

平躺在床上有利于宝宝肌肉放松，手脚自如活动，方便爸爸妈妈直接、清晰地观察宝宝的表情变化。如果宝宝吐奶，也能够及时发现、及时处理。但如果爸爸妈妈不能及时帮助宝宝调整头部位置，可能会影响宝宝的头形。仰睡可以选择侧头，每2个小时将宝宝的头换一次方向，这样不仅可以预防偏头，还可以让宝宝头型更好看。

⊙ 严重胃食管反流才建议侧睡

侧睡可以减少咽喉分泌物滞留，让宝宝呼吸道更加通畅。如果发生吐奶，呕吐物也会从宝宝嘴角流出，不会引起窒息。但只建议胃食管反流严重的宝宝采用侧睡姿势，正常宝宝还是要仰睡。爸爸妈妈要注意，如果宝宝长期向一个方向侧躺，头型和脸型容易受到影响。

⊙ 任何年龄都不推荐趴着睡

宝宝年龄越小，发生婴儿猝死综合征的风险越高。大宝宝虽然发生婴儿猝死综合征的风险小，但仍有危险。笔者曾经遇到一个病例，7个月的宝宝趴着睡，早上爸爸妈妈起来一看，宝宝已经没有呼吸了。另外，宝宝趴睡还容易吸入床上的粉尘，增加患鼻炎的风险。

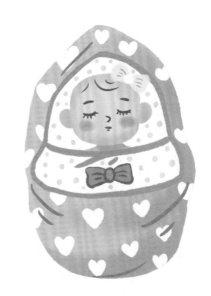

疾病护理

经常有爸爸妈妈问："宝宝不补钙会得佝偻病吗？"佝偻病的全称是"维生素D缺乏性佝偻病"，是由维生素D缺乏导致的钙吸收不良而引发的骨骼发育异常。所以说，不管给宝宝补多少钙，如果没有维生素D的帮助，宝宝都可能处于缺钙的状态。

☺ 宝宝多汗、爱哭，警惕佝偻病

宝宝如患佝偻病，早期可出现神经精神症状，如易受惊、爱哭闹、睡眠不安、多汗等。如不及时治疗，可引起骨骼及肌肉病变，以后可出现"方头""肋串珠""鸡胸"等。宝宝学步后会出现O形、X形腿，囟门闭合延迟，还可能会影响宝宝的记忆力和理解力等。当宝宝出现多汗、睡眠不安等表现时就要及早诊治，不然可能留下后遗症，不要等出现骨骼变化时才引起重视。

☺ 缺钙的实质是缺维生素D

一般食物及配方奶中所含的钙是能够满足身体需要的，但是必须有足够的维生素D，钙的吸收效率才能提高。

有些宝宝刚入睡时出汗较多，是自主神经还不稳定造成的；有些宝宝出现枕秃是生理性多汗、头部与枕头经常摩擦形成的。这两种现象不属于佝偻病，妈妈要学会区分。

☺ 母乳喂养可预防佝偻病

虽然现在生活水平提高了，但佝偻病的现象仍时有发生，妈妈首先要做的就是坚持母乳喂养，虽然母乳中钙、磷含量较低，但比例适当，有利于宝宝的吸收。同时，哺乳妈妈也要注意补充维生素D。

➕ 医生叮咛

多进行户外活动

多进行户外活动、多晒太阳是简单有效的补充维生素D的方法。太阳中的紫外线可以使人体皮下组织中的7-脱氢胆固醇转变成维生素D，促进钙的吸收。因此，哺乳妈妈和宝宝都应经常晒太阳，但要注意不要在烈日下晒，而且时间不宜过长，每次几分钟即可。

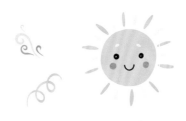

早教游戏与性格培养

这时候的宝宝是用感知、触摸、微笑和品尝来了解世界的。宝宝喜欢有人逗自己玩，看到什么东西还想用小手摸一摸，盯着看一会儿；喜欢妈妈唱歌给自己听，会对有趣的景象感到惊奇，有时还会以一种可爱甜蜜的微笑来回应大人。

☺ 听听节拍歌

宝宝睡眠时间在减少，醒来时会聆听各种声音。此时欢快的音乐节奏是宝宝乐于听到的，对宝宝的神经感应能力发展有良好的作用。如果宝宝不喜欢听某种音乐，如过于激昂的音乐，就要及时换掉。

游戏准备

宝宝精神状态良好时。

游戏步骤

1. 放一段节奏感很强的音乐，妈妈用拨浪鼓或自己的双手击打出歌的节拍。

2. 试着给宝宝播放不同的歌曲，快的、慢的、激昂的、柔和的，并打出不同的节拍给宝宝听。一段时间以后，宝宝会分辨出歌曲中节奏的明显变化。

对宝宝的益处

适当的音乐不仅可以促进大脑思维能力的发展，还能使宝宝的语言智能得到启发。

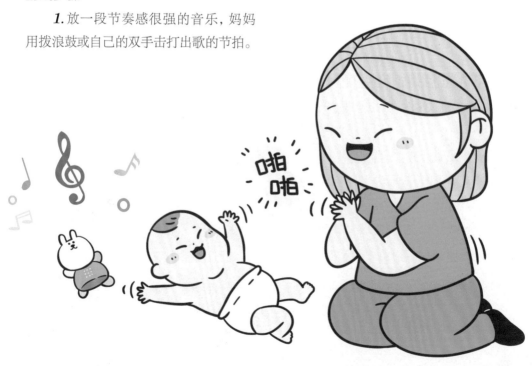

🐛 虫虫，虫虫飞

2~3个月的时候，宝宝的小眼睛更灵活了，能够很自然地对妈妈或感兴趣的物体进行"盯梢"。凭借脖子和眼睛的转动，视力发育良好的宝宝追视范围可达到180°。玩具可以是各种造型的小动物，游戏的儿歌也可以改成"章鱼，章鱼游""小鸟，小鸟飞"等，强化宝宝对事物的认知。

游戏准备

宝宝精神状态良好时，躺在床上。

游戏步骤

1. 让宝宝平躺在床上，妈妈拿着一个昆虫玩具。

2. 妈妈站在宝宝床边，在宝宝眼前慢慢晃动手中的玩具，以引起宝宝的注意。一边摇动玩具，一边说："虫虫，虫虫飞。"

3. 当吸引到宝宝的注意力时，妈妈的手向左边移动，并观察宝宝的眼睛是否跟着移动；妈妈再将手移到右边，观察宝宝的眼睛是否也跟着动。

对宝宝的益处

这个游戏可以促进宝宝视觉神经的发育，让眼睛更灵活；还可以引导宝宝扭动脖子，让宝宝颈部的肌肉得到锻炼。

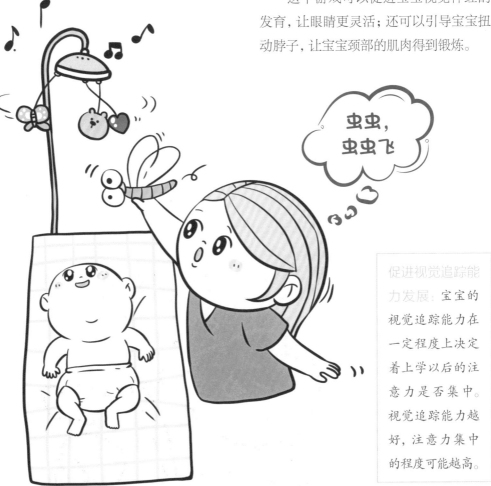

虫虫，
虫虫飞

促进视觉追踪能力发展：宝宝的视觉追踪能力在一定程度上决定着上学以后的注意力是否集中。视觉追踪能力越好，注意力集中的程度可能越高。

宝宝的生长发育

这个时期的宝宝，身体协调能力正在逐渐发育，不仅能俯卧的时候抬起头，还可能在仰卧时做踩脚踏车的动作来移动身体。不过这时候的运动还只是出于本能，而这种"滚"的模式一旦开启，小家伙就越来越好动了。

发出各种不同的声音

现在，妈妈可能会听到宝宝发出各种不同的声音，比如尖叫声，"咕噜""咯咯"的笑声等。宝宝情绪越好，发音就会越多。当妈妈对宝宝说话，宝宝也会模仿妈妈咿呀学语。这个时候的宝宝，除了听觉，嗅觉也会有很大的进步，会有意回避难闻的气味。

视力出现大飞跃

到了本周，宝宝的视力会出现一个巨大的飞跃，能够分辨出多种不同的颜色。妈妈可以给宝宝准备红色、黄色、绿色、橙色、蓝色的玩具和物品，多多锻炼宝宝分辨颜色的能力。

宝宝会"摇滚"了

宝宝开始学习"摇滚"了，不过，现在可能还只会"滚"。这个阶段，有些宝宝可能已经会从侧卧翻到仰卧，再从仰卧翻到侧卧，也就是翻半个身子。但要完整地翻过身来，恐怕还要再等1个月左右，因为宝宝需要更强壮的颈部支撑和手臂肌肉才能完成这个"高难度"的动作。

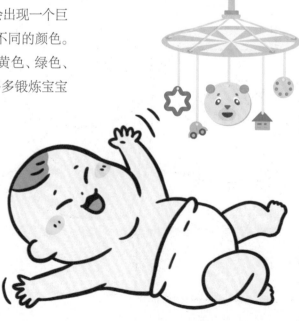

看到感兴趣的事物，宝宝摇摇滚滚，说不定就能侧过身子给妈妈一个惊喜。

特别关注

宝宝的运动能力日渐增强，例如在给宝宝换纸尿裤的时候，父母的手一定不要离开宝宝，以免宝宝从高处滚落。另外，在无人照看的情况下，不要把宝宝一个人放在床上或其他高台面上。带宝宝出去玩的时候，也要格外注意安全。

☺ 防止意外摔伤

这个月的宝宝虽然还不会爬，独立翻身也不是很好，但宝宝已经可以移动身体了，妈妈要预防宝宝从床上摔下来。而且宝宝的生长发育很快，运动能力越来越强，不知道哪一天宝宝就突然会翻身了，而且翻得很快。宝宝最重要的身体部位是头部，一旦跌落，基本都是头朝下先着地，非常危险。

宝宝睡觉时可以放在小床里，床架适度拉高。宝宝在大床上玩的时候，妈妈的视线不能离开。如果宝宝在大床上睡觉，就需要装上床围。

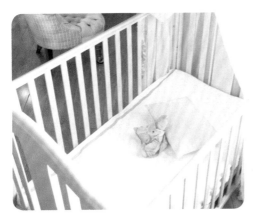

☺ 生长速度可能会减慢

这个时期，有的宝宝会出现生长缓慢的情况。这样的宝宝大多胃口小，吃奶费劲，总是被妈妈强迫着吃奶，但精神不错，睡眠也还可以。

有的宝宝胃口非常好，喜欢大口大口地吃奶，不过吐奶的情况比较严重。还有的宝宝吃奶好，精神也好，非常好动，给妈妈的印象是整天不闲着，精力旺盛。由于体力消耗大，因此也会出现生长缓慢的情况。但多数只表现为体重增长稍微缓慢，身高增长速度还是正常的。

☺ 多出门接触新事物

多带宝宝参加户外活动，给宝宝接受阳光浴的同时，还能锻炼宝宝的社交能力，让宝宝见一见新环境、陌生人。不过，选择户外场地时，要选择安静舒适、环境优美、空气质量好的场所，如公园、广场。

有些床的护栏是可以打开的，方便父母抱出宝宝。家有这种床，更要格外注意安全，确保宝宝在床上的时候护栏是锁住不能打开的状态。

母乳喂养

妈妈在哺乳期间，由于体内泌乳激素大量增加，加之饮食的多样化，生活有规律，营养较均衡，每天适度锻炼，高质量的奶水会越来越多，因此妈妈遇到涨奶的情况也就不足为奇了。

☺ 涨奶是奶水堵塞了

涨奶时，妈妈的乳房会变得比平时硬挺，有胀痛、压痛甚至发热的感觉，看起来光滑，乳头也变得坚挺。发生涨奶是因为妈妈体内泌乳素大量增加，刺激乳汁的产生，并使乳腺管周围组织膨胀。这个时候如果宝宝吸吮不及时，或是吃奶不多，妈妈乳房里就容易出现肿胀的块状物。

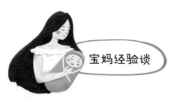

宝妈经验谈

冷敷可以缓解疼痛

涨奶时，先让宝宝吸吮或将奶水挤出后，再选择冷毛巾、冷藏的卷心菜、土豆片等冷敷乳房红肿疼痛的位置，缓解水肿。以土豆片为例，将土豆切成薄片，浸泡在水里，提前放在冰箱保鲜层备用。使用时将土豆片装进保鲜袋里，将其敷在乳房肿胀的位置上。每次冷敷20分钟左右，一天敷3~5次。一定注意避开乳头、乳晕，以免引发喷乳反射。

☺ 请有资质的通乳师

冷敷后，可以进一步按摩乳房。一般以双手托住单侧乳房，并从乳房底部交替按摩至乳头，将乳汁慢慢挤出。只有乳房变得较为柔软了，宝宝才容易含住乳头。如果需要请通乳师，一定要在医生评估指导下，选有资质的通乳师进行手法治疗，否则会有损伤乳腺管的风险。

☺ 避免长时间侧卧

妈妈生产后注意选择舒适的内衣，以棉质、有撑托性的为好。避免长时间侧卧，以免乳房受压，影响血液循环，加重涨奶。

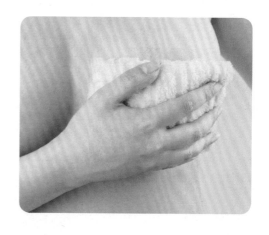

混合喂养

为了帮助妈妈延长哺乳时间，满足上班族妈妈兼顾母乳喂养和人工喂养的需要，以及其他家庭成员能参与进哺喂宝宝的行列中来，吸奶器便应运而生了。使用吸奶器的重点就是在使用前后都要进行消毒。

🌚 选择舒适安全的吸奶器

吸奶器适用于宝宝无法直接吸吮母乳，或妈妈的乳头发生问题，或妈妈坚持工作但仍希望母乳喂养等情况。吸奶器有电动和手动两种类型，有两侧乳房同时使用以及单侧分别使用的。实际使用时，只要挑选适合自身情况的就可以了。

🌚 吸奶器的按摩功能可促进泌乳

吸奶器的整体功能是模拟宝宝吸母乳时的节奏，当妈妈在挤奶时，吸奶器的花瓣会收缩，并轻柔地按摩乳晕及乳头四周，自然无痛地刺激乳腺分泌乳汁，而抽吸的力道可以依靠妈妈的舒适程度来调适。吸奶器可以直接将母乳快速地吸取到奶瓶中，方便妈妈储奶。即使妈妈必须回到工作岗位，不能亲自喂奶，其他家人也可以协助喂奶，宝宝就可以继续享用母乳了。

🌚 渐渐养成规律的喂奶时间

宝宝出生后的前3个月，妈妈要坚持按需哺乳的原则，只要宝宝想吃就可以喂。不过规律的作息和哺乳时间对妈妈和宝宝都有好处。宝宝睡觉的时候，哺乳妈妈也一起休息，不要玩手机，起床和睡觉的时间固定后，再固定规律的吃奶时间就是自然而然的一件事了。

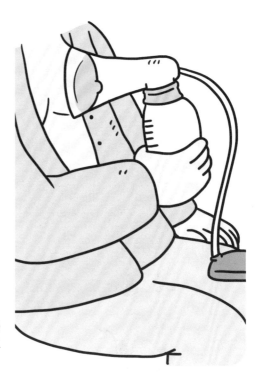

电动吸奶器不会刺痛乳房，妈妈可放心使用，每次需持续吸15~20分钟。

人工喂养

有的宝宝不愿意吃普通的奶粉，或者吃了容易过敏，这时爸爸妈妈就想尝试给宝宝喝高营养低致敏性的婴儿羊奶粉。那羊奶粉到底有哪些优缺点呢？

羊奶粉不一定比牛奶粉好

作为婴儿配方奶粉，配方羊奶粉和配方牛奶粉的营养价值是相当的。爸爸妈妈没有必要主观"过度引导"宝宝喝配方羊奶粉。

人乳、牛乳、羊乳营养成分对比

成分	人乳含量	牛乳含量	羊乳含量
水（克/100 克）	87.6	89.8	88.9
蛋白质（克/100 克）	1.3	3.0	1.3
乳糖（克/100 克）	7.5	4.8	5.0
脂肪（克/100 克）	3.4	3.2	3.5
钙（毫克/100 克）	30.0	104.0	82.0
锌（毫克/100 克）	0.28	0.42	0.29
铁（毫克/100 克）	0.1	0.3	0.5
能量（千焦）	272	226	247

注：数据来自《中国食物成分表》第2版。

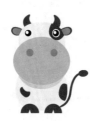

羊奶粉不利于B族维生素的吸收

羊奶粉的特点是与B族维生素不相容，所以长期食用羊奶粉会导致B族维生素难以被身体吸收，从而造成营养缺失。因此，长期喝羊奶粉的宝宝身体可能容易上火，眼睛也没有光泽，免疫力不如同龄喝牛奶粉的宝宝。所以不提倡宝宝长期喝羊奶粉，因为会降低宝宝的身体机能。

宝宝对牛奶蛋白过敏，也可能对羊奶蛋白过敏

有很多人说配方羊奶粉相比于配方牛奶粉不容易引起过敏，是一种合适的牛奶蛋白过敏替代品。实际上，牛奶蛋白和羊奶蛋白之间存在广泛的交叉反应，也就是说，喝牛奶配方奶过敏的宝宝也可能对羊奶配方奶过敏。因此，在确定宝宝对牛奶蛋白过敏后，还要仔细观察宝宝是否也对配方羊奶粉过敏。如果宝宝对配方羊奶粉也过敏，那么就需要在医生的指导下，选择深度水解配方奶粉或氨基酸配方粉。

日常护理

到了两个半月左右，宝宝就开始过着"垂涎三尺"的日子了，口水糊在脸上，很容易引起口水疹，又痒又疼。妈妈要经常轻轻蘸干宝宝的口周，但不能用力过度擦拭，以免弄疼宝宝稚嫩的皮肤。

宝宝开始流口水了

这一时期，妈妈会发现宝宝开始有流口水的征兆了，其实当宝宝还在子宫里的时候，唾液腺就开始工作了。刚出生的宝宝，由于中枢神经系统和唾液腺的功能尚未发育成熟，因此唾液分泌很少。但接近3个月时，宝宝的唾液分泌渐增，而个别宝宝唾液分泌能力较强，会出现流口水的情况。如果宝宝出现了口水疹，可以按照第119页的方法进行护理。

流口水并不代表要长牙

一般情况下，至少要再过2周宝宝才会长出牙齿。大多数宝宝在4~10个月之间会长出第1颗牙来。如果宝宝长牙早的话，可能在3个月大的时候，父母就能看到宝宝第1个白色的牙冠了，通常会是中间两颗下牙中的一颗。

睡觉时要解下围嘴

很多父母会从现在开始让宝宝一直戴着围嘴，以防流出来的口水把衣服弄脏。要特别注意的是，父母一定要在宝宝睡觉前把围嘴解下来，宝宝如果小手乱动，或是翻身压住了围嘴，就有可能不小心勒住自己，引发意外。

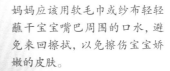

妈妈应该用软毛巾或纱布轻轻蘸干宝宝嘴巴周围的口水，避免来回擦拭，以免擦伤宝宝娇嫩的皮肤。

疾病护理

湿疹又称过敏性皮炎，是宝宝常见的慢性皮肤炎症，容易反复发作，这次好了，过不了几天又开始长"红点点"。60%以上的宝宝会在1岁前出现湿疹。湿疹没有传染性，轻微的湿疹往往有自愈性。

◎ 不同年龄湿疹发生部位不同

湿疹最常见的表现为干燥、发红、发痒的皮肤和皮疹，有些皮疹还会有液体渗出。湿疹可以遍布全身，也可以仅限于局部：婴儿湿疹主要出现在面部和头皮；幼儿及学龄前期儿童的湿疹主要集中在肘部和膝部的弯曲处；学龄期和青春期的湿疹经常在手部和脚部出现。

◎ 护理的关键是保湿止痒

皮肤保湿最重要。保湿是每天必做的事情。比如使用无香味的保湿霜，霜剂和油膏比乳液保湿效果好。宝宝洗完澡后，父母先轻柔地擦拭其皮肤，然后在潮湿的皮肤上涂保湿霜，每天至少涂1次。

避免刺激物刺激皮肤。有湿疹的宝宝皮肤很敏感，要注意穿柔软面料的衣物，如纯棉的衣服；使用温和的、无香味的沐浴液，也可以只用温水洗澡；洗澡时间要短，水温36℃左右；用温和的、无色无味的婴儿洗涤剂洗衣物。

尽量不让宝宝抓挠皮肤。抓挠皮肤会让皮疹加重和发生皮肤感染，而且越抓挠越痒。父母要剪短并磨光滑宝宝的指甲，尽量在宝宝想要抓挠时转移宝宝的注意力。

排除过敏原。如果湿疹与过敏有关，包括食物、宠物、花粉、尘螨等，要咨询医生，尽量避免接触过敏原。

◎ 必要时进行抗炎治疗

轻的偶尔出现的湿疹不需要治疗。较重的湿疹除了上面提及的预防方法外，还需要药物治疗，激素类药物如氢化可的松可以止痒、减轻炎症反应，抗生素可以治疗继发的细菌感染。这些药物多选择局部皮肤外用，口服抗组胺药物也有很好的止痒效果。

✚ 医生叮咛

除了湿疹，其他皮疹没有痒感

婴儿期除了湿疹，其他较常见的皮疹包括接触性皮炎、尿布皮炎、脂溢性皮炎、婴儿痤疮、幼儿急疹等，区别的关键是皮疹是否痒。除了湿疹，其他皮疹均没有痒感。

早教游戏与性格培养

这个阶段正是训练宝宝翻身的大好时机。宝宝喜欢从侧卧位翻到俯卧，又喜欢从侧卧位翻到仰卧，适度的翻身训练有利于锻炼颈部和全身肌肉。刚开始小家伙只能半个身体半个身体地翻，越往后，宝宝就越能熟练掌握翻身技巧。

☺翻翻身，抬抬头

宝宝仰卧在床上时，妈妈慢慢地将其转为侧卧，再转为俯卧。多做几次这个动作，宝宝就会知道如何翻身。如果家里的温度适宜，在给宝宝洗过澡之后，只给宝宝穿上纸尿裤，能让宝宝的肌肤受到更多的外界刺激。父母也可以和宝宝一起翻身。

游戏准备

在两次喂奶之间进行，宝宝精神状态良好，床铺不能过于柔软，床上尽量少放东西。

游戏步骤

1. 宝宝仰卧，妈妈慢慢地将宝宝翻过来，并柔声对宝宝说："好宝宝，快长大；翻翻身，抬抬头。"

2. 宝宝翻过来趴在床上时，妈妈可以和宝宝说话，逗引宝宝练习抬头。

3. 宝宝头抬起的时间还是很短，用力抬起来之后，两三秒钟就没劲了，等宝宝自己练习抬头两三次后，妈妈要及时将宝宝再翻回来。

对宝宝的益处

俯卧抬头练习不仅能锻炼颈部、背部的肌肉力量，也有利于宝宝接受更多的外部刺激。让宝宝趴在床上玩一玩，会让宝宝的胸廓感受到床的反作用力，进而可促进心肺功能发育。

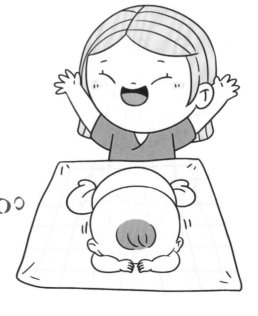

翻翻身，
抬抬头

宝宝的生长发育

现在的宝宝看上去越来越可爱了，皮肤细腻、有光泽、弹性好，尤其脸部皮肤比刚出生时光滑多了。宝宝的眼睛变得炯炯有神，能够有目的地追看某样移动的东西。在语言方面，宝宝现在能够辨认出发音相近的词汇了。

宝宝笑的时候更多

宝宝笑的时候更多了，有时会发出"啊、哦、喔"的声音，如果情绪好，会更有兴趣练习发音。不要小看宝宝发出的咿咿呀呀声，这可是语言学习的开始。妈妈要在宝宝笑的时候，多教一些简单的发音，如"爸爸""妈妈""宝宝"等，锻炼宝宝的语言能力及听力。

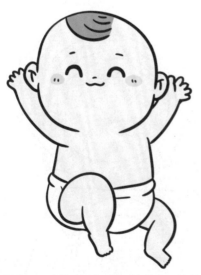

这是一段难得的惬意时光，宝宝见人就笑，而不会像认人之后，哭闹着找妈妈。如果确定了今后长辈带娃，这时是极好的长辈与宝宝相处的时机。

会用手肘撑着脑袋

宝宝能够越来越好地控制自己的颈部肌肉，尝试移动头来观察周围的世界，寻找声音来源。宝宝俯卧时，不但可以抬头数秒，还可以伸展小腿了，有时还会用手肘撑着自己的小脑袋。睡觉时已经能从侧卧翻转成仰卧了，还可能会从床上翻下来，所以需要爸爸妈妈格外注意。

喜欢交朋友了

现在的宝宝开始愿意与其他宝宝、大人"交朋友"了。宝宝看到有陌生人走近时，会露出微笑，看到别的宝宝时，也会盯着看。这是一段难得的时光，妈妈应该趁现在，让宝宝认识更多的家庭成员，特别是以后要来照顾宝宝的人，让他们和宝宝建立感情，这样容易被宝宝接纳。

特别关注

宝宝的运动能力仍然在变强，喜欢吸吮大拇指，端详自己的小手。宝宝会经常用一只手尝试去抓另一只手，想要去碰任何自己能够得着的东西。这一阶段，千万不要留宝宝单独在房间，也不要在宝宝身边放置小纽扣、小珠子之类的物件。

☺ 吸吮拇指也是进步

宝宝现在对自己的小手非常感兴趣，喜欢把手放在胸前细细端详一番，甚至是放进嘴里尝一尝。以前宝宝吸吮的是小拳头，现在可能已经改成吸吮手指了，这是宝宝控制力的一个进步，妈妈不要阻止，但要注意保持宝宝手部的清洁。如果此时给宝宝手心放东西，宝宝能够握住，但控制力还不是很好，很快东西会掉下来。尽管如此，妈妈也要多多给宝宝进行抓握训练。

☺ 帮宝宝转移注意力

频繁吃手毕竟不卫生，所以针对小月龄的宝宝，可以寻找替代物，比如安抚奶嘴；也可以尝试转移宝宝的注意力，减少吸吮手指的频率，比如在宝宝清醒时，增加与宝宝的互动，多跟宝宝说话，给他（她）讲故事、唱歌等，或者利用玩具或其他物品吸引宝宝的注意力。

☺ 别过度干预宝宝吃手

在纠正宝宝吸吮手指时，爸爸妈妈很容易频繁地制止宝宝。看到宝宝吃手时，简单粗暴地把宝宝的手指从嘴里拿出来，或者直接告诉宝宝"不许吃手"，这种做法反而会强化宝宝吸吮手指的欲望。或者时不时用消毒湿巾或免洗洗手液清洁宝宝的手，这会让宝宝将手上残留的消毒剂成分一并吃进肚子里去，破坏肠道正常的菌群。一般来说，用温水清洁宝宝的小手就可以了。

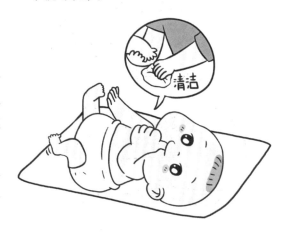

当宝宝津津有味地吃着一整个"小粉拳"或手时，爸爸妈妈不要严厉制止，现阶段帮宝宝用湿毛巾多清洁就行。

母乳喂养

多数妈妈在宝宝"猛长期间"都会遇到奶水不够吃的情况，这只是暂时现象，妈妈可以针对性地采取一些措施来调养自己的身体。

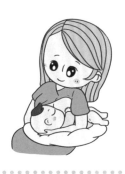

🔵 妈妈可能会暂时性缺奶

暂时性缺奶一般发生在产后3个月内。表现的特点是宝宝出生后，原本乳汁分泌旺盛，可是有一天突然就没有了涨奶的感觉，乳房胀不起来，宝宝吃完后也不满足，饿得哭闹，检查时也没有发现妈妈有什么症状。引起暂时性缺奶的原因有很多，如环境改变和身体疲劳，对母乳喂养缺乏信心，妈妈月经恢复，或是宝宝突然生长加快等。

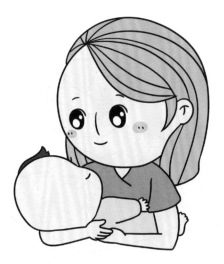

宝宝吃不饱会哭闹，妈妈有效的做法是保持乐观和耐心，坚持一周，情况就会改善。

🔵 缺奶不着急加配方奶

妈妈在宝宝"猛长期间"缺奶只是暂时现象，在确定不是乳房损伤或妈妈有身体疾病的前提下，不要着急给宝宝添加配方奶，坚持7~10天，暂时性缺奶就会好转。同时，妈妈可以采取以下措施：

◎ 保持精神愉快，保证足够的睡眠，要相信自己完全有能力用母乳哺喂宝宝；

◎ 多吃一些促进乳汁分泌的食物，比如多吃鱼虾等富含蛋白质的食物，多喝奶，多喝汤水，但不能吃辛辣的食物；

◎ 坚持勤哺喂，每次喂奶，双侧乳房都要给宝宝吸吮至少10分钟，还要坚持夜间哺乳；

◎ 妈妈因为患病暂时不能哺乳，应该坚持将乳房排空，每天用吸奶器吸6~8次或视情况而定；

◎ 月经恢复时，母乳可能会少一点，此时可以增加哺乳次数来补救。

混合喂养

哺乳妈妈可以通过丰富的饮食、规律的生活和舒畅的心情来提高母乳质量，但如果遇到下面这些情况，母乳喂养就需要一些小技巧，否则有可能对宝宝造成伤害。

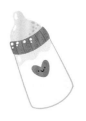

● 不宜喂母乳的情况

运动后。在运动过程中，人体会产生乳酸，乳酸潴留于血液中使乳汁变味，宝宝会不爱吃。据测试，通常中等强度以上的运动即可产生这种状况。妈妈必须注意，只宜进行程度较轻的运动，运动结束后休息一会儿再喂奶。或者运动前储备一份母乳，运动后用奶瓶哺喂。

躺着哺喂。婴儿的胃呈水平位置，躺着喂易导致宝宝吐奶。妈妈应该采取坐姿，将一只脚踩在小凳上，一只手抱好宝宝，另一只手以拇指和食指轻轻夹着乳头哺喂，以防乳头堵住宝宝鼻孔或因奶水太急而引起呛奶和吐奶。

妈妈生病用药时。哺乳期生病用药时，妈妈需要咨询产科医生、儿科医生或内科医生是否可以坚持母乳喂养，不要自行决定。可以肯定的是，绝大多数疾病用药时是不需要停止母乳喂养的（详见162页）。

● 月经来潮不影响哺乳

月经来潮期间，一般会有泌乳量减少的现象发生。乳汁中蛋白质的含量偏高些，脂肪的含量偏低些，这种乳汁有时会引起宝宝消化不良。但这是暂时的现象，等经期过后，乳汁就会恢复正常。因此无论是处在经期或是经期后，妈妈都不用停止哺乳。

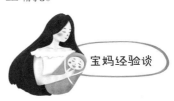

宝妈经验谈

呵护娇嫩的乳房

虽然乳房需要清洁，但不能用香皂洗乳房，因为香皂类清洁物质会除去皮肤表面的角化层，损害其保护作用，诱发细菌滋生。时间久了，还可能引起乳房炎症。另外，不要穿化纤内衣，因为纤维脱落会堵塞乳腺管，哺乳期的内衣首选棉质的。

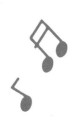

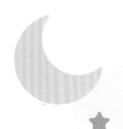

人工喂养

宝宝的消化系统还很脆弱，如果不是必要，不要频繁给宝宝更换奶粉。但也有些不可抗力因素，导致不得不更换奶粉，即"转奶"。爸爸妈妈要注意，转奶要循序渐进，不能一下子更换新的奶粉，这样宝宝很容易出现肠道不适。

宝宝需要转奶的情况

◎不同品牌的配方奶粉之间互相转换。

◎相同品牌、不同年龄分段之间的配方奶粉转换。

◎相同品牌、相同年龄分段，但不同产地的配方奶粉之间的转换。

◎经历一段长时间的"辅食、奶粉、母乳混吃"过程。

◎从母乳到"配方奶粉+辅食"。

不同阶段的宝宝有不同的营养需求，及时转奶对健康有益，可使宝宝的成长跟营养需求成正比。另外，如果宝宝对某种品牌的配方奶粉出现胃肠功能紊乱、过敏，或宝宝根本就不接受，这时候也需要更换奶粉，但建议先征求儿科医生的意见。

转奶需要1~2周

各品牌配方奶都有相对应阶段的产品。每次转奶都应循序渐进，不要过于心急。一般情况下，转奶过程持续1~2个星期。宝宝是不适合频繁转奶的，由于消化系统发育尚不充分，消化不同类型的配方奶需要一段时间来适应。如果宝宝出现腹泻、发热、感冒、起皮疹等症状，或者在接种疫苗期间，最好不要转奶。

"新旧混合"的转奶方法

妈妈要将预备替换的配方奶和原配方奶粉掺和在一起喂给宝宝。新奶粉刚开始的量应少一点，慢慢适当增加比例，直到完全更换。先在原配方奶粉里添加1/3新的配方奶粉，吃2~3天；宝宝没什么不适，转成原配方奶粉、新配方奶粉各占1/2，吃2~3天；再转成原配方奶粉1/3、新配方奶粉2/3，吃2~3天；最后过渡到完全用新的配方奶粉取代原配方奶粉。

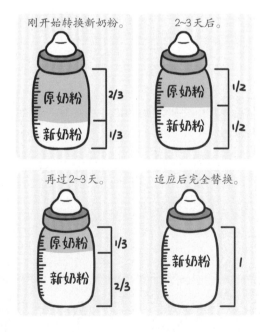

刚开始转换新奶粉。　　2~3天后。

再过2~3天。　　适应后完全替换。

日常护理

对一些宝宝来说，不饿的时候也有吸吮的需求，因为吸吮可以让他们感到舒服和安全。当宝宝哭闹的时候，把安抚奶嘴放进宝宝的嘴里，宝宝立刻就会停止哭闹，一心一意"嘬"起奶嘴。

☺ 安抚奶嘴的选择

1.要选择不能拆合的奶嘴，一整块硅胶材料制成的尤为安全。

2.奶嘴有不同的尺寸、不同的形状，可以尝试不同的种类，直到找到宝宝喜欢的。

3.安抚奶嘴由奶嘴头、奶盾和拉环3个部分组成。奶盾至少宽38毫米，这样宝宝就不能把整个奶嘴吞下去。奶盾上应有气孔。

4.按照安抚奶嘴建议的年龄范围选购，因为大一点的宝宝有时会把小月龄宝宝使用的奶嘴塞进嘴里，易发生危险。

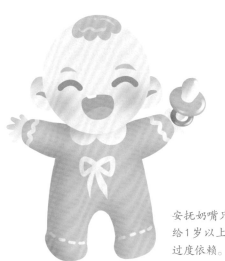

安抚奶嘴只适合小宝宝，尽量不要给1岁以上的宝宝使用，以免造成过度依赖。

☺ 安抚奶嘴不能代替父母

1.安抚奶嘴应采用高温清洁、消毒，如煮沸或放入洗碗机中清洗。

2.不能拿奶瓶上的奶嘴当作安抚奶嘴使用。

3.很多宝宝从没使用过安抚奶嘴也都非常健康。对宝宝来说，妈妈的关爱才是最重要的。

4.在新生儿学会吸吮母乳之前，不要使用奶嘴。因为奶嘴（包括奶瓶）常常造成乳头错觉，母乳喂养前先吸奶嘴，宝宝就会拒绝母乳。

5.不要动辄给宝宝吸安抚奶嘴。安抚奶嘴是父母照顾宝宝的辅助品，而非替代品。当宝宝吵闹不安时，妈妈应先留意宝宝吵闹的时间和情境，试着解读宝宝的需求，是饿了、困了，还是要大人抱，然后再决定是否给宝宝安抚奶嘴。

6.安抚奶嘴时间久了会变质，要定期检查看是否变色或撕裂，如有这种情况及时更换。

睡眠习惯

父母不能随意安排宝宝的睡眠计划，而是要根据宝宝的睡眠需求来确定小睡和夜间睡眠时间的长度，也要根据宝宝的睡眠信号确定何时安排宝宝入睡。

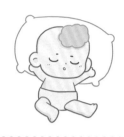

❀ 宝宝想要睡觉的信号

活动减少，行动放缓。月龄小于3个月的宝宝犯困时胳膊或腿会不怎么动，不再像之前那样不停地踢腿了。

吸吮的动作越来越慢。正在喝奶的宝宝如果吸吮越来越无力，越来越慢，很可能是快要睡着了。喂奶时尽量让宝宝保持清醒，可以摸宝宝的耳朵、脚丫，跟宝宝说说话，以帮助宝宝清醒吃奶，否则容易形成奶睡的习惯，破坏宝宝自主入睡的能力。

变得更加安静。有些宝宝平时不太爱哭，妈妈喂完奶放进婴儿床，宝宝可以一直咿咿呀呀地自己玩。如果他（她）变得越来越安静，也是犯困的信号。

对周围事物不感兴趣。大一些的宝宝，可能前一秒玩玩具时还在笑，后一秒就突然哭了起来，不愿意玩了。父母算一下宝宝清醒的时间，如果已经2小时左右，很可能是宝宝困了。

话语变少。对于1岁以上会说话的宝宝来说，话语减少也是犯困的信号。

❀ 不要让宝宝"困过劲"

如果宝宝注意力变得不集中，眼皮有点耷拉或上下眼皮"打架"，打哈欠，就说明宝宝困了，妈妈要尽快安排宝宝上床睡觉。如果妈妈忽略了以上的睡眠信号，仍然没有让宝宝安睡，宝宝就容易困过劲，表现为挥动肢体、抓脸、拉耳朵或揪头发、不停揉眼睛、躁动不安、崩溃大哭、哭闹不止、易怒。这时再想让宝宝快速入睡就很难了。

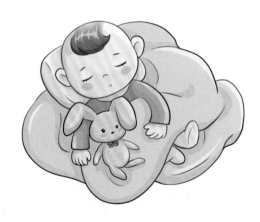

注意力不集中，揉眼睛，打哈欠，就说明宝宝困了，这时把他（她）放在床上哄一哄，拍一拍，很快就能睡着了。

疾病护理

月龄小的宝宝经常会在喂奶后1小时内吐出一些母乳或配方奶，这属于正常的生理现象，会随着宝宝长大逐渐缓解。但反复、喷射性的呕吐就是疾病的表现，爸爸妈妈要特别注意。

☺ 喷射性吐奶需警惕

胃食管反流引起的呕吐发生在宝宝出生后数周至数月，可以很频繁，但不是喷射性呕吐，通过少量多次喂养、多拍嗝、喂奶后抬高上身等方法可以得到缓解。但2周至4个月的婴儿在每次喂奶后15~30分钟之内出现反复的喷射性呕吐，会严重影响体重增长，应考虑先天性肥厚性幽门狭窄的可能，要立即咨询医生，确诊后及时手术治疗。

☺ 呕吐后依然要保证奶量

有的爸爸妈妈认为宝宝呕吐了就不能再进食了，其实这是错误的。这时，更要保证宝宝每天正常的奶量，而且还要补充额外丢失的水分和电解质（宝宝生病时可以适量补充水分）。

对大孩子来说，爸爸妈妈更要少量多次喂水，每个小时逐渐递增水量，直到孩子可以正常喝水。

☺ 呕吐最大的危害是脱水

呕吐带给宝宝最大的危害是脱水，当同时伴有发热或腹泻时，发生脱水的可能性更大，而且年龄越小，越容易脱水。严重或长时间的呕吐，还会引起宝宝体内钠、钾和氯元素的丢失，导致体内酸碱平衡的失调，以及神经肌肉调节的异常。

➕ 医生叮咛

呕吐是宝宝在保护自己

◎绝大多数呕吐不需要药物治疗，特别是病毒感染引起的呕吐，可以逐渐好转自愈。要记住，呕吐是身体排除病原体的保护性措施，一般不需要药物止吐。但如果呕吐超过24小时而且有可能出现脱水时，需要咨询医生是否需要药物止吐治疗。

◎当婴幼儿发生呕吐时，要尽量让宝宝俯卧或侧卧，防止呕吐物吸入呼吸道甚至肺里。如果是仰卧时发生呕吐，先别急着抱起宝宝，把他（她）的头转向一侧，等待呕吐结束。

◎任何原因引起的呕吐，在刚开始的24小时内应避免进食固体的食物（对大宝宝来说），否则会使呕吐加重，要鼓励大宝宝饮用补液盐、白开水或米汤。

早教游戏与性格培养

宝宝的运动能力和语言能力在这个阶段进步得很快。妈妈要让宝宝更加灵活地运用自己的小手，多为宝宝提供抓握练习，让宝宝早日学会自己拿东西、玩玩具。还可以教宝宝发出简单的声音，提高宝宝"说话"的热情，慢慢地，宝宝的语言能力就会提高了。

⊙ 抓到了什么

2个多月的宝宝已经可以开始握住手中的物品了，但是常常抓不准，紧紧抓住之后也不知道放手。游戏中，妈妈可以把不同质地的物体放到宝宝面前，引导宝宝去抓捏。如果宝宝不理睬，妈妈可以用夸张的动作和语言示范一遍给宝宝看。

游戏准备

各种小动物形象的橡皮玩具或毛绒玩具（如小熊、小鸭子、小白兔等）。

游戏步骤

1. 将各种玩具散放在宝宝触手能及的范围内，让宝宝伸手去抓这些玩具。

2. 宝宝每抓起来一个玩具，妈妈就要说出这种动物的名称，并且夸张地学动物的叫声。

3. 取下玩具，再次鼓励宝宝随机抓取一个玩具。重复上面的步骤，不断强化宝宝对这些动物的名称和叫声的认识。

对宝宝的益处

抓玩具既能让宝宝开心，又可以提高手眼协调能力和抓握等精细化动作能力，让宝宝快速学会灵活运用小手。

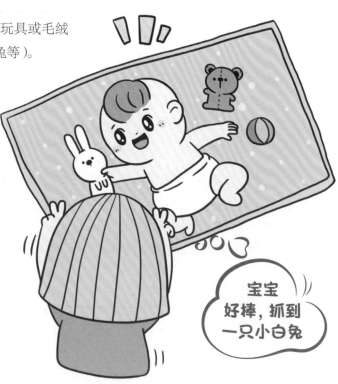

宝宝好棒，抓到一只小白兔

🐾 宝宝学唱歌

当宝宝学会开口说"咿咿"时，发出声音就成了宝宝最喜欢的交流方式，这也是宝宝高兴的表现，妈妈一定要及时回应宝宝，千万不要不理睬。做这个游戏的时候，爸爸妈妈的发音必须是短音，比如"啪啪啪""哒哒哒"等。短音节奏感强，宝宝容易模仿。

游戏准备

宝宝心情愉悦。

游戏步骤

1. 宝宝精神状态好的时候，妈妈与宝宝面对面，视线相对。

2. 妈妈给宝宝反复唱自编的简单曲调："咿咿——咿咿咿咿——咿——"。

3. 妈妈放慢速度，引导宝宝学着发出"咿咿——咿咿咿咿——咿——"的声音。

4. 宝宝每发对一个音，妈妈就夸一下宝宝，给一个鼓励，还可附和着宝宝的曲调一起"唱歌"。

对宝宝的益处

学唱歌游戏可以提高宝宝对节奏的敏感度和对"说话"的热情，对语言等能力的发展非常有益。

> 促进语言能力发展：宝宝虽然还不懂表达，但是能够意识到爸爸妈妈在跟自己说话，所以会做出倾听行为。如果爸爸妈妈经常跟宝宝交流，能让宝宝更早地进入发声期。

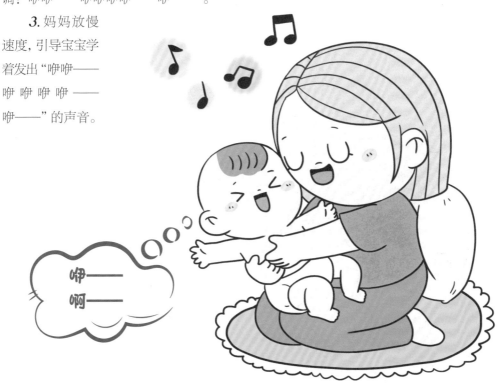

宝宝的生长发育

对即将满3个月的宝宝来说，精细动作能力和过去相比有着很大的改善。现在正是宝宝脑细胞增长的第2个高峰期，爸爸妈妈要充分利用这个大好时机，多多启发宝宝，促进宝宝的智力发育。

◎ 可以稳稳地抬头了

快满3个月的宝宝，基本上能将头稳稳地竖起来了。不过是否可以竖抱，还要根据每个宝宝的发育情况而定。如果发现宝宝平时已经可以很好地将头竖立起来，就可以尝试着竖抱一会儿了。有的宝宝因为颈部力量还不能十分稳定地支撑头部，所以每次竖抱的时间不宜过长，以免宝宝疲劳。

◎ 尝试自己翻身

宝宝现在已经开始尝试自己翻身了，当宝宝从仰卧变成趴卧时，妈妈应该在旁边看护，防止物品堵塞宝宝的口鼻。

现在宝宝活动能力越来越强，既会翻又会滚了，爸爸妈妈一定要注意，不能把宝宝一个人留在房间，这种无人照看的情形最容易发生意外。

◎ 开始认识奶瓶了

人工喂养快3个月的宝宝已经开始认识奶瓶了。一看到妈妈拿着奶瓶，就知道要给自己喝奶了，有的宝宝会开心地手舞足蹈；也有的会露出微笑，安静地等着妈妈。

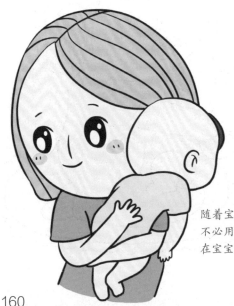

随着宝宝颈部越来越有力量，妈妈可以不必用手支撑宝宝的头部，把手轻轻搭在宝宝背部就好了。

特别关注

这个时期，宝宝的发育较为迅速，看起来胖胖的。但超重不利于宝宝大动作能力发展，所以爸爸妈妈要帮宝宝做做简单的运动来控制体重。另外，自费疫苗是否给宝宝接种，一定要提前做决定。

建议接种二类（自费）疫苗

在这个年龄段，除了常规需要接种的免费疫苗，还有一些自费疫苗，如之前提到过的轮状病毒疫苗、13价肺炎疫苗、流感疫苗等，都对宝宝非常有用。如果经济条件允许，尽量给宝宝接种。而一些疫苗有严格的接种时间，如5价口服轮状病毒疫苗，在宝宝超过12周就不能接种了。爸爸妈妈要提前做好打算，以免延误接种时间。

短期超重并不等于肥胖

这个时期，有一些宝宝体重增长迅速，甚至超过生长曲线上的标准值。但是超重并不等于肥胖，如果是吃母乳的宝宝超重了，不用特别担心，他们多数能在6个月后自然瘦下来。如果是配方奶喂养的宝宝超重，就要注意是否有过度喂养的问题。这个月龄的宝宝，每日的奶量在800~900毫升。另外，适当增加宝宝趴卧的时间，可以消耗体力，控制体重增长。

宝宝排便次数减少

在这个阶段，宝宝排便的次数变少了，每天只排1次或2次，有时甚至一天或几天都不排便。对2~3个月的宝宝来说，排便次数减少是很正常的，特别是母乳喂养的宝宝更为常见。通常只要宝宝排出的大便颜色和性状正常，爸爸妈妈就无须担心。宝宝之所以排便次数减少，是因为随着月龄的增长，所需的营养物质逐渐增多。这也表明宝宝的肠道功能正在逐步完善。

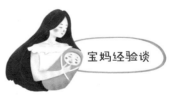

宝妈经验谈

排便减少不一定是便秘

只要宝宝的精神状态正常，没有其他不适症状，排便时不费力、大便不干结，爸爸妈妈就无需焦虑。但如果大便又干又硬，排便时宝宝小脸憋得通红，甚至哭闹，父母就要注意了。

母乳喂养

哺乳期间生病，妈妈肯定非常慌张，不知道可不可以继续母乳喂养。这时，可以咨询产科医生、儿科医生或内科医生，不要自行决定。不过，绝大多数疾病是不影响母乳喂养的。

母乳可以把抗体输给宝宝

无论是母乳喂养还是配方奶喂养，当妈妈生病时，宝宝都会暴露在疾病的威胁下。如果妈妈能坚持母乳喂养，身体产生的抗体就会及时通过母乳输送给宝宝。这些抗体能帮助宝宝有效、迅速地对抗病菌，保护宝宝不生病，或者即使生病，症状也会很轻。妈妈如果生病后停止母乳喂养，实际上是取消了对宝宝的保护，会让宝宝患病的概率大大增加甚至更严重。

哺乳妈妈不要拒绝药物

哺乳妈妈生病，应优先选择非药物治疗，对可用可不用的药物尽量不用。当病情确实需要药物治疗时，才考虑用药。药品说明书上标注的"哺乳期妇女慎用"也并不意味着哺乳期妈妈一定不可以使用。不必因为担心伤害到宝宝而拒绝一切药物，而是应该结合用药的必要性和药物安全等级来判断。

哺乳期间不能长期服药

很多药物长期服用的副作用并不是很明确，所以哺乳期除非必须，否则尽量不要长期服用某种药，必须服用的药物要选择最安全的、剂量最低的。短效药物最好在一次哺乳结束后马上服用，但缓释药最好在宝宝长睡眠之前的一次哺乳后马上服用，这样能尽量减小药物对宝宝的影响。

用药前一定要问医生

哺乳期间，妈妈用的大多数药物对宝宝都是安全的，但也有一些药物有比较严重的副作用。还有一些药物是怀孕期间对胎儿影响不大，但哺乳期间对宝宝影响较大的，妈妈们不可能完全了解这些药物，最安全的做法还是直接询问医生。无论服用什么药物，都要密切观察宝宝的反应，如果宝宝出现无食欲、腹泻、嗜睡、过度哭闹、烦躁、呕吐等情况，就要马上咨询医生。

用药前先泵出一些母乳

如果妈妈需要短期服用某些对宝宝身体有害的药物，最好在服药前吸出一些母乳并储存好，服药期间的母乳吸出后倒掉，直到药物完全从体内清除。体内药物清除的具体时间要咨询医生。

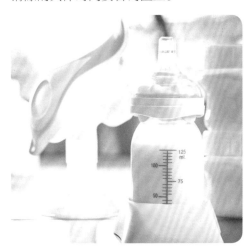

哺乳妈妈慎重打疫苗

只要哺乳期的妈妈没有疫苗接种禁忌证，是可以接种流感疫苗的，且接种后无须停止哺乳。如果是宫颈癌疫苗，一般建议哺乳期妈妈尽量不要接种。不论是2价、4价还是9价，都属于减毒活疫苗，注射后会通过乳汁对宝宝产生一定的影响。而且部分哺乳妈妈因为体质原因，在接种该疫苗后会出现注射部位疼痛、发红、肿胀、全身发热、肌肉痛、头痛等症状，不利于身体的恢复。

哺乳期怀孕仍可哺喂宝宝

妈妈在哺乳期是存在怀孕的可能性的。如果妈妈身体状况良好，怀孕一般不会影响母乳的质量。只要奶量不减少，宝宝也愿意，继续哺喂是没有问题的。到了孕晚期，哺乳引起宫缩的概率也不会很大。二胎或三胎家庭小宝宝出生后，如果妈妈还在对大宝进行母乳喂养，其实更有利于乳汁分泌，而且通乳的过程由大宝代为完成，小宝就不会经历一开始妈妈母乳不足的过程。如果妈妈因身体或其他原因选择药物流产，在这之前用吸奶器吸出一些母乳储存，一般等药物流产12小时后，就可以继续哺喂宝宝了。

混合喂养

宝宝在喝奶时的小状况，特别容易让妈妈操心，有时吃奶时间太长，有时一吃就睡着，有时妈妈自身也会存在一些特殊情况。在喂养的时候，妈妈要多多调教，方能让宝宝养成良好的吃奶习惯。

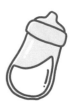

⊙ 吃奶时间太长怎么办

宝宝吃奶总是拖拖拉拉，吃一会儿玩一会儿。这可能是因为宝宝大多数时间都在睡觉，在不清醒的状态下喂奶，时间肯定会长；也有可能是因为宝宝并不想吃奶，或者不饿。

现在宝宝对外界越来越感兴趣，如果有动静，就会分散吃奶的注意力。喂奶时，母子要处于比较安静的房间，妈妈也不要跟宝宝讲话。

⊙ 一吃奶就睡着怎么办

有的宝宝一碰到乳头，就条件反射般地睡着了，若结束喂奶让宝宝继续睡觉，宝宝反而容易醒，而且会因为没有吃饱而哭闹不止。喂奶时如果宝宝睡着了，可轻轻捏宝宝的耳朵或轻弹宝宝的脚底，把他（她）弄醒，一定要吃饱了再睡，这样才容易培养良好的吃奶习惯。

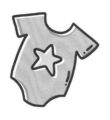

⊙ 老是漏奶怎么办

妈妈在漏奶时，用手指压住乳头轻揉，可使喷乳反射得到缓解，但是这个方法并非对所有妈妈都有效。如果效果不佳，可以用专门的贮奶瓶承接，把母乳储存起来，在合适的时候再让宝宝吃。妈妈出门在外，如果涨奶时不方便及时哺喂，可以使用一次性防溢乳垫，但要勤更换。

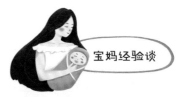

宝妈经验谈

选购防溢乳垫小妙招

1.锁水槽越多越好，尽量选有4条的。

2.应有2条防滑胶带，这样才能较牢地粘在内衣上。

3.单片独立包装，安全卫生又方便携带。

人工喂养

一些有特殊情况的宝宝需要更换配方奶，转奶的不良反应通常是消化不良。如宝宝转奶后有不适，爸爸妈妈应该观察宝宝的症状，然后通过合理的方法来预防和改善，必要时停止转奶，去医院咨询医生。

☺ 宝宝转奶可能会出现不适

很多宝宝会出现"转奶不适"。如果宝宝吃完新换的配方奶后，脸上、胸口、后背出现红疹，大便里有不消化的奶瓣，甚至便血，此时爸爸妈妈就要留心。首先要找出过敏或者消化不良的原因，再在医生的指导下给宝宝食用低敏配方奶粉。

转奶后拉肚子是宝宝肠道黏膜受刺激后的一种自我保护。因为宝宝的肠胃和消化系统没有发育完全，而各种奶粉配方不一样，如果换了另外一种配方奶粉，宝宝要去重新适应，这样容易引起拉肚子。

☺ 转奶期能吃益生菌制剂吗

健康母乳喂养的宝宝，他们的肠道菌群经体外培养得到的就是益生菌。益生菌能通过调节肠道菌群改善宝宝的健康状态。转奶期间如果出现消化不良、腹泻等情况，可以通过服用益生菌制剂来缩短病程。

➕ 医生叮咛

服用益生菌的注意事项

◎选择干燥粉末或液体形态的益生菌制剂。

◎制剂中不含奶、糖、麸质等添加物。

◎分剂量包装，每次一个包装剂量。

◎冲调的水温不宜超过37℃。

◎与抗生素等药物间隔至少2小时服用。

◎随吃随冲调，减少在空气中暴露的时间。

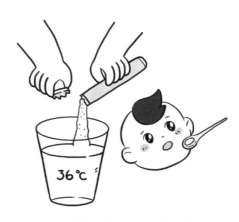

妈妈要注意，1岁以内的宝宝不能服用含有牛奶成分的益生菌，且冲调时水温不能过高。

165

日常护理

宝宝的小脚丫胖嘟嘟的，很可爱，但是爸爸妈妈总担心寒从脚起，经常给宝宝穿袜子，就连夏天睡觉时都给宝宝裹着袜子。其实，不适时地穿袜子会影响宝宝脚部的触觉发育。

😊 睡觉时不必穿袜子

对宝宝来说，睡觉舒适是很重要的。睡觉时穿袜子会影响宝宝脚部血液流通，进而出现脚麻。宝宝不会说话，感觉不舒服只能一个劲地哭，会影响睡眠。宝宝虽然小，但是体温一般比成年人要高，睡觉时没有必要让宝宝穿着袜子。

宝宝容易受凉的部位是肚子，一旦受凉，就会导致腹痛、腹泻、呕吐等现象。可以给宝宝准备1~2条肚围，这样睡觉时就不用担心寒气侵袭。

😊 冬天睡前可以给宝宝泡泡小脚

冬天气温低，如果担心宝宝在晚上入睡时脚会冷，可以在睡觉前给宝宝用热水泡会儿脚，促进脚部血液循环，让宝宝感觉到舒适。白天穿的袜子也要薄一点，如果袜子太厚，宝宝小脚容易出汗，会不舒服。妈妈可以勤闻宝宝的小脚，如果有汗味，要及时换洗袜子。

😊 温度较高，可以不穿袜子

春、夏、秋三季，一般不主张给宝宝穿袜子，因为宝宝光着脚可以更多地接触周围的环境和物体，促进触觉的发育。如果经常穿着袜子，而很少和周围环境接触，就会容易出现触觉迟钝或过于敏感，从而在以后的走路中产生尖足，甚至在独走时，平衡感和协调性、稳定性均较差。冬天父母可以给宝宝穿袜子，但也不要包裹太厚，以免减少对宝宝双脚的触觉刺激。

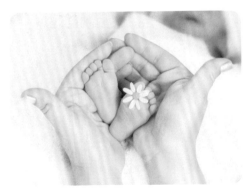

检查宝宝小手小脚是爸爸妈妈每天必做的功课，摸摸小脚丫和小手，宝宝会积极地回应。

🐣 每天都要给宝宝护理皮肤

宝宝皮肤薄嫩,水分容易丢失,如果护理不好,就会遇到干燥、起皱的困扰。因此,给宝宝皮肤的护理应做到清洁、保湿和防护。

· 洗脸。清水是最好的清洁剂。每天洗1~2次脸就够了,水温不要过高,洗脸后及时为宝宝涂上护肤霜。

洗澡。宝宝冬季每周洗1次或2次;夏季每天洗1次或2次。洗澡后要将沐浴露冲洗干净,特别注意擦干皮肤后,一定要给宝宝涂专用护肤霜。

护理。不洗澡的日子里,也要每天给宝宝全身涂抹婴儿专用护肤霜,使宝宝皮肤处于保湿状态(尤其对患有湿疹的宝宝特别重要)。带宝宝外出前也要给宝宝面部涂上专用护肤品。

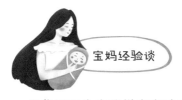

宝妈经验谈

不能用毛巾来回搓宝宝的皮肤

宝宝粉嫩细滑的皮肤非常惹人怜爱,因其角质层薄,皮下毛细血管丰富,所以要注意避免磕碰和擦伤。此外,宝宝皮肤皱褶较多,易积汗潮湿,在夏季或超重的宝宝容易出现汗疹或痱子。给宝宝洗澡或洗脸时,要注意皱褶处以及耳朵的清洗,动作要轻柔,不要用毛巾来回擦洗。

🐣 选安全、温和的婴儿护肤品

婴儿护肤品种类繁多,有乳液、润肤霜、润肤露、润肤油、抚触油等。选择婴儿护肤品,需要同时满足安全、成分天然、无刺激性味道、保湿能力强几个要求。父母要慎重考虑他人推荐的品牌,不同宝宝肤质不同,他人的推荐可能并不适合自家宝宝。爸爸妈妈一定要了解宝宝的皮肤特点,有针对性地选择。

如果宝宝皮肤有破溃还涂了护肤品,很容易引发过敏,甚至出现皮肤感染。尝试新护肤品时,应先在宝宝耳后或前臂内侧少量涂抹,观察是否有红、肿、痒等过敏反应,确认安全后再大面积使用。

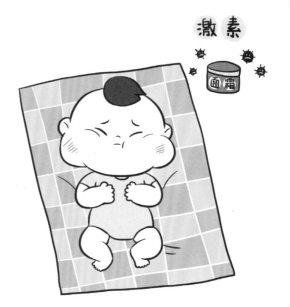

爸爸妈妈要警惕激素超标的婴儿面霜,长期使用可能使宝宝出现发育迟缓、脸部肿大、多毛等现象。

疾病护理

宝宝的鼻黏膜很脆弱，即使是细微的刺激，也会导致流鼻涕。而且由于鼻腔很窄，鼻子中的分泌物动不动就会堵住鼻孔，宝宝会感到很不舒服。妈妈遇到这种情形应该怎么处理呢？

◎ 流鼻涕时父母要仔细观察

如果宝宝出现流鼻涕或鼻塞的症状，首先要仔细辨别情形。

如果宝宝没有食欲，连续几天流黄色的鼻涕或清水鼻涕，并出现发热、咳嗽、含痰、看起来难受、心情差等情况，就应及早带宝宝去医院接受治疗。

如果宝宝只有流鼻涕、鼻塞的症状，吃奶和精神都和平时一样，睡觉时没有打鼾、呼吸费力，父母可在家做好护理并加强观察。

◎ 流鼻涕的原因多种多样

遇到早晚气温变化大、室内空气干燥、睡觉前大哭等情况，宝宝比较容易流鼻涕、鼻塞。

除了以上的原因，还有可能是病毒或细菌感染，引起宝宝鼻黏膜发炎。这种情况下，宝宝的鼻涕一般先是清鼻涕，后逐渐变成黄绿色脓鼻涕。

在易过敏季节（春、秋季）流清水鼻涕，还有可能是过敏引起的。

◎ 可以给宝宝使用吸鼻器

如果宝宝只是流鼻涕，没有鼻塞，不影响吃奶和睡眠，可以不用处理。如果因为鼻涕过多，引起宝宝不舒服甚至呼吸不畅，可以用吸鼻器将分泌物清除干净。如果宝宝鼻塞或有鼻屎堵塞鼻孔，可以用温水或生理盐水滴鼻或喷鼻，缓解症状，待软化鼻屎后再轻轻清理干净。鼻子下面的皮肤由于鼻涕的刺激会发红、发干，要经常涂抹凡士林或润肤乳。

➕ 医生叮咛

吸鼻器的使用方法

◎把小毛巾用温水浸湿、拧干，放在鼻腔局部热湿敷。

◎也可用细棉签蘸少许温水（甩掉水滴，以防宝宝吸入），轻轻湿润鼻腔外三分之一处，不要太深，避免引起宝宝不适。

◎使用吸鼻器时，先用手捏住吸鼻器的皮球将软囊内的空气排出，捏住不松手。一只手轻轻固定宝宝的头部，另一只手将吸鼻器轻轻放入宝宝鼻腔里。再松开软囊将脏东西吸出，反复几次，直到吸净为止。

早教游戏与性格培养

转眼间，宝宝就快满3个月啦。妈妈可以细心观察一下，宝宝的自我认知能力正逐步提高，能分清自己、爸爸妈妈和其他陌生人了。宝宝这时候特别喜欢和大人玩耍，正是在这样的陪伴中，宝宝开始逐渐认识自我。

瞧瞧他是谁

3个月大的宝宝，还不知道镜中的人是自己，但是宝宝仍会听从妈妈的引导，对着镜子做各种动作，如微笑、点头、挥手等，与镜子中的小朋友玩。建议爸爸多参与这个游戏，让宝宝在镜子中看看自己和爸爸在一起的样子。

游戏准备

大的穿衣镜一面。

游戏步骤

1. 给宝宝穿上色彩鲜艳的衣服，将宝宝抱到镜子前，让他（她）自发地触摸、拍打镜中的妈妈和自己。

2. 妈妈对着镜子做表情，让宝宝对着镜子模仿。妈妈可以念儿歌助兴："小镜子，照一照，里面有个好宝宝。我哭他也哭，我笑他也笑。"

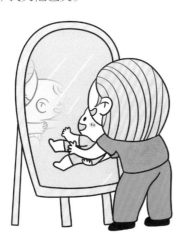

3. 摸一摸宝宝的头、鼻子、眼睛等，告诉宝宝每个部位的名称。分别抬起宝宝的手和脚，让宝宝在镜子里看自己的手和脚，妈妈说："小手，小手，拍拍；小脚，小脚，蹬蹬。"

对宝宝的益处

这个游戏可以提高宝宝的自我认知，并且有助于宝宝了解身体各个部位，让宝宝认识自己，喜欢自己。

满三个月的宝宝能做什么

项目	表现
身体动作发展	俯卧抬头可达45°至90°。 拨浪鼓可留握片刻。 手大部分时间松开。 两手一握，可注视自己的手。
社会性及情感发展	能分辨出妈妈的声音和脸，能转头寻找声音的来源。 见人会笑。 哭的时间少。
语言发展	情绪好的时候常常会主动发音。 可以笑出声音。
认知发展	能跟随物体移动头部（从一边转到另一边）。 会开始寻找声源。
习惯养成	已初步习惯白天与夜晚的作息时间。

169

3月第1周

宝宝的生长发育

宝宝看上去要比之前结实很多，手眼协调能力和识别物品的能力也在快速提高。有些爱动的小家伙开始学会踢被子了，小手有时会紧握，大部分时间是张开的。

◉ 生长速度较之前有所减慢

和前3个月比起来，这个月的宝宝生长速度有所减慢，但仍处在快速发育期，身长、体重等发育指标在本月都会出现比较明显的增长。

满3个月宝宝体格发育表

满3个月	体重/千克	身长/厘米	头围/厘米
男宝宝	6.7	62.0	40.5
女宝宝	6.13	60.6	39.5

◉ 看到熟人会很兴奋

宝宝仍然会对陌生人微笑，不过已经能分辨出熟人和陌生人了。宝宝肯定会更喜欢自己的爸爸妈妈，以及中意的身边少数几个人。当宝宝安静的时候，会用眼睛来与人交流。当看到熟悉的人时，宝宝会兴奋地舞动小手臂，露出开心的笑容，想要和对方进行情感上的交流。

◉ 喜欢和爸爸妈妈互动

爸爸妈妈与宝宝多进行交流互动，宝宝长大以后，会表现得比其他宝宝情商更高、语言能力更强。爸爸妈妈不要吝惜自己的语言，在和宝宝的日常交流中，让他（她）接触到各种各样的词汇，尽可能地为宝宝今后拥有丰富的听说能力提供一个良好的语言氛围。

当宝宝精神状态好，妈妈可以用手比划一些动作，再配合说一些词语，这种互动会让宝宝开心地手舞足蹈。

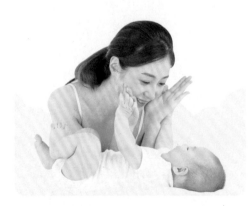

特别关注

疫苗要按时接种，不能提前，也尽量不要延迟。社区医院一般会在给宝宝接种此次疫苗时写好下次接种的时间和疫苗名称。宝宝的先天反射本月会逐渐消失，代之渐长的是自主运动能力。

⊙ 疫苗一定要按时接种

疫苗不能提前接种，因为在宝宝的身体还不能耐受某种疫苗时，接种有可能直接引起疾病。但也不要因为怕生病，让宝宝晚接种疫苗，这会影响到后续疫苗的接种安排。当完成疫苗的基础免疫和加强免疫后，疫苗才能在宝宝体内产生稳定的抗体。宝宝体内抗体的水平与抵抗疾病的能力有关，抗体不足就达不到预防疾病的目的，所以在规定的时间内还要进行后续接种。

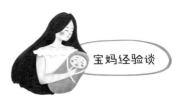

宝妈经验谈

依然吐奶，再抱着观察一会儿

目前大部分宝宝吐奶的情况已有缓解，个别宝宝仍有吐奶现象发生。对仍有吐奶的宝宝，妈妈要多加观察，喂完奶后不要立即让宝宝躺着或趴着，可以竖着多抱一会儿，帮宝宝拍拍嗝。另外，不要带刚吃完奶的宝宝进行洗澡、游戏、做被动操等活动，应过1小时左右再进行。

⊙ 先天反射逐渐消失

满3个月后，宝宝的摩罗反射（又名惊跳反射）和行下步反射（又名踏步反射）会逐渐消失，这些先天反射是大脑皮层未发育成熟的暂时性表现。随着年龄的增长，有的反射会逐渐消失，自主运动开始进入预备状态。这个时候，妈妈需要每天不断地给宝宝接触新事物，让宝宝接受更多的良性刺激，以促进感官发育。

接种疫苗前，爸爸妈妈一定要仔细核对疫苗盒上的所有信息。

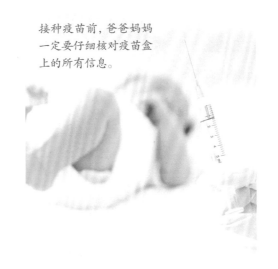

母乳喂养

完全母乳喂养6个月，可以为宝宝提供很好的营养和免疫力。如果是奶量很足的妈妈，一定要备一款吸奶器，它可以帮助收集充足甚至要溢出的奶水，方便储存起来日后哺喂宝宝。

泵吸母乳的注意事项

如果母乳充足或妈妈不方便直接喂养，就需要泵吸母乳。

◎泵吸的次数要频繁、规律，最好可以按照哺乳的时间规律吸奶，每次持续15~20分钟，每天6~8次。

◎不仅在白天，夜间同样需要吸奶，间隔时间不要超过4小时。如果睡眠时间较长，没有及时吸奶，就会导致泌乳量减少。

◎在已经没有母乳泵出后，还要继续泵吸几分钟，以刺激增加泌乳量。

◎早产儿妈妈更要努力泵吸母乳，建议每24小时最少泵吸100分钟。

◎吸奶前先按摩乳房可以增加母乳量。用指尖从乳房的外缘开始，轻柔地做圆周式移动，逐渐按摩至中心，不要用力摩擦皮肤表面，也不要按摩过深以防引起疼痛。也可直接用吸奶器的按摩模式。

◎吸奶器的选择：双侧吸奶器可同时泵吸双侧乳房，更容易在短时间内收集到较多的母乳。

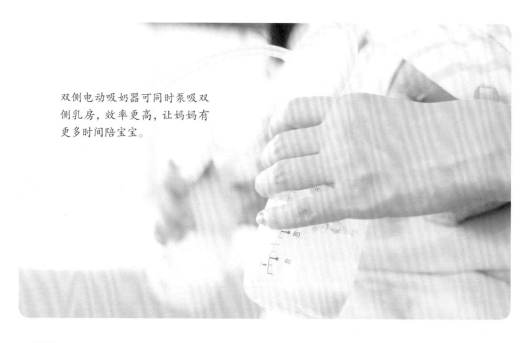

双侧电动吸奶器可同时泵吸双侧乳房，效率更高，让妈妈有更多时间陪宝宝。

混合喂养

哺乳本身就是对乳房的一种保健行为。怀孕之前患有的乳腺结节、乳头发育不良等情况都可能在哺乳后不治而愈。不少年轻妈妈担心哺乳会使乳房变得难看,其实,妈妈年龄、体重的增加和乳房的重量因素,对乳房形状的影响远大于哺乳的影响。

😊 哺乳前热敷乳房

哺乳前,揉一揉乳房,或是用热毛巾敷一下乳房,有利于刺激泌乳,宝宝吸吮也更省力。哺乳时,一定要将乳头及乳晕的大部分放入宝宝口中,这样吸吮时对妈妈乳房的牵扯较小,也更有利于宝宝吮吸。结束前,要用食指轻轻地按压宝宝的下颌,让宝宝自然地吐出乳头,千万不要硬拽乳头,否则容易引起乳头或乳房的损伤。

😊 乳房保健小妙招

◎如果一侧乳房有乳腺结节,应该让宝宝多吸这一侧的乳房,这样可以促进病情的好转。

◎挤奶或吸奶时,动作要轻柔,以免对乳房造成人为损伤。

◎妈妈应该穿戴上大小合适的棉质文胸,托起乳房以改善乳房的血液循环。

◎妈妈最好每天用温水清洗乳房1次或2次,每天坚持做胸前肌肉的运动,如俯卧撑、扩胸运动等可以加强胸部肌肉的力量,从而增强对乳房的支撑。

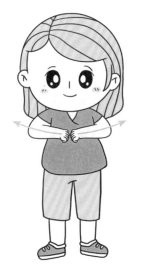
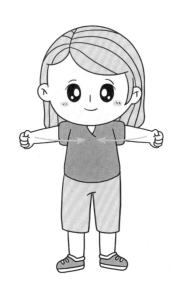

每天坚持做简单的扩胸运动5~10分钟,就可以加强胸部肌肉的力量,改善胸型,健美上半身。

人工喂养

人工喂养并没有什么不好，躺在妈妈温暖的怀抱里喝奶，对宝宝来说是感受母爱最简单的方式。

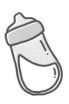

让宝宝从奶瓶中感受爱意

对所有的小宝宝来说，最幸福的事莫过于依偎在妈妈的怀里吃奶了。即使没有喝到母乳，但闻到妈妈身上熟悉的味道，也会感到安心踏实。喂配方奶的妈妈也要懂得建立亲子关系的重要性，不能为了省事，随随便便往宝宝的嘴里塞上一个奶嘴，让宝宝自己吸吮，也不要在喂奶时与别人聊天或看电视。

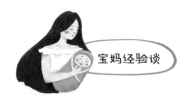

宝妈经验谈

喂奶环境要安静

在哺喂宝宝时，可以选择光线柔和、温度适宜、相对安静的环境。这样的环境使宝宝心情舒畅、情绪稳定。宝宝吃奶时速度均匀、呼吸平缓，不会左顾右盼，才有利于食物消化和营养吸收。

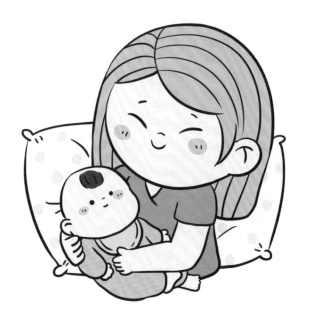

全心全意地喂奶

找到一个舒服的喂奶姿势。妈妈一边温柔地和宝宝说话，一边轻柔地帮宝宝系上围嘴，小心地把宝宝抱到身上，全身放松，让宝宝也以一种舒适的姿势躺在妈妈的怀里。先让奶充满整个奶嘴后再放进宝宝的口中，以免宝宝吸入过多的空气。喂完奶后，用棉柔巾将宝宝的嘴巴蘸干净，并给宝宝拍嗝。大多数宝宝吃饱了拍会儿就行了，但有些宝宝体质弱，喂奶中途需要停下来拍几次嗝，将胃中的空气排出后再继续吃。

日常护理

宝宝逐渐长大，跟爸爸妈妈互动的愿望更加强烈，也需要更多的互动方式认识世界。然而在跟宝宝互动时，爸爸妈妈必须保护好宝宝，不要因为想看宝宝兴奋的表情而做危险动作，这样很容易出现意外。

☺ 不要抛举宝宝

抛举的动作对宝宝来说非常危险，即使爸爸妈妈认为自己完全有能力接住孩子。而且宝宝在下落过程中，由于惯性的作用，尚未发育成熟的骨骼要承受很大的压力，有受伤的风险。

架住宝宝的腋窝猛地转圈，这样做也是很危险的。因为宝宝的骨骼与韧带发育尚不完善，在旋转的过程中，容易造成肩关节脱臼等问题。宝宝颈部肌肉力量也不是很强，剧烈地摇晃宝宝身体时，宝宝的头也来回晃荡，很可能会导致大脑损伤。

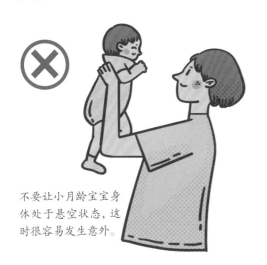

不要让小月龄宝宝身体处于悬空状态，这时很容易发生意外。

☺ 不要架着宝宝在腿上蹦跳

过早站立和大幅度蹦跳不利于宝宝下肢的发育，容易损伤膝关节，增加出现O形腿或X形腿的概率，甚至会使宝宝肩关节或膝关节脱臼。所以，应避免让小月龄的宝宝在爸爸妈妈腿上蹦跳。

☺ 不要捏宝宝的鼻子

不少爸爸妈妈喜欢捏宝宝的鼻子，以表达对宝宝的爱；还有的爸爸妈妈觉得宝宝鼻梁低，想要把它捏高，这些做法都是错误的。宝宝的鼻黏膜还在发育中，经常捏鼻子可能会对鼻黏膜造成损伤，破坏保护鼻腔的天然屏障。

☺ 不要给宝宝哈痒痒

为了逗宝宝开心，有些家长喜欢给宝宝哈痒痒，但是过度大笑可能会导致宝宝脑组织缺氧，或增加腹部的压力。在宝宝腹部肌肉还没有发育完善时，腹部压力变大会大大提高患脐疝或腹股沟疝的概率。

睡眠习惯

宝宝睡觉提倡与爸爸妈妈"同房不同床"，但仍有许多爸爸妈妈把宝宝带到大床上睡，且理由充足，比如亲子关系会更加亲密，夜间哺乳更方便，可以随时观察宝宝睡眠情况等。但不管怎样，在宝宝愿意的情况下，都要尽量让他（她）早一点去属于自己的小空间睡觉。

🙂 与爸爸妈妈"同房不同床"

爸爸妈妈和宝宝睡在一张大床上存在隐患，比如宝宝闻到妈妈身上的奶香味可能会频繁夜醒，影响睡眠质量；爸爸妈妈翻身时，一不小心可能会压到熟睡的宝宝；宝宝与父母长期睡在一起，不利于独立性格的养成。让宝宝睡小床，可以很好地避免以上问题。但是出于安全考虑，宝宝可以与爸爸妈妈"同房不同床"，这既能给宝宝充足的安全感，也让各自有各自的空间。

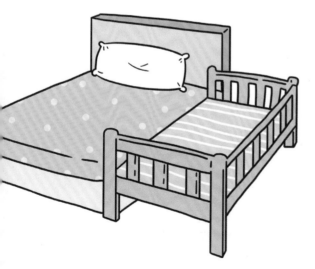

🙂 把小床拼在大床旁边

爸爸妈妈可以将婴儿床拼在大床的旁边，为了夜间哺乳方便，可卸掉婴儿床靠近大床一侧的围栏，这样既能避免宝宝夹在爸爸妈妈中间睡觉可能发生的危险，也便于父母夜间照顾宝宝。

宝宝稍大一些，可以在大床与小床之间挂一块好看又有趣的布帘，为宝宝打造一个既充满趣味又能培养独立睡眠的空间。这种方式爸爸妈妈和宝宝都会很喜欢。

🙂 等宝宝睡熟后再离开

如果月子里宝宝始终与爸爸妈妈同床，那么现在分床睡可能会比较难，所以爸爸妈妈要有足够的耐心帮宝宝度过适应期。比如增加睡前陪伴的时间，待宝宝熟睡后再离开；如果宝宝半夜醒来，尽量让宝宝独自再次入睡；如果宝宝哭闹，可以轻轻安抚，让宝宝知道爸爸妈妈就在身边。

疾病护理

宝宝身上出现痱子，主要是因为在高温、闷热的环境下，一直躺在床上，无法翻身，身上出现的汗液不蒸发，导致毛孔堵塞。不仅是夏天，如果冬天父母在室内给宝宝穿的衣服过多，或夜间盖的被子过厚，宝宝也可能会出痱子。

◉ 辨认是痱子还是疹子

爸爸妈妈可以根据以下3点，确认宝宝身上的红疹是不是痱子。

观察疹子的性状。痱子由很多界限清晰的小粒状红色皮疹组成，摸上去有轻微扎手的感觉。

观察出疹的速度。痱子的出疹速度很快，一两个小时甚至十几分钟就可能大面积出现，局部皮肤干燥透气后会很快好转。

持续观察疹子的变化情况。痱子通常会由红点变成脓包，甚至破溃、化脓。

◉ 如何预防痱子

爸爸妈妈应尽量避免让宝宝待在温度高、湿度大的环境里。夏季室内温度最好控制在24~26℃，湿度在50%~60%。如果温度合适，但是湿度过大，汗液无法排出，也容易出痱子。平时要尽量保证宝宝皮肤清洁、干爽，出汗后要及时擦干，每次喂奶后，用柔软的纱布巾蘸干宝宝脸上的汗液和乳汁。另外，要为宝宝勤换衣服，夏季最好选择透气性好的棉质衣物，以利于皮肤透气干爽。

◉ 生了痱子不要抓挠

◎如果宝宝感觉瘙痒，应尽可能转移宝宝的注意力，以免抓破皮肤引发感染。

◎不要用太热的水洗澡，也不要使用刺激性的洗浴用品，以免刺激皮肤，加剧皮肤的瘙痒。

◎切忌过分捂盖，特别是长痱子的部位，最好能够裸露在空气中。

◎如果宝宝痱子比较严重，痒得难耐，可外用炉甘石洗剂止痒，但一定要确认皮肤没有破溃。如果皮肤已被抓破，有发炎的迹象，要及时带宝宝就医。

➕ 医生叮咛

不推荐使用痱子粉

痱子粉有清凉止痒的作用，但多含有滑石粉，对宝宝健康无益，粉末还有可能堵塞毛孔，因此不推荐使用。

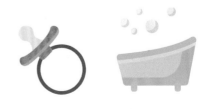

早教游戏与性格培养

3~4个月的宝宝开始双手配合着来抓玩具了，还可以用双肘撑起俯卧的身体，也能够熟练地翻身了。此时，宝宝的先天反射逐渐消失，自主运动进入预备阶段，对身体的控制力越来越好，对世界的感知力也越来越强了。

骨碌骨碌滚一滚

这时候的宝宝可以在妈妈的引导下独立玩这个游戏了，这对锻炼宝宝全身的肌肉和骨骼都有帮助。但这个月龄的宝宝力量还比较小，也很容易累。因此，游戏时间不要太长，3~5分钟就可以了。

游戏准备

平坦的大床或铺在地上的软垫。

游戏步骤

1. 妈妈和宝宝一同仰卧在床上，妈妈翻身，示范给宝宝看。

2. 妈妈引导宝宝和自己一起翻身，边翻身边念儿歌："骨碌骨碌滚一滚，滚一滚，滚出一个小球球。"说到"小球球"时，抱一下宝宝。

对宝宝的益处

这个游戏能帮助宝宝学会翻身和滚动，有助于胸部和手臂肌肉的发育，这是宝宝大动作能力发展的重要环节。

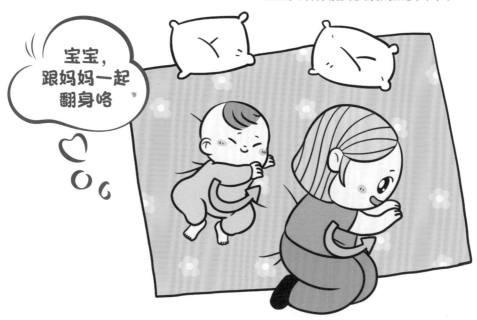

⊙ 我有一个"魔法盒"

3~4个月的宝宝听到声音时，会主动寻找声源了，良好的听觉功能是宝宝认知发展的基础条件，特别是对语言能力的发展起着决定性作用。为宝宝选择音乐盒要费点心思，音乐要欢快一点，外壳颜色要鲜艳，这样才能更吸引宝宝的注意力。

游戏准备

音乐盒1个。

游戏步骤

1. 让宝宝趴在床上，在宝宝的身体一侧打开音乐盒，吸引宝宝转头。

2. 当宝宝转头关注音乐盒时，妈妈要用夸张的动作把音乐盒关上，并告诉宝宝："打开开关，音乐响起；关上开关，音乐停下。"观察一下宝宝的反应，再打开音乐盒，以引起宝宝的注意。

3. 如此反复两三次，让宝宝注意到音乐声和音乐盒开关之间的关系。不断变化音乐盒摆放的位置，让宝宝及时寻找到它。

对宝宝的益处

变换音乐盒的位置，可以帮助宝宝练习转头，开阔视野。寻找声源的过程还可以训练宝宝的听觉，更好地培养宝宝对声音的感知能力和逻辑思维能力。

> 促进逻辑思维能力发展：逻辑思维能力是宝宝智力活动的核心。良好的逻辑思维能力可以帮助宝宝在复杂的信息环境中准确地识别、判断事物。

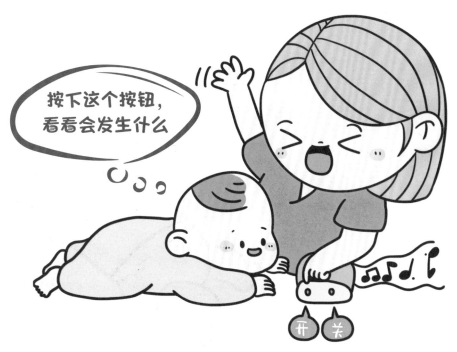

按下这个按钮，看看会发生什么

开 关

179

宝宝的生长发育

到了本周，宝宝终于满百天啦！百天以后的宝宝因为运动和认知能力迅速发展，知道如何表达自己的情绪，如何吸引妈妈的注意了。宝宝醒着时就像一只闲不住的小粉团子，既调皮捣蛋，又惹人喜爱。

☺ 视野扩大到180°

此时，宝宝的视力有了很大的提高，视野范围由原来的45°逐步扩大到180°，这就意味着宝宝能看到很多从前看不到的东西了。在观察方面，宝宝能够看见直径1厘米大小的小物品。视野扩大的同时，宝宝手眼协调能力也在稳步提高。

☺ 能挥舞小手臂了

宝宝现在能够挥舞小手臂、摇动小脑袋了，甚至能借助枕头的支撑把腰挺起来。不过，这时候宝宝的胸椎曲线尚未形成，还不能练习坐。宝宝的髋关节和膝关节逐渐变得更灵活，蹬腿动作也更有力了。如果这时候爸爸妈妈托住宝宝，让宝宝双脚自然垂地，甚至还能感觉到他（她）在用力地向下蹬腿。

☺ 知道如何"表达"了

现在的宝宝已经能明显意识到自己的情绪和行为可能会得到的反馈。比如不舒服了，就会大声哭闹，而哭闹则会引起妈妈的关注，这是最简单的情绪指引行为的正向反馈。这个过程中，引起妈妈关注这个反馈是正向的，宝宝会感到妈妈是可以信任的，于是宝宝知道只要哭几下，妈妈就会注意到自己，然后便会停止哭泣。

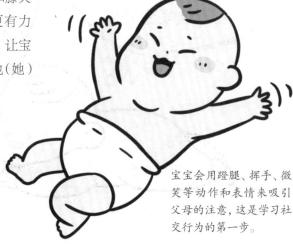

宝宝会用蹬腿、挥手、微笑等动作和表情来吸引父母的注意，这是学习社交行为的第一步。

特别关注

出生后过了百天，爸爸妈妈会突然觉得宝宝长大了，变得好带许多。但现在还不是掉以轻心的时候，宝宝之后的生长发育还是会有很多大变化，爸爸妈妈要特别留心。

☺ 每个月测量一次体重即可

宝宝的体重在一天之中存在差异，这是因为宝宝的体重基数小，测量时要求精度比较高，稍微出现浮动就容易被监测到。环境温度也会导致一些差异，比如夏季天气炎热，宝宝体内水分蒸发快，体重会相对稍轻；而春、秋、冬三季水分蒸发少，体重则较重。

爸爸妈妈无须每天多次为宝宝测量体重，如果整体生长情况良好，通常可每个月测量1次。另外，为了保证测量结果的准确性，建议在相对固定的时间、使用相同的工具测量。

☺ 正常的生理弯曲不是罗圈腿

子宫中空间有限，胎宝宝是以双腿交叉蜷曲，臀部和膝盖以拉伸的姿势生长的，因此大多数宝宝的小腿都有些弯曲，这属于正常的生理弯曲。宝宝到了三四岁以后，胫腓骨延长，臀部和腿部的肌肉力量加强，小腿就不会那么弯了，妈妈不必焦虑，只要注意防止宝宝出现佝偻病就可以了。

☺ 可以用合适的枕头了

3~4个月时，宝宝的头与身体的比例逐渐趋于协调，妈妈可以给宝宝睡枕头了。考虑到宝宝的个体差异，枕头的规格尺寸不宜规定得很具体，但一般情况下以长30厘米、宽15厘米、高3厘米为宜。宝宝的枕头切忌太高。

此外，由于宝宝的头常常偏向妈妈一侧，总一个姿势不利于头部的自由活动，也容易将头睡偏甚至造成习惯性斜颈。所以在使用枕头时，还要经常变换宝宝小床的位置或睡的方向。

不要给宝宝买奇形怪状的枕头，以免过度吸引宝宝的注意力，影响睡眠，同时也不利于颈部发育。

母乳喂养

如果妈妈母乳特别充足，可以挤出母乳储存起来，日后再喂给宝宝，这对坚持母乳喂养有益。不过有些妈妈在储存和加热母乳的过程中，方法不当，导致母乳质量下降，这就得不偿失了。

☺用专用的储奶袋存储母乳

泵吸出的母乳要储存在干净密闭的容器中，最好用带螺旋帽的瓶子或者用专用的母乳储奶袋储存，不能拿奶瓶或普通的存储袋储存。每份母乳的存储量最好在60~120毫升，这样多数宝宝可以一次吃完一份，不会浪费。

☺冷藏母乳保质时间为24小时

母乳可以冷藏，也可以冷冻，注意保持冰箱的清洁、卫生，最好有一层单独的储奶空间，尽量把储奶放置在冰箱的深部位置，因为那里温度最低，而且也会较少受到开关冰箱门时温度变化的影响。封闭冷藏好的母乳最好在24小时内喝完。

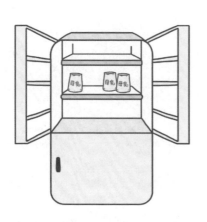

☺冷冻母乳要3个月之内喝完

如果不打算在24小时内喝完泵吸出的母乳，最好冷冻母乳，冷冻母乳至少可以储存1个月。如果冰箱的温度低于-17℃，可保存3~6个月。

每份冷冻的母乳要标记清楚储存的日期和时间，每次使用时先拿最早冷冻的那份。因母乳中的脂肪从冷冻开始就会逐渐分解，所以最好还是在3个月内喝完。

☺不建议用微波炉解冻母乳

解冻母乳时要先放入冷藏室内解冻或放在冷水中解冻，不能用微波炉加热解冻，因为这不能让冻奶均匀受热，且会破坏母乳中的蛋白质和维生素。

不要将新鲜的母乳混合到已经冷冻的母乳中。已经解冻的母乳必须在24小时内喝完，不能重复冷冻。

需要注意的是，对生病的宝宝来说，是否可以使用冷藏或冷冻的母乳，要遵循医生的建议。

混合喂养

妈妈辛苦吸出的奶也是很好的，但如果爸爸妈妈或看护人复温母乳的方式不科学，就白白浪费了妈妈的心血。一般来说，越新鲜的母乳越好，取出来温热后应立即喝完，以免变质。

😊 复温母乳的步骤

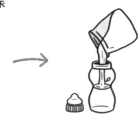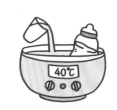

从冷冻室取出冷冻母乳，在冰箱冷藏室放置12个小时，或放在冷水中解冻。

将解冻好的母乳倒入宝宝的奶瓶里。

将奶瓶放在盛有40~45℃水的温奶器中复温，直到母乳温度接近体温。

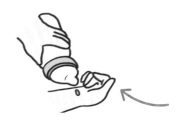

复温结束后，滴一滴奶液在手腕内侧，如果接近手腕温度，就说明奶温好了，可以喂给宝宝。

时不时用手转动奶瓶，以达到均匀受热的目的。

😮 体重增长不足，及时添加配方奶

宝宝的体重如果每周增加150克左右，说明母乳喂养充足，不需添加任何配方奶。但如果妈妈即将上班，不能保证按时哺乳，需求量不能满足宝宝时，可补充配方奶。这个阶段宝宝吃奶的次数比较规律，有的宝宝夜里不吃奶，白天喂5次；有的宝宝每隔4小时喂1次，夜里还要吃1次。

➕ 医生叮咛

不需要给宝宝额外补充营养素

宝宝对生长所需的营养物质，大都可以通过母乳和配方奶得到满足。对纯母乳喂养的宝宝来说，只要妈妈营养均衡、奶水充盈，现阶段除了维生素D，什么都不需要额外补充，母乳中具备宝宝生长发育中需要的基本营养素。建议哺乳妈妈每日补充孕期吃的复合维生素和钙剂。

人工喂养

体重增长好或发育好的宝宝，这时候看到大人吃东西会比较感兴趣，喜欢一直盯着看，甚至流口水，大人看了总觉得不给宝宝喂点什么就会很残忍。但实际上，现在添加辅食还为时过早。

☺ 不要给宝宝过早添加辅食

3个月的宝宝吞咽功能和肠胃消化功能还没有发育完善，各种消化酶还没有生成，肠道对细菌、病毒的抵御能力很弱，过早添加辅食，容易引起宝宝消化不良及过敏。注意，喂菜水和果汁也不行。

☺ 宝宝不宜吃蜂蜜

有些妈妈为了防止宝宝便秘，会在配方奶中添加蜂蜜。蜂蜜不但甜美可口，而且营养丰富，但是蜂蜜中可能存在着肉毒杆菌芽孢，抵抗力差的宝宝食用后易发生食物中毒。肉毒杆菌中毒的宝宝可出现迟缓性瘫痪、哭声微弱、吸奶无力、呼吸困难等症状，因此不建议1岁以内的宝宝食用蜂蜜。

☺ 肚子偶尔叽里咕噜也正常

宝宝的肚子经常叽里咕噜，这是肠胃蠕动的声音。正常情况下，在宝宝饥饿时可以听到，但在胃肠胀气、胃肠消化功能紊乱、胃肠蠕动过快的情况下也会出现比较明显且频繁的响声。当发现宝宝肚子有叽里咕噜的声音时，应观察宝宝的精神、吃奶及大便情况。如果宝宝精神好、心情好、胃口也好，则不必太过担心。

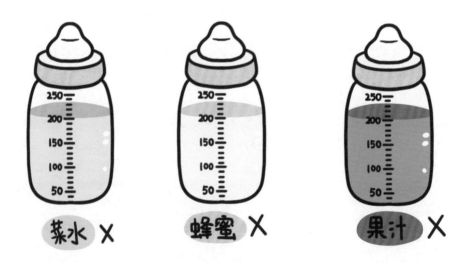

日常护理

宝宝日渐长大，出门的机会也越来越多。婴儿背带主要分为横抱式、竖抱式、面向前式、面对面式及后背式5种，可将宝宝固定在胸前或背后，外出时既能够解放爸爸妈妈的双手，还能和宝宝亲密接触。不过，婴儿背带若使用不当，同样会给宝宝带来伤害。

☺ 4个月以内要用横抱式背带

爸爸妈妈要视宝宝的月龄及生长发育情况，选择合适的婴儿背带。对4个月以内的宝宝，建议选择横抱式婴儿背带，因为小月龄宝宝的骨骼、肌肉还未发育完全，尤其是颈部力量弱，无法很好地支撑头部，长时间竖抱若保护不当，很容易影响正常发育。

☺ 4个月以上选择竖抱式背带

4个月以上的宝宝，颈部肌肉发育逐渐成熟，能够很好地完成抬头动作，可以尝试使用竖抱式背带。但在使用初期，建议尽量选择对宝宝头颈部有支撑设计的类型，以在一定程度上增强安全性及舒适性。

当宝宝能够独坐时，颈背部的骨骼和肌肉发育得更加完善，可以根据需要选择其他类型的背带。

☺ 不要用背带安抚宝宝

婴儿背带可以算是爸爸妈妈的带娃神器，但在使用中也不能过于任性，一定要注意宝宝的安全，避免磕碰和勒住。当宝宝哭闹时，不要把宝宝放进背带内安抚，以免宝宝更加没有安全感，加剧哭闹。

✚ 医生叮咛

背带连续使用不能超过2小时

背带连续使用的时间不要超过2小时，尤其是炎热的夏季，否则很可能导致宝宝出现痱子等皮肤问题。而且，不要在哺乳后30分钟内使用背带，以免挤压腹部使宝宝感到不适。使用时，爸爸妈妈可以适当调高背带系带，尽可能借助髋部及以上的力量支撑宝宝，增加舒适性。

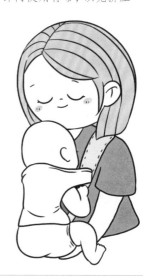

185

疾病护理

出生到现在，宝宝已经接种了好几次疫苗。由于百白破疫苗的普及，宝宝患百日咳、白喉、破伤风已不常见，但这三种疾病仍有散发的可能。另外，急性细支气管炎是常发于宝宝下呼吸道感染时的一种疾病，需要好好护理。

☺ 预防百日咳，接种百白破疫苗

百白破疫苗是由百日咳疫苗、精制白喉和破伤风类毒素按适量比例配制而成的，用于预防百日咳、白喉、破伤风三种疾病。婴幼儿接种百白破疫苗后，免疫效果好，尤其对破伤风和白喉的效果更好，可维持免疫力5年以上，同时可以降低百日咳发病率。百白破疫苗属于一类（免费）疫苗，在婴儿满3个月时接种第1针，后2个月相继注射第2针和第3针，即在婴儿3个月、4个月、5个月时各注射1针。

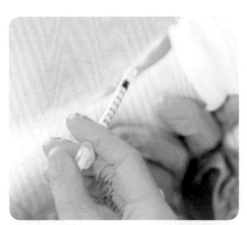

☺ 警惕急性细支气管炎

急性细支气管炎是婴儿期常见的下呼吸道感染疾病，典型的症状就是喘息发作和呼吸困难。主要病因是病毒感染，而宝宝气道本来就比较细，所以感染后更容易发生阻塞。

细支气管炎和支气管炎不是同一种疾病，支气管炎时炎症主要累及大的主气道，更多见于大孩子和成人。

☺ 急性细支气管炎典型症状是呼吸急促

急性细支气管炎最初的症状与感冒症状无异，流清鼻涕，轻微的咳嗽和发热，1~2天后咳嗽迅速加重，出现明显的喘憋和呼吸急促。宝宝呼吸时发出类似打呼噜的声音，同时腹部肌肉收缩，呼气时发出高调的哨鸣音（喘息的声音），吸吮和吞咽困难、吃奶减少等，都提示呼吸困难，病情加重，需要尽快去看医生。

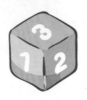

早教游戏与性格培养

宝宝此时的视力越来越好，能够看清以往看不见的小东西了。本周的小游戏可以举一反三，帮助宝宝用眼睛来认识五官，锻炼视觉反应，提高反应灵敏度。

☺ 顶鼻子

亲昵的接触会让宝宝感到舒适而安全，能增进母子之间的感情，也有利于宝宝情商的发展。也可以让爸爸跟宝宝玩这个游戏，让宝宝感受爸爸的气息。

游戏准备

宝宝心情愉悦时。

游戏步骤

1. 妈妈抱着宝宝或让宝宝仰卧在床上，与宝宝视线相对，问："宝宝的鼻子呢？"然后用手指轻点宝宝的小鼻子，说："啊，宝宝的小鼻子在这儿呢！"

2. 再次与宝宝视线相对，问道："鼻子呢？妈妈的鼻子呢？"

3. 拿起宝宝的小手，让宝宝触摸妈妈的鼻子，告诉宝宝："妈妈的鼻子在这儿呢！这是妈妈的大鼻子！"靠近宝宝，轻轻地和宝宝碰鼻子。

对宝宝的益处

虽然宝宝还无法指认任何身体部位，但妈妈的触摸和言语能让宝宝强化一些刚萌生的意识，比如自己抓小手、摸小脸、发出笑声，知道自己能控制身体的动作了。

> **促进身体感知能力发展：** 这个游戏可以帮助宝宝初步感受五官的存在，增进宝宝与家人的感情。

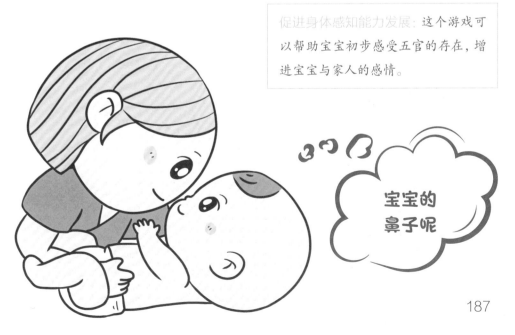

宝宝的鼻子呢

宝宝的生长发育

这时候的宝宝是全家人的"开心果"。相比过去，宝宝哭闹的时候较少，心情愉快的时候居多，眼睛亮亮的，总是对着身边人扑闪扑闪地眨眼睛，还渐渐展现出自己的活动技能，躺着也能手舞足蹈的。

⚙ 喜欢用手抓玩具

从3个月起，宝宝就开始集中精力学习抓握了，并且每个月都会有进步。这时候，够得到的任何东西都被宝宝当作玩具，爸爸妈妈不妨为宝宝多准备些有趣的东西吧。比如轻巧的、容易抓握的摇铃，可以用两只手抓握的塑料球或橡胶球，柔软的毛绒玩具等。

抓握是宝宝发育的一个重要里程碑，只有学会抓握，才能开始真正的玩耍。抓握也是宝宝学会自己吃饭、看书、画画和照顾自己的第一步。

⚙ 摆动四肢表现快乐

当妈妈与宝宝聊天玩耍时，宝宝常会发出快乐兴奋的声音，有时还会试图模仿不同的音调，这是宝宝随时在学习新东西的表现。当宝宝对某样东西感到兴奋时，可能会以激烈地摆动四肢来表达自己的快乐，但因为还无法完全控制自己的身体，宝宝的动作会很笨拙。

宝宝很喜欢踢动腿和脚，还会经常弯曲双脚，在空中做踩脚踏车的动作。

⚙ 开始崭露语言天赋

百天之后，宝宝终于可以开始表达自己的快乐——能够笑出清亮的声音来了！如果宝宝正在吸吮手指或喝奶，当听到妈妈的声音时，宝宝可能会停下来。妈妈应当跟宝宝"喔喔啊啊"地说说话，对着宝宝发出不同的声音。这不仅是在和宝宝建立情感联系，同时也是在鼓励宝宝进行自我表达。

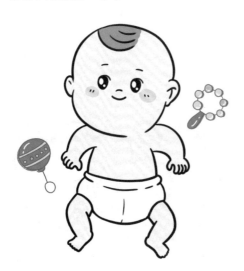

特别关注

宝宝的社交能力越来越强了，懂得盯着别人的眼睛看。妈妈需要注意的是，在带宝宝出去和别人一起玩耍时，要看护好宝宝，避免发生意外。

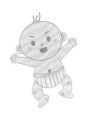

🍪 小拳头不再是拇指内收状

3个多月的宝宝应能常将两只小手张开，而不再是将拇指握在小拳头内。如果宝宝还是经常出现拇指内收，妈妈就要注意了，要经常按摩宝宝的小手指，让他（她）抓握一些玩具，以帮助宝宝尽早将拇指伸出来。

🍪 开始对周围有了认识

这时的宝宝开始对周围的世界有了自己的"认识"，会用好奇的眼光观察身边的每样东西，包括镜子里的自己。尽管宝宝还意识不到镜子里的是自己的影像，但仍喜欢盯着自己或别人的影像看，或者观察其他小宝宝和宠物可爱的举动，露出"灿烂无牙"的笑容。妈妈和朋友在一起时，要把宝宝带在身边，这样宝宝可以听到大人们之间丰富的语言交流。

🍪 不要给宝宝戴任何首饰

宝宝过百天之后，家里的老人会热衷于给宝宝戴纯金或纯银的小手镯、小项链等，图个好彩头，但这其中隐藏着危险。宝宝很喜欢研究这些小首饰，还时不时咬一咬，如果上面有小挂坠，很容易被宝宝误吞，引发窒息。小首饰色泽亮丽，会影响宝宝的注意力，还有可能造成宝宝皮肤过敏和损伤。为了保证安全，爸爸妈妈不要给宝宝戴任何首饰。

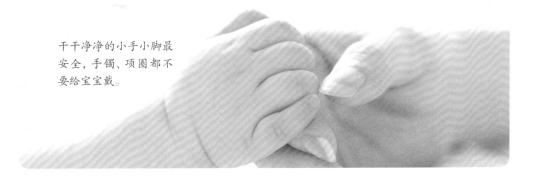

干干净净的小手小脚最安全，手镯、项圈都不要给宝宝戴。

母乳喂养

母乳喂养的次数仍然没有严格的限制，这个时候的宝宝往往是每4小时吃1次奶，到了夜间可能仅吃1次，有的宝宝会一夜都不吃，渐渐摆脱夜奶，爸爸妈妈终于迎来了期盼已久的"睡整觉"。

☺ 警惕"暂时性哺乳期危机"

"暂时性哺乳期危机"的主要表现是本来乳汁分泌充足的妈妈在产后2周、6周和3个月时自觉奶水突然减少，乳房无涨奶感，喂奶后半小时左右宝宝就哭着要吃，宝宝体重增加不明显。引起这种现象主要是因为宝宝体重增加迅速，需求量增多，妈妈过于疲劳和紧张，每天喂奶次数较少等。只要妈妈坚持频繁哺乳，这个危机很快会被化解。

☺ 不能保证按需喂养怎么办

这个月如果母乳不足，给宝宝添加配方奶，宝宝又不吃，可能让妈妈很头疼。教给妈妈一个小技巧，宝宝天生喜欢甜味，只要给宝宝选择一种口味稍甜的配方奶，宝宝即会接受。但不能自行往奶粉里加糖或其他甜味剂，也不要因为宝宝不接受配方奶就过早添加辅食，如果引起消化问题，带来的麻烦会更大。

➕ 医生叮咛

暂时缺奶更要频繁哺乳

宝宝3个月了，很多妈妈误以为母乳已经不再重要，完全可以被配方奶代替，加之遭遇暂时缺奶，很容易放弃纯母乳喂养。妈妈要坚定母乳喂养的信心和决心，保证充足的睡眠，减少紧张和焦虑的情绪，保持轻松愉悦的心情，适当增加哺乳次数。

宝宝生病暂时不能吸吮时，妈妈应将奶挤出，用杯和汤匙喂宝宝；如果妈妈生病不能喂奶时，应按给宝宝哺乳的频率挤奶，保证病愈后继续哺乳。妈妈月经期只是暂时性乳汁减少，经期中可每天多喂2次奶，经期过后乳汁量将恢复如前。

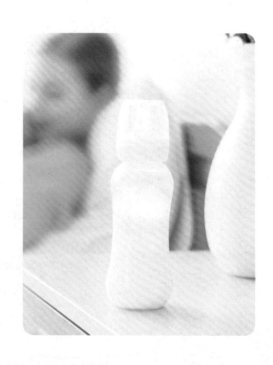

混合喂养

这个时期宝宝容易厌奶，爸爸妈妈不要着急，慢慢调整就好了，宝宝偶尔少喝一两顿奶没有太大的问题。但如果宝宝厌奶期太长，体重增长缓慢，就要及时咨询医生，以免发生营养不良的情况。

◉ 生理性厌奶不超过1个月

这一阶段会有一些宝宝出现生理性厌奶。如果宝宝每次摄入的奶量少于之前，或者很长时间拒绝吃母乳或配方奶，但精神好、大小便正常，妈妈就不必担心。这种情况是暂时的，一般不超过1个月。但如果宝宝体重增长缓慢或停滞，精神差，就要去看医生了。

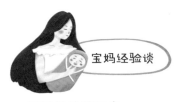

厌奶是自然现象

宝宝对周围的环境越来越好奇，只要不太饿，或者外界稍微有一点动静，就会让正在吃奶的宝宝停下来。这是宝宝厌奶的主要原因。另外，宝宝的味觉也慢慢地开始发育，渐渐地厌倦了一成不变的口味，对喝奶的兴趣逐渐下降。还有很多宝宝在4个月的时候就出牙了。这个时候牙龈很痒，口水增多，会对宝宝的胃口有一定的影响。

◉ 到点塞"奶头"，宝宝会厌奶

从3个月到4个月，喂养的间隔应该慢慢地由3个小时延长到4个小时，妈妈如果忽视宝宝的这种变化，在宝宝还没有发生进食诉求的情况下依然"到点塞奶头"，可能会导致宝宝厌奶。另外，妈妈的奶阵过强或出奶速度太慢，奶嘴口太大或太小，都会使宝宝不满意。

◉ 妈妈喂变奶瓶喂，宝宝也拒绝

有的爸爸妈妈之前会纵容宝宝边吃奶边睡，但宝宝长大了又想让宝宝自主睡觉，宝宝不吃奶就睡不着，导致不能适应新的喂奶时间，最后变成厌奶。另外，整日陪伴的妈妈产假结束，要去上班了，突然把亲自哺喂改成用奶瓶喂养，宝宝是会拒绝奶瓶的，进而发展为厌恶进食。

人工喂养

3个月过后，宝宝除了会厌食母乳，也会突然变得不爱喝奶粉了。这时爸爸妈妈都会非常担心，可是越着急宝宝越不喝，最后宝宝看到奶瓶就直哭。其实，只要父母保持定期测量宝宝身高体重的好习惯，监测显示宝宝在生长曲线的正常值范围内，就说明没有出现营养不良。

⊙ 厌食配方奶，可能消化出了问题

有研究表明，大多数厌食奶粉的宝宝，在出现厌食前的1~2周会很爱喝配方奶，而且体重增长也很快。配方奶比母乳浓度高，过量喂配方奶的宝宝，肝脏及肾脏代谢量很大，非常疲惫，以至于最后"罢工"，宝宝的表现就是开始讨厌吃配方奶。

可以这样说，厌食奶粉是宝宝为了预防肥胖症，身体自行采取的防护行为。

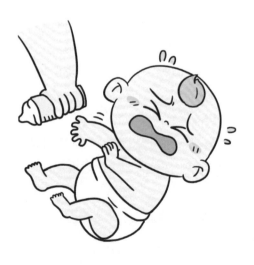

如果宝宝一看到奶瓶就哭，爸爸妈妈不如少喂一顿，宝宝饿了，自然就会进食。

⊙ 换奶粉或把奶冲稀一点

爸爸妈妈应该让宝宝的肝脏和肾脏得到充分的休息，可以换一款配方奶粉试试，但要注意转奶技巧。如果宝宝还是不喝，可以再把奶粉调稀一点儿。宝宝的奶量减少了，有些爸爸妈妈会担心宝宝营养跟不上，其实大可放心，宝宝的食欲是由自己做主的，想喝奶的时候自然会给出信号。

当宝宝不再厌食奶粉后，爸爸妈妈一定不能过量给宝宝喂奶粉，还是要按照正确的比例冲调。

⊙ 可以尝试换奶嘴

3个月的宝宝味觉逐渐变得灵敏，出现厌奶情绪，有可能是不喜欢奶嘴的味道。爸爸妈妈可以将奶嘴用热水煮一下，让它变软，消除异味儿，或者更换一个奶嘴试试。

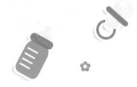

日常护理

宝宝满3个月后，各种感知能力有了进一步的发展，"潜性吸收性心智"的特点决定宝宝从各个方面都在接受环境的刺激和影响。从现在开始，妈妈可以配合宝宝强大的学习能力，将这个精彩世界展现在宝宝面前。

☺ 吸汗巾预防宝宝感冒

宝宝活泼好动，而且新陈代谢比较旺盛，尤其是在夏天或是运动过后，身上会出很多汗。吸汗巾可以及时将宝宝身上的汗吸掉，防止汗液蒸发引起感冒。建议给宝宝多备几条吸汗巾，宝宝出汗过多的时候可以及时替换。

☺ 围嘴要选防水的

围嘴不仅能避免宝宝口水直接沾湿衣服，而且还能在接下来宝宝添加辅食期间发挥更大的保护作用，让宝宝更卫生、干净。市场上有不同类型的围嘴，爸爸妈妈可以给宝宝选择舒适、安全、防水的围嘴。那种颈部后面系带的围嘴在宝宝独自玩耍时最好摘下来，以免在拉扯时发生意外。

☺ 买一些布书、彩色卡片

这个月龄的宝宝已经有初步自主活动的能力和意识，玩具对宝宝越来越重要，选择适合目前月龄的玩具能促进宝宝各项能力的发展。

婴儿床拱架上的玩具、抓握类玩具、能发出声音的玩具都是不错的选择，可以促进宝宝全身及手眼的协调发展；家里的小镜子可以让宝宝观察自己，培养自我意识；相册可以让宝宝认识亲人。妈妈还可以买一些布书、彩色卡片，给宝宝把玩，培养宝宝对书的认识和对阅读的兴趣。

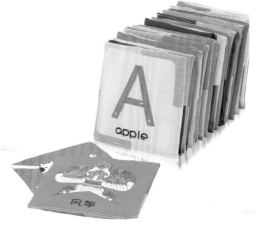

睡眠习惯

充足的睡眠对宝宝的生长发育至关重要，既有利于生长激素分泌，促进身体发育，又能促进大脑发育，提高宝宝的认知能力和智力，还能助宝宝恢复精力。

宝宝能睡整觉但不稳定

对大部分6月龄之前的宝宝来说，睡整觉实际上意味着一次能睡5~6小时。当然，妈妈也可以通过推迟睡觉前的喂奶时间，来调整再次醒来喂奶或换尿布的时间。即使宝宝最终在睡整夜觉方面取得了很大进展，但是随着身心发育，睡眠模式还是会再次改变的，因为许多因素可以导致宝宝在夜间醒来。如果宝宝处于发育的跳跃期（猛长期），睡眠模式也会有暂时的改变。

不要强迫宝宝睡觉

即使在这么小的年龄，宝宝也是一个独立的个体，有自己的喜好，试图控制宝宝所有的行为细节是不理智的。爸爸妈妈无法强迫宝宝去睡觉，能做的是帮助宝宝适应昼夜节律，让宝宝依据这个节律睡眠。更重要的是，在宝宝夜间醒来时，如果无须喂奶或换纸尿裤，爸爸妈妈要坚持让宝宝自己再次入睡。

不要一有动静就去看宝宝

睡觉时，很多爸爸妈妈听到宝宝有一点声音，就立即去看望。然而许多动静只是宝宝正常的反应，是在安抚自己。

◎这时应该给宝宝几分钟，让宝宝再试着睡着，而不是立即去看、去哄。即使宝宝开始哭，也可以过几分钟再过去。

◎如果宝宝一直哭，就走到婴儿床边，轻轻地拍拍，看是否能安抚住宝宝，让宝宝自己接着睡。

◎如果需要将宝宝抱起喂奶、换尿布等，可以开个夜灯，但动作要快一点，切记不要把这些事情变成一个与宝宝玩耍的过程。要给宝宝传递一种信息，这是睡眠时间，而不是玩耍时间。

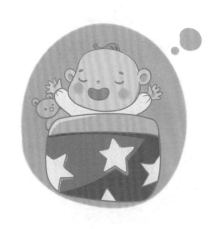

疾病护理

血管瘤是一种影响宝宝外观的疾病，多见于出生时或出生后3~6个月内，常发生于头部、脸部及颈部，在宝宝出生后的6个月内生长较为迅速。遇到这种情况，首先要高度重视，注意观察，不放心时可以咨询医生。

☺ 警惕宝宝身上各种鲜红斑痣

鲜红斑痣常在出生时出现，表现为一至数个暗红色或青红色斑片，边缘不整齐，不高出皮面，多见于面部或肢体处（通常只长在身体的一侧）。鲜红斑痣不会随年龄消失，可随宝宝的长大而增大，多数对身体无害。爸爸妈妈要注意，如果鲜红斑痣长在宝宝的眼睑上或前额部，可能是罕见的斯特奇－韦伯综合征，要及时去医院。

☺ 大部分血管瘤可自行消退

1岁以内的宝宝出现血管瘤，大约80%可以自行消退；5岁以内，大约50%可以自行消退。等到了9岁左右，血管瘤基本会消失，而且不会有并发症和其他危险。

扁平血管瘤是最常见的血管瘤，几乎50%刚出生的婴儿会出现，常见于婴儿眼皮上或脖颈后面，为不规则的浅红色斑片，常在宝宝出生后1~2年内消失，对身体没有任何伤害。婴幼儿血管瘤（毛细血管型血管瘤）也比较常见，常在出生后1~2个月内出现，表现为鲜红或紫红色斑块，与皮肤表面平齐或稍隆起，边界清楚，形状不规则，大小不等。它可以出现在身体的任何部位，但以头部、颈部和躯干处最常见。

☺ 特殊的血管瘤需手术去除

有一些少见的情况，需要治疗或手术去除，比如血管瘤长在特殊部位，如长在眼睛、咽喉或嘴里；血管瘤生长过于迅速；血管瘤易出血或易发生感染等。更罕见的情况是大量的血管瘤长在面部和上半身，这提示血管瘤可能在身体内部的组织器官上也有生长，这种情况需要进一步的检查和评估。另外，血管瘤对大孩子产生严重的心理影响时，也要进行适当的干预。

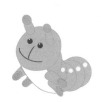

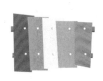

早教游戏与性格培养

这个时候的宝宝对颜色已经慢慢有了认识，尤其是鲜艳的红色，很容易引起宝宝的兴趣。宝宝看到滚动的红色物体时会仔细端详，目光还会追随物体移动。除了视力的发育，宝宝的下肢运动能力也要多多锻炼。

☺ 滚动的大苹果

宝宝俯卧时已经能够较长时间地抬头去注视周围的物品了，看到自己喜欢的玩具时还有伸手去拿的意识。

游戏准备

洗干净的红苹果1个。

游戏步骤

1. 宝宝睡醒后，让宝宝俯卧在床上。

2. 拿出一个大苹果放在宝宝的正前方，让宝宝看一看、摸一摸、闻一闻，吸引宝宝的注意。

3. 推一下苹果，让苹果向远离宝宝的方向滚动，让宝宝的目光追随苹果。

对宝宝的益处

红色非常容易吸引宝宝的注意，滚动红色的苹果可以吸引宝宝努力去抬头、转头，提高宝宝运动的兴趣和能力。

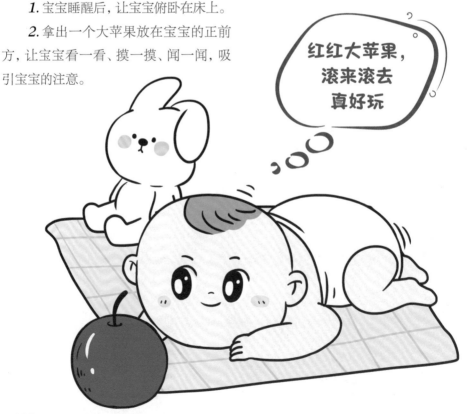

红红大苹果，
滚来滚去
真好玩

🎮 骑车快快跑

宝宝小腿更有劲了，仰卧的时候喜欢乱蹬个不停。这时，要多帮宝宝做做腿部运动，满足宝宝蹬腿的小愿望，并逐步增强宝宝下肢运动的协调性。

游戏准备

让宝宝保持心情愉快。

游戏步骤

1. 宝宝仰卧在床上，妈妈轻轻地将宝宝的脚抬起来，并用两手分别抓住宝宝的两脚，一前一后帮宝宝做运动，就好像宝宝在骑自行车。

2. 妈妈边做边念儿歌："宝宝本领强，会骑自行车，一上一下配合好，车儿飞快跑。"运动1~2分钟后稍做停顿，妈妈可以与宝宝说说话，让宝宝休息一下，然后再继续做。

对宝宝的益处

两腿交替蹬踏，可以促进大脑左右两半球协调发育，充分激发大脑潜能；还有利于锻炼宝宝的腿部肌肉，促进运动能力的发展。

> **促进平衡能力发展**：骑自行车的动作能够让宝宝的腿部肌肉得到一定的锻炼，而且能够发展腿部和身体的协调性，为宝宝以后爬行和走路奠定基础。

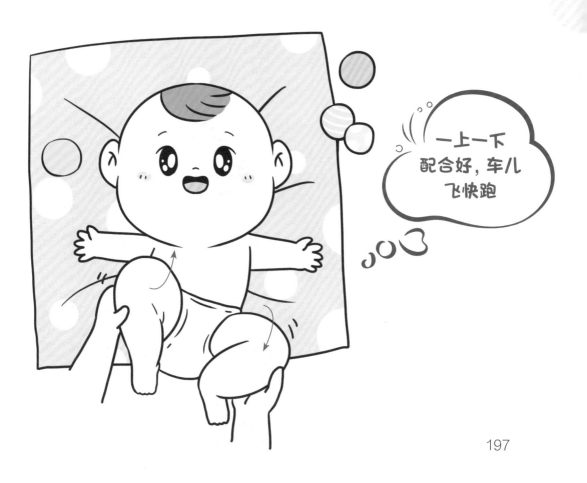

宝宝的生长发育

宝宝开始出现一系列比较丰富的情绪，包括喜悦与难过、满足与不快等。宝宝表达情绪的方式更加清晰多样了，会用打哈欠、揉眼睛、拒绝和妈妈玩游戏、显得焦躁不安等小动作来让妈妈知道自己有些累了。

◎ 掌握翻身新本领

宝宝趴着的时候，能够用小胳膊撑着，把头和肩膀高高地抬起来。宝宝甚至会从仰面躺着翻到趴着，让妈妈大吃一惊。如果宝宝翻过身来了，妈妈别忘了拍拍手，冲宝宝笑一笑，给一些鼓励。宝宝需要妈妈的认可和肯定，因为对他（她）来说，这个新动作可能已经超出自己的能力范围。

◎ 有意识地观察东西

宝宝现在已经开始有意识地观察东西了，对不同的物品会表现出自己的喜好与厌恶。观察力是宝宝智力形成最基本的构成要素，所以爸爸妈妈可以多和宝宝玩一些小游戏，锻炼宝宝对新事物的感知能力，同时也能培养亲子感情。

宝宝的手眼协调能力也在进一步发展，会把手伸向想要去的地方，用两只手抓住东西。如果有喜欢的玩具，宝宝会独自玩上一小会儿了。

◎ 开始"挑"人了

宝宝与不熟悉的人在一起时，可能会变得局促不安，一直扭动，或者带有哭腔，需要一段时间来适应。而当在妈妈的怀抱里感到很安全时，宝宝就会很有兴趣与其他人交流，特别是那些吵闹的小朋友，因为他们更加活泼，对宝宝来说更有趣。而且，小朋友的个头比较小，宝宝不会觉得他们有威胁感。

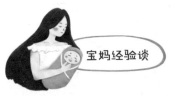

宝妈经验谈

宝宝做梦的小表情很丰富

宝宝睡觉的时候虽然闭着眼睛，但有时脸上表情丰富：一会儿微笑，一会儿皱眉，一会儿又�’嘴或做怪相，有时候还会四肢伸展，发出哼哼声，小模样非常逗趣。这说明宝宝在做梦。做梦标志着宝宝大脑在飞速发展和构建，是一件好事情。

特别关注

本周需要注意的是，要逐渐培养宝宝养成良好的睡眠、饮食等生活习惯，这将会成为自然而然的事情并深入到宝宝的记忆。如果妈妈即将重返工作岗位，就要让宝宝多适应其他看护人。

给宝宝选择固定的看护人

请家中长辈或育婴嫂接替自己照顾宝宝，妈妈应在产假结束前留出一段时间让他们与宝宝共同生活，以便尽快熟悉宝宝的生活习惯，了解各种注意事项，同时让宝宝熟悉新的看护人。

但是，看护人最好不要频繁更换，这样不利于宝宝建立规律作息、养成相对稳定的生活习惯，也会让宝宝长时间处于焦虑、紧张的精神状态，失去安全感，影响宝宝对他人的信任。

锻炼宝宝内收的大拇指

正常情况下，宝宝满百天后，紧握的拳头就会慢慢放松，手指逐渐伸直，拇指随之从掌心中伸出来，再握拳时，拇指可以像成人一样握在其他四指外。如果这个月龄的宝宝仍无法自主伸直拇指，可能是因为锻炼的机会少，不太做抓握或摊开手掌的练习。对这种情况，爸爸妈妈要用一些方法帮助宝宝，以免拇指长时间呈内收状态，影响其他精细运动的发育。最常

用的办法是让宝宝多趴卧，也可以多让宝宝抓握玩具或做手指游戏，让拇指得到锻炼。

体形偏瘦小不一定是营养不良

不能单纯因宝宝体形偏瘦，就断言宝宝营养不良。评估宝宝的生长发育，应根据生长曲线加以判断。如果曲线不太理想，爸爸妈妈可从以下几个方面寻找原因。

遗传因素。 宝宝的体形受遗传因素影响，如果爸爸妈妈偏瘦，宝宝体形偏瘦小的概率就会很高。

活动量。 如果宝宝活泼好动，能量消耗自然较多，脂肪沉积相对变少，使得体形偏瘦。

进食量。 如果宝宝有体重不增或明显变轻的情况，则要考虑宝宝是否进食量偏少，存在营养不良等问题。

慢性疾病。 如果宝宝进食量正常但体重仍不增或下降，则要考虑是否存在慢性疾病未愈的情况，很多慢性病（如过敏、先天性心脏病等）都会消耗宝宝的能量。

母乳喂养

妈妈的产假快结束了，上班后怎么坚持哺喂宝宝是需要提前考虑的问题。所以，在即将上班的前几天，妈妈要购买背奶的工具，还要根据上班后的作息时间，在家提前调整、安排好哺乳时间。

按照上班作息调整喂奶时间

家人应把用奶瓶喂养的时间安排在妈妈上班的时候。妈妈回家之前的半小时家人不要用奶瓶喂奶，因为如果此时宝宝吃饱了，就会对妈妈的母乳不感兴趣，这样妈妈亲自哺喂的机会就少了。

如果妈妈希望将母乳喂养坚持到底，每天至少要保证泌乳3次（包括喂奶和吸奶），因为如果乳房没有受到充分的刺激，母乳分泌量就会越来越少，不利于延长母乳喂养的时间。

提前让宝宝熟悉奶瓶

很多妈妈会在这个月结束产假，准备重返职场了，母乳喂养的妈妈需要提前让宝宝习惯新的喂养方式。如果宝宝不认奶瓶，从现在开始，就可以把母乳倒进奶瓶中喂养宝宝，让宝宝先适应一下，但要注意循序渐进。

让其他照顾宝宝的人来喂

妈妈因为上班或其他原因，不能亲自喂养，那么在此之前一段时间，先让其他照看宝宝的人来用奶瓶喂母乳，妈妈外出回家后依然亲喂母乳。这个方法会让宝宝与其他的照护人产生亲密感，也能慢慢适应没有妈妈在身边、不能吸吮妈妈乳房的时间，学会"独立"进食。

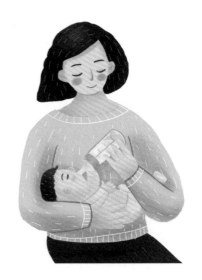

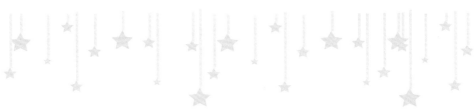

混合喂养

这个月的宝宝，平均每天增加体重25克。若母乳逐渐不足，可以试试先添一次配方奶。如果每天需要添加150毫升以上的配方奶，那就继续添加下去；如果不足150毫升，就说明母乳还能够供给宝宝所需的热量，就不必每天按时添加配方奶了。

😊 夜间频繁吃奶会干扰睡眠

干扰宝宝夜间睡眠的原因，除身体不适和个别客观因素（如睡眠环境太热或噪声等）外，最常见的是夜间哺喂。有时是宝宝夜间频繁醒来要吃奶，有时是爸爸妈妈担心宝宝长时间不进食影响健康，刻意唤醒宝宝喂奶。

😊 宝宝夜里没醒，就应该继续睡

事实上，宝宝睡眠时基础代谢自然变慢，身体消耗也随之降低。而且，宝宝完全具有感到饥饿便自然醒来吃奶的能力，不会出现睡眠中低血糖的情况，更不会造成营养不良。因此，要顺其自然，有需求时随时哺喂，不必刻意叫醒宝宝喂奶。随着宝宝不断长大，爸爸妈妈应帮宝宝养成睡整觉的习惯，避免让宝宝形成乳头依赖，影响睡眠质量。

😊 延长2次夜奶的间隔时间

这个月龄段的宝宝，如果能够连续坚持5~6个小时不吃奶，可以尝试延长2次夜奶的间隔时间。如果每晚仍要喂奶，可以逐渐减少喂奶的次数。如果确认宝宝并非因为饿，只是需要安抚，可以试着使用安抚奶嘴，也可以让爸爸承担起陪睡及夜间安抚的工作，让宝宝逐渐明白"不是每次夜里醒来都有奶吃"，从而逐渐减少夜间醒来的次数，为日后养成睡整觉的习惯打下基础。

😊 夜奶无须调配很浓

不要为了让宝宝在夜间睡得久一点，而把配方奶调配得很浓，更不能在配方奶中加入婴儿谷类食品。在宝宝6个月以前的饮食中添加固体食物，这是不太科学的做法，会影响宝宝的消化功能。

人工喂养

在为宝宝选购奶粉时，妈妈都知道要按照宝宝的年龄段选购不同的奶粉。可是，关于婴儿奶粉分段的知识，妈妈真的都知道吗？看看以下几点，就能分辨不同分段奶粉的营养成分区别。

😊 1段奶粉更接近母乳，宝宝易接受

1段奶粉较明显的标志就是蛋白质含量较其他奶粉低一点，这是因为宝宝的消化功能还不够完善。1段奶粉还添加了充足、合适比例的DHA和ARA，接近母乳含量的游离核苷酸和足量的铁，符合这个年龄段宝宝生长发育的需要。1段奶粉能够增强宝宝身体素质，更好地为脑部、骨骼发育打下坚实的基础。

😊 2段奶粉热量高，助力长高长壮

6个月以上的宝宝生长发育加快，所以2段奶粉的蛋白质含量和热量比1段多。2段奶粉中脂肪的比例也提高了，尤其是不饱和脂肪酸，对这个年龄段宝宝的免疫系统、内分泌系统及神经系统都有重要意义。另外，宝宝脑细胞发育加快，此时应促进宝宝智力和视力发育，所以2段奶粉会强化有利于这两点的营养素。

😊 3段奶粉或鲜奶，按实际情况适量添加

1岁以后的宝宝可以不必严格再喝3段奶粉了，因为宝宝已经可以吃大多数食物了，并能从中获得丰富又均衡的营养，母乳或配方奶不再是唯一或主要的营养来源。只要宝宝喜欢，并能满足日常奶量的摄入，不管是3段奶粉，还是鲜奶、酸奶等，都是可以喝的（酸奶一天不超过200毫升）。如果爸爸妈妈不放心，仍旧可以给宝宝喝3段奶粉。

日常护理

宝宝的头部与床接触的部位确实容易因长时间受压而变得扁平，没被压到的部位生长迅速，就会变得比较鼓。宝宝总是偏头睡，很可能会引起头型的不对称，很多爸爸妈妈因此担心宝宝长大后头型不好看。其实，问题没那么严重。

养出好看的头型

头型确实是可以睡出来的，这是因为婴儿的颅骨是软的，还没有完全长成一块。总往一个方向睡，脑袋看起来就会有些歪。但如果经常换不同姿势睡觉，或者多抱抱宝宝，一般就不会出现明显的头型异常。

扔掉定型枕

特别需要提醒的是，定型枕和趴着睡的做法都不在权威机构的建议之列。出于安全考虑，美国儿科学会建议让宝宝仰卧睡觉。医生也不建议使用任何定型枕或其他装置来固定宝宝的睡姿，因为那可能会增加宝宝患婴儿猝死综合征的风险。

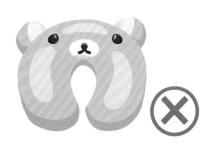

无论婴儿定型枕头多么可爱，都不要给宝宝买。

别老躺着，多趴着玩

当宝宝清醒的时候，试试用不同的方式抱抱宝宝，保证不让其后脑勺总是受压。另外，还可以多鼓励宝宝趴着玩。宝宝可以趴在垫子上，也可以趴在爸爸妈妈的腿上、肚子上。趴着玩，不仅对头型的自然恢复有帮助，还能帮助宝宝锻炼背部、颈部和手臂的力量。宝宝换个角度观察周围，还能更好地认识周围的事物，更好地学习和成长。

经常变换头部的位置

当宝宝躺在床上的时候，父母要经常改变宝宝头的位置，以免头部的某一位置持续受压。

宝宝的注意力容易集中在面朝窗户等有光亮的地方，或者色彩鲜艳的大色块上。爸爸妈妈可以改变房间里玩具或张贴画的位置，让宝宝轮换睡婴儿床的两头，或者不时地变换婴儿床的位置，以鼓励宝宝转头注视不同方向。

疾病护理

宝宝反复揉眼睛，除了困，还可能是因为眼部疾病带来不适。结膜炎就是一种婴幼儿常见疾病，如果发现宝宝的白眼球部分和下眼皮里面发红充血，眼睛有痛痒的感觉，伴随流泪和有分泌物，很可能是得了结膜炎。

⊙ 警惕结膜炎

除了感染，其他原因也可以引起结膜炎，如化学品刺激、过敏反应或其他的眼部疾病等。

结膜炎的种类和症状

种类	症状	潜伏期/传染性
细菌性	结膜红、痒、痛。 眼睛有黄绿色的分泌物。 感染的眼睛早晨可以被脓痂覆盖而睁不开眼睑。 可以单眼或双眼同时感染。	经正规治疗后症状消失，就没有传染性了。
病毒性	眼睛红肿，易流泪，对光敏感。 一般只感染一只眼睛。	症状存在时一直有传染性。
过敏性	眼睛非常痒，很红，过度流泪。 通常双眼同时发病。	从接触过敏原开始，立即或延迟到数小时至数天发病。
化学性	眼红，流泪，最常见于在用氯消毒的游泳池内游泳后发病。	通常在接触刺激物后很快出现症状。

⊙ 及时看医生，以防传染

如果宝宝眼睛有明显的红肿，要及时看眼科医生，先判断引起疾病的原因。一般感染性结膜炎持续7~10天，治疗由细菌感染引起的结膜炎需要使用抗生素眼药水，其他病因导致的结膜炎治疗时不需使用抗生素眼药水。所以爸爸妈妈不要给宝宝用之前用过的眼药水自行治疗。

⊙ 别用手碰宝宝的眼睛和分泌物

感染性结膜炎传染性很强，好发生在春秋季，常可暴发流行。如果宝宝眼睛有分泌物，爸爸妈妈一定不要用手摸，可以在温开水中浸湿消毒棉签（以不往下滴水为宜），用棉签轻轻擦拭掉，不要反复使用。遵医嘱给宝宝滴眼药水或涂眼药膏前后都要用消毒液清洁双手。

早教游戏与性格培养

"拉大锯，扯大锯，外婆家，唱大戏。"这是妈妈们小时候朗朗上口的一首歌谣，在跟宝宝玩"拉大锯"的游戏时，不要太用力，别让宝宝受伤，还要关注宝宝的情绪，让宝宝既能在轻松的氛围里享受到快乐，又能从玩中锻炼到手臂力量。

拉大锯，扯大锯

快满4个月的宝宝，腰、颈部肌肉力量有所增加，靠在妈妈身上坐一会儿都没问题，小脑袋也不会无力地往后下垂。多拉宝宝的手，多扶宝宝坐一坐，宝宝的肌肉力量能得到有效锻炼。游戏后要轻轻抚摸宝宝的腰背部，让宝宝放松。

游戏准备

宝宝睡醒后，保持仰卧姿势，妈妈帮助宝宝放松上肢。

游戏步骤

1. 伸出手指，让宝宝自然地抓住妈妈的手指。将宝宝慢慢地拽起来，念歌谣："拉大锯，扯大锯，外婆家，唱大戏。妈妈去，爸爸去，小宝宝，也要去。"

2. 妈妈支撑着宝宝稳定地坐一会儿，再轻轻把宝宝放下，让宝宝回到仰卧状态。重复上述步骤三四次。

对宝宝的益处

该游戏可以帮助宝宝锻炼腰背部肌肉、骨骼力量及上臂的支撑力。

> 锻炼上肢力量：上肢力量的发育包括脖颈、肩膀、手臂及上身肌肉的发育，是以后很多大动作的基础，如坐、爬、走等。多和宝宝做这个游戏，可以增强宝宝上肢的力量，提高其活动能力。

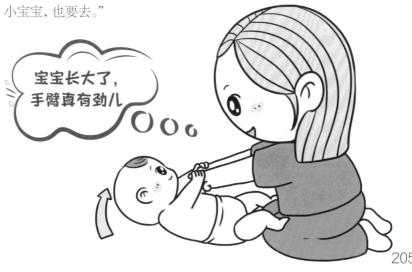

宝宝长大了，手臂真有劲儿

205

宝宝的生长发育

到了第4个月，宝宝体重增长速度开始有所减缓，这是个规律性的过程，并不是发育不良。4个月以前，宝宝每月平均体重增加1000克，从第4个月开始，体重平均每月增加约500克。

⚙ 用眼睛来传递感情

眼睛是心灵的窗户，4个月多的宝宝可以用眼睛来传递感情了。宝宝拿东西时，拇指也灵活多了。宝宝视觉和触觉越来越协调，看到什么东西，都有去摸一摸的愿望，在保证安全的情况下，妈妈要尽量满足宝宝的要求。

⚙ 盯着各种颜色的东西看

宝宝会长时间地盯着各种颜色的东西看，当妈妈拿着花花绿绿、色彩鲜艳的玩具在宝宝面前晃动时，宝宝的头也会随着玩具动来动去。一个有意思的现象是，很多宝宝最先认识灯，这应该跟宝宝躺在床上抬头就能看见灯有关，也有些宝宝喜欢某种动物或汽车。一般来说，宝宝出生后3个月左右就可以教他（她）认物品了。

⚙ 开始学叫"爸妈"了

从现在起到6个月，宝宝会学着发一些音节，比如"ma-ma-""ba-ba-"，这可能是爸爸妈妈这辈子听到最动听的声音了。不过宝宝现在还不能把"ma""ba"的发音与爸爸妈妈联系起来。

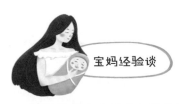

宝妈经验谈

积极回应宝宝的"小奶音"

当宝宝发出声音或尝试着说话时，妈妈要用童趣的声音积极做出回应，让宝宝知道，自己说的话能引起妈妈的反应了。这会帮助宝宝了解语言的重要性，还会帮助宝宝更好地了解因果关系。

特别关注

本月，又该带宝宝去接种疫苗了，爸爸妈妈不要忘记哦。此外，宝宝可爱的小牙也快要冒出来了，相信爸爸妈妈看到会很欣喜。

☺ 别着急添加辅食

按照世界卫生组织的最新规定，无论是母乳喂养还是配方奶喂养的宝宝，都需要6个月再添加辅食，因为在此之前的规定是4个月，所以有些爸爸妈妈急着本月给宝宝加辅食。过早添加辅食，易造成宝宝过敏和身体不适。但宝宝个体存在差异，如果他（她）提前出现添加辅食的信号（见第244页），爸爸妈妈可以考虑尝试。

☺ 宝宝开始出牙

通常宝宝会在出生后4~10个月开始出牙，萌出的第一颗牙一般是下门牙。下门牙萌出后，再过1~4个月，上门牙也会陆续萌出。宝宝出牙早晚与很多因素有关，比如遗传、营养吸收程度、牙龈接受适度刺激的频率等。

每个宝宝都有自己的发育规律，出牙顺序和节奏也存在差异，乳牙并非按时间匀速萌出。有时宝宝连续1个月都没有出牙，有时又会同时萌出三四颗；有的宝宝牙齿是一对一对萌出，有的是一颗一颗萌出，还有的打乱常规顺序出牙。爸爸妈妈完全没必要将宝宝出牙的过程和别的宝宝进行对比，这样会徒增焦虑。

☺ 小心宝宝咬乳头

宝宝这个阶段可能会咬妈妈乳头了，最常见的原因是要开始长牙了，牙床肿胀，会有想咬东西的欲望。妈妈可以在哺乳前给宝宝一个奶嘴或磨牙棒磨牙，等一会儿再哺乳。宝宝咬疼妈妈的时候，千万不要对宝宝大叫或大骂，让宝宝受到惊吓，也不要硬拽乳头，引起拉伤。而是要用手指轻压宝宝的下颌，等宝宝张开嘴再把乳头拿出来。

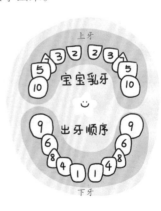

宝宝2~3岁时,20颗乳牙一般就会完全长齐。

207

母乳喂养

"背奶"妈妈是指生完宝宝后返岗，在工作间隙挤出并储存母乳，晚上背回家给宝宝当第二天"口粮"的职业女性。虽然已经上班了，但职场妈妈们依旧希望继续母乳喂养，把原汁原味的乳汁留给宝宝。

☺ 光荣加入"背奶大军"

背奶妈妈一方面要让宝宝得到最天然的营养，为宝宝的未来打下最坚实的健康基础；另一方面也要延续自己的职业理想，让人生和事业不留遗憾。即便背奶过程充满了尴尬和辛苦，但是为了宝宝，所有付出都是值得的。

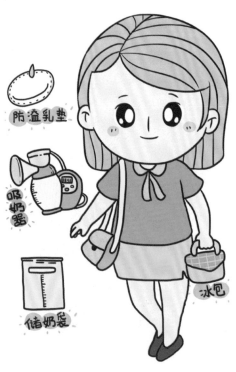

上班族妈妈的"背奶四件套"。

☺ 准备好"背奶四件套"

重回工作岗位前，妈妈要准备好泵奶和储奶的物品，包括吸奶器、储存母乳的储奶袋、冰包（蓝冰）、防溢乳垫，这些通常被称为"背奶四件套"。

☺ 储奶袋上要写明时间

储奶需选择食用级别的专业储奶用具，最好能直接连接在吸奶器上，可减少污染的风险，使用也更为方便。用储奶袋收集完母乳要注意封口，避免漏奶，还要用记号笔在袋子上写好日期和时间，避免过期。

☺ 用蓝冰不愁办公室没冰箱

蓝冰保鲜时间是冰袋的2倍，购买时可以选有奶瓶形状凹槽的。使用前把蓝冰放在冰箱冷冻6~12小时。办公场所有条件时，可以将刚吸出的乳汁放入冰箱冷藏，回家路上再将储奶袋放在装有蓝冰的冰包中。冷藏条件下的母乳一般都可以放置24小时，室温下的乳汁也能放置4~6小时，千万不要浪费。

混合喂养

妈妈上班后，可能会出现母乳不足、影响宝宝生长发育的情况，所以之前纯母乳喂养的宝宝，要考虑混合喂养了。配方奶是需要用奶瓶喂的，但如果宝宝抵触奶瓶或配方奶的味道，该怎么办呢？

☺ 找个新地方用奶瓶喂

在刚开始进行混合喂养的时候，应该找一个不常喂奶的地方，尝试给宝宝用奶瓶喝奶，这就不会让宝宝在心理上觉得这顿应该吃到母乳。要是在妈妈经常给宝宝喂母乳的地方给宝宝使用奶瓶，很可能遭到宝宝的拒绝。

☺ 只露出奶嘴，不露出奶瓶

在喂奶的时候，尽量不要让宝宝看到奶瓶，只露出奶嘴就可以了，这能够降低宝宝的抵触情绪。家人应该多给宝宝提供几种奶嘴，以找出宝宝最喜欢、最适应的。喂奶时，还可以用妈妈的衣服包裹住宝宝，妈妈的味道会带给宝宝极大的安全感。

☺ 宝宝困乏时容易接受奶瓶

宝宝困乏时，敏感度降低，更容易接受奶瓶。耐心等待宝宝自己张嘴寻找奶嘴并含住，而不是硬要宝宝吃。因为很困倦，宝宝吃完就能顺利睡着了。更重要的是，看护人喂奶时一定要和宝宝有眼神和表情上的交流，让宝宝感受到爱意。

☺ 宝宝抗拒奶瓶，不要立刻喂母乳

如果宝宝因抗拒奶瓶和配方奶的味道而大哭，妈妈千万不要因为心疼而马上喂母乳，这反而会加剧宝宝对奶瓶的抗拒。尝试用一些别的办法转移注意力，过一会儿再喂。如果宝宝还是抗拒奶瓶，可以试着用小勺喂配方奶来过渡。

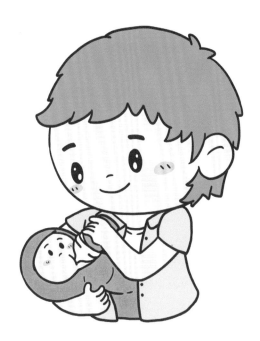

被妈妈衣服包裹着的宝宝很容易平静下来，爸爸就不用担心宝宝黏着妈妈，只要妈妈喂。

人工喂养

如果妈妈要重返工作岗位，家中的老人就要上岗带娃了，很有可能出现带娃理念、方法不一样的情况。这个阶段最重要的还是喂养，但有的老人仍然会按照自己以往的习惯来喂宝宝，爸爸妈妈要充分理解家人，尽力做好沟通和协调。

忘喝一顿奶并没有关系

有的老人记不太清喂奶的时间，而且宝宝没哭闹，玩着玩着就会错过一顿奶，在外面玩更容易出现这样的情况。这时候不能在下一顿给宝宝喝两倍的奶量，因为宝宝的胃容量有限，一次性喝太多会导致胃肠不适。只要宝宝精神较好，体重缓慢增长，少喝一顿奶是没有关系的。而且宝宝有饥饱感，饿了自然会发出信号。

避免老人过度喂养宝宝

很多老人十分溺爱第三代，觉得宝宝能吃就是福，吃得越多越好，长得胖才可爱。如果有亲戚朋友说宝宝挺瘦的，就觉得很没面子，怀疑是不是自己带得不好。或者宝宝经常哭闹，没有别的办法能哄好，就给宝宝塞奶瓶喝奶。千万不能这样，这样的想法和做法很容易造成过度喂养。过度喂养会导致宝宝患有肥胖症，还会影响宝宝的消化道功能及大脑发育。

过度喂养的三个信号

第一，喝完奶后大量吐奶。少量吐奶是生理原因，而大量吐奶说明宝宝的胃已经装不下那么多奶了。

第二，肠痉挛。宝宝因为神经系统发育不完善，加上肠道的消化液少，如果喝的奶太多，超过自身的消化能力，这些奶在肠道里迟迟没办法消化，就会导致宝宝出现消化不良，进而引发肠痉挛。

第三，体重过重。表现为宝宝体重的增长速度过快。

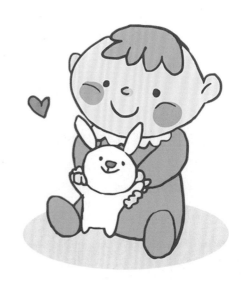

日常护理

一向乖巧的宝宝突然变得暴躁，常常无缘由地哭闹、睡眠不安、狠咬妈妈的乳头，这个月出现这些奇怪的变化，多半是因为宝宝正在出牙。爸爸妈妈要给宝宝做好各种护理，安抚宝宝的不适。

🐾 及时蘸干因出牙流下的口水

宝宝乳牙萌出时，牙齿在穿透牙龈的过程中，会引起牙龈组织轻微肿胀，同时会刺激牙龈上的神经，导致唾液腺分泌唾液增多。但是这个月龄的宝宝吞咽口水的能力还没有发育成熟，因此就会出现不断流口水的现象。为了避免出现口水疹，爸爸妈妈要随时用纱布巾或柔软的毛巾为宝宝蘸干口水，注意力度一定要轻柔，避免造成不必要的擦伤。

🐾 给宝宝咬牙胶、磨牙棒

出牙期间，宝宝需要通过啃咬缓解不适，因此吃手的现象变得严重，吸奶时还会狠咬妈妈的乳头。爸爸妈妈可以帮宝宝按摩牙龈，或者购买磨牙用品，如牙胶、磨牙饼干等给宝宝啃咬，以在一定程度上减轻疼痛和不适。需要提醒的是，出牙期的牙龈肿痛是生长过程中的正常现象，千万不要因为宝宝哭闹而给宝宝服用止痛药。也不要给宝宝冰冻的磨牙玩具，因为低温可能导致口腔受伤。

🐾 关注宝宝出牙期的体温

宝宝经常啃咬东西摩擦牙龈，很容易引起口腔黏膜感染或牙龈发炎，进而引起发热。

如果体温没有超过38.5℃，而且精神状态良好，就无须担心，应保持适宜室温、减少穿盖。

如果体温超过38.5℃，要及时带宝宝就医，并遵医嘱用药物退热。

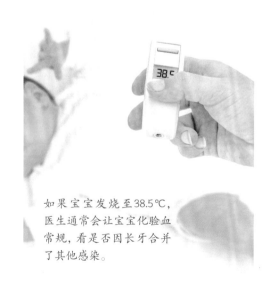

如果宝宝发烧至38.5℃，医生通常会让宝宝化验血常规，看是否因长牙合并了其他感染。

睡眠习惯

在出生后头几个月，许多因素都会影响宝宝的睡眠。即使是轻微的不适感，也会对睡眠产生持续的影响。面对出牙，宝宝很难受，还会影响睡眠，这时候，爸爸妈妈要给予足够的关心。

刚出牙，宝宝频繁夜醒

牙齿不仅白天会长，晚上也在长，当齿尖越来越逼近牙床时，发炎会越来越严重，疼痛会使宝宝变得易怒和烦躁。在出牙期间，宝宝晚上会经常哭闹，难以入眠。这一般多发生在宝宝长第一和第二颗牙齿的时侯。

父母要多些耐心安抚宝宝

出牙的疼痛会让宝宝异常烦躁，白天有各种事情和声音分散其注意力，能适当减轻宝宝对不适的关注。但到了晚上，安静的环境会让宝宝将全部注意力集中在牙龈疼痛上，使得夜晚非常难熬。爸爸妈妈要及时安抚，可以搂抱、轻拍，让宝宝感到舒服和安心，千万不要漠视或指责宝宝。

别因出牙破坏睡眠规律

面对因出牙疼而频繁夜醒的宝宝，怎么安抚都不为过，但有一个原则不能打破，就是不要破坏他（她）的睡眠规律，不能因为宝宝哭闹而带他（她）起来玩耍。即使只有几晚不按时作息，也可能导致睡眠问题。如果宝宝看起来真的很不舒服，可向儿科医生咨询。

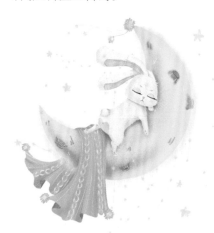

疾病护理

4~10个月的宝宝是患肠套叠的高发月龄。肠套叠很危险，如果压迫时间超过48小时，就会使套入的肠管血液循环受阻，引起肠坏死。因此，爸爸妈妈要学会辨别，千万不能忽视。

😊 肠套叠的典型症状

肠套叠，即肠蠕动异常的部分套入另一部分内，造成肠管部分阻塞时，会产生阵发性腹部绞痛。宝宝会躁动不安，双腿屈曲，有阵发性啼哭，有时还伴有面色苍白、额头冒冷汗，还有可能呕吐。这种情况会有规律地出现，间隔越来越短。如果给宝宝揉肚子，有时会在其右上腹或右中腹摸到一个有弹性、略可活动的腊肠样肿块。

😊 犹豫不得，立即去医院

在发病初期，宝宝排便还正常，但随着肠管套住的时间加长，就可能排出血便。如果爸爸妈妈怀疑宝宝发生肠套叠，不要犹豫，马上送宝宝去医院，这是急症，越早诊断治疗效果越好，拖的时间越长越危险。腹部B超检查可以帮助诊断肠套叠，如症状持续小于24小时，空气灌肠治疗效果好。

😊 就医前要禁食、禁水

肠套叠虽然来势凶猛，并且毫无征兆，但如果及时发现并治疗，效果还是比较好的。在送宝宝去医院之前或途中，要禁食、禁水，以减轻胃肠内的压力。绞痛发作时，哭闹的宝宝也无法进食。如有呕吐，应将宝宝的头转向一边，让其吐出，以免呕吐物吸入呼吸道引起窒息。在明确病因之前不要轻易给宝宝服用任何药物。

➕ 医生叮咛

肠套叠易复发

宝宝得过肠套叠，以后还有可能复发，所以日常护理需要格外注意。父母要关注宝宝的饮食卫生；进食要定时定量，勿过食生冷、寒凉的食物；注意保暖，保护腹部勿受寒凉；如果有必要，要积极配合医生的后续治疗措施。6个月后，要注意科学喂养，不要过饥或过饱，添加辅食要循序渐进，不要操之过急。

早教游戏与性格培养

4~5个月的宝宝好奇心非常强，动作协调能力的改善和视力范围的扩大使宝宝试着去抓力所能及的任何东西，也会有更多的探索行为。这时，妈妈可以和宝宝玩一些促进这些技能发展的游戏。

⊙ 彩色纸飞机

把纸飞机放在宝宝的手中，帮助宝宝把飞机抛向远处。这样宝宝参与感会更加强烈，也会更有兴致，宝宝的手眼协调能力能够得到更好的锻炼和发展。该游戏是大多数宝宝百玩不厌的，不过要注意宝宝的安全，防止纸飞机的尖头扎伤皮肤或眼睛。

游戏准备

鲜艳的纸飞机3个。

游戏步骤

1. 拿起红色的纸飞机，展示给宝宝，告诉宝宝："这是红飞机。"将纸飞机轻轻抛向前方，吸引宝宝注意。

2. 问宝宝："红飞机飞到哪儿去了？"让宝宝指指看："啊，红飞机在那儿呢。"

3. 换其他颜色的纸飞机重复上述步骤。

对宝宝的益处

让宝宝的视线追随纸飞机的飞行路线，可以锻炼视觉反应能力，发展宝宝对空间的认知能力。

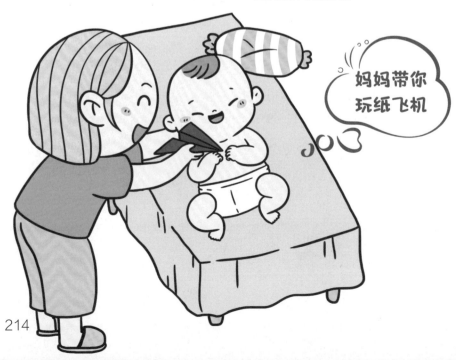

妈妈带你玩纸飞机

🐵 空中小飞人

宝宝"飞"在空中时，视野就会变得不一样。一开始，宝宝可能会害怕。这个时候，妈妈轻轻地转动宝宝，然后再把宝宝放在自己身上，向宝宝微笑，能缓解紧张情绪。玩这个游戏的时候，可以在宝宝的小肚子上放一个他（她）喜欢的毛绒玩具或者在手腕上系一条纱巾，让宝宝体验到其他物品跟着自己一起飞翔的感觉。

游戏准备

使宝宝保持良好的精神状态，在两次喂奶之间进行。

游戏步骤

1. 妈妈用双手把宝宝托在胸前，轻轻地将宝宝举起、放下，让宝宝向前"飞"，向后"飞"，或从一边"飞"向另一边，并对宝宝说："宝宝飞呀飞，飞到白云里，飞到蓝天上。"

2. 让宝宝"飞"四五次后，在妈妈怀里休息一下。妈妈笑着问宝宝："宝宝喜欢飞吗？要不要再飞一次？"如果宝宝很开心，还可以再玩几次。

对宝宝的益处

生活环境的相对封闭让宝宝的协调性和平衡感都较差。这个游戏可以有效地促进宝宝大脑发育，提高宝宝的平衡能力、动作协调能力和反应能力。

> **促进平衡能力发展**：平衡能力非常重要，它不但可以保持身体平衡，帮助宝宝正确地获得空间方位感，还与宝宝的动作协调能力、注意力、反应能力等多种能力的发展相关。

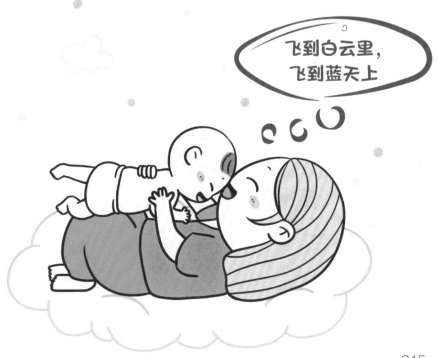

飞到白云里，
飞到蓝天上

宝宝的生长发育

宝宝现在仍会将抓到的每样东西塞到嘴里,舔一舔,咬一咬,用自己的小嘴来认识这个世界。有时,妈妈会突然发现房间里很安静,那宝宝在做什么呢?哦,原来在小床上自己玩呢!

😊 对探索事物有浓厚兴趣

宝宝抓东西的欲望越来越强烈,妈妈脖子上的项链、围巾,爸爸的领带、眼镜,都要用小手去抓一抓,有时候还喜欢揪爸爸妈妈的头发。这个阶段宝宝对探索事物有浓厚的兴趣,爸爸妈妈要多鼓励宝宝去体验和摆弄各种物品,一些看似简单的东西,宝宝都会想探个究竟。爸爸妈妈要注意视线不能离开宝宝,以防他(她)发生吞咽窒息等意外。

😊 能区分相近的色彩

宝宝小的时候能够区分差别非常大的颜色,如红色、绿色,还有黑白相间的颜色,但是不会区别相近的色调,如红色和橙色。而4个多月的宝宝能辨别相近的颜色了。这个阶段,妈妈别忘了为宝宝准备各种颜色的图书、玩具和衣服,帮宝宝提高色彩辨别能力。

😊 会表达自己的喜怒哀乐

哭闹依然是宝宝主要的表达方式,但妈妈会发现,宝宝已经渐渐有一些幽默感了。当宝宝遇到开心的事或感到惊喜时,会用自己的方式表达出来。比如突然看到妈妈的脸从毯子下面露出来,或者一个小玩具从盒子里面蹦出来时,宝宝可能会开心地笑起来。当然玩这样的游戏时声音不能太大或太突然,不然宝宝感受到的就不是惊喜而是惊吓了。

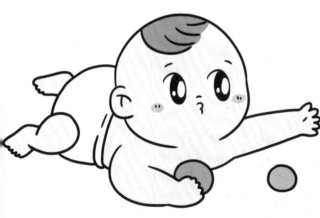

给宝宝准备的小球不能太小,
保证宝宝不能塞进嘴里。

特别关注

宝宝现在喜欢把手里抓到的东西往嘴里送，这是他（她）独有的学习方式。爸爸妈妈千万要注意，不能让宝宝抓到会对自身造成危险的物品，如纽扣、电池、绳子、药片等。玩具不要选购带小零件的，还要注意定期清洗、暴晒。

⊙ 丰富宝宝的语言库

这个月龄的宝宝常常会对自己学到的新本领特别着迷，并会不断地重复这种本领好一阵子。妈妈说话的时候，宝宝可能会很专注地观察妈妈的嘴，并且试着模仿声调的变化，可能还会努力地发出像"m"和"b"这样的辅音。"哒哒哒哒"，宝宝正在学习发出新的音节，丰富自己的"语言库"。

⊙ 大人吃饭时不要抱着宝宝

在爸爸妈妈吃饭、喝水时，稍不留意，宝宝的小手就会伸过来抓碗、抓杯子，很容易造成烫伤。所以大人吃饭时不要抱着宝宝，把宝宝放在能看到的安全的地方，或者放在宝宝餐椅上，让他（她）尽早适应全家人的就餐规则和习惯。大人看护宝宝时，不要把自己用的水杯或保温杯放在旁边，防止烫伤等意外发生。

⊙ 注意玩具的适龄范围

宝宝会踢玩具玩了，把玩具挂在婴儿床上，宝宝会用脚踢，当踢出响声时，宝宝会高兴地大笑，这是很好的运动项目。爸爸妈妈对亲友送的玩具要筛选，不适龄的玩具就不要给宝宝玩，以免造成危险。会掉色、掉零件，容易被啃坏的玩具也不要给宝宝玩。

宝宝的玩具可以定期用酒精湿巾进行擦拭消毒，或每周用70℃以上的热水洗一次，放在阳光下晒干。

⊙ 有痰声不一定是病

有些宝宝呼吸道总有呼噜呼噜的痰声，这可能是喉骨软化引起的。爸爸妈妈应注意给宝宝晒太阳和补充维生素D，这个现象多数在宝宝6个月之后会自然消失。如果宝宝有痰声并伴有发热和呼吸困难，应尽快去医院检查。

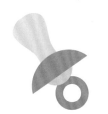
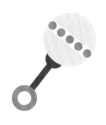
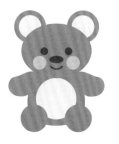

母乳喂养

妈妈奔赴事业的"战场"，这绝不意味着断奶的时间到了。如果因为工作而彻底断了母乳，对妈妈来说，是失去了一个与宝宝零距离沟通的机会。对宝宝来说，过早失去母乳的陪伴，妈妈又重返职场，会让宝宝缺乏安全感。

☺ 充分利用哺乳时间，多喂宝宝

妈妈返岗后每天有1小时的哺乳时间。多数妈妈每天不太能离开工作岗位，可以在单位较为私密的空间泵吸母乳，储藏好，下班后带回家。根据自己的情况，向公司申请晚上班1小时或早下班1小时。对于每天珍贵的1小时，妈妈可以多亲喂宝宝，增加泌乳量的同时，也让宝宝更有安全感。

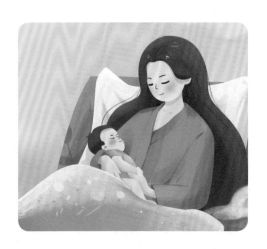

☺ 吸奶时忘掉工作

开始工作后的第一次泵奶最好安排多一点时间，因为妈妈可能会手忙脚乱，需要适应一下，提前咨询一下有经验的同事，会更轻松一点。吸奶时尽量放松心情，暂时忘掉工作，忘掉可能还有人在门外，因为任何压力都会延迟泌乳反射或影响泌乳量。用吸奶器吸奶时想想可爱的宝宝，想想母乳对宝宝的诸多好处。

☺ 每3~4小时吸奶1次

如果妈妈发现泵出的奶量越来越少，常见的原因是工作太忙而减少泵吸的次数，或每次吸奶的时间不够长。为了保证奶量，泵奶的时间应尽量规律，根据平时喂养宝宝的时间，最好每3~4小时能吸奶1次，每次持续15~20分钟，如果吸几分钟却看不到有母乳流出，也要继续坚持，多吸母乳才会多分泌。

混合喂养

背奶妈妈白天上班,做到坚持用吸奶器吸奶,让家人用奶瓶给宝宝喂奶就可以。晚上,妈妈回到家里,依然可以将宝宝搂进怀里亲喂。每一次哺喂,不但满足了宝宝的需求,对妈妈来说,也是一种放松减压的方式。为了宝宝能健康成长,妈妈的所有付出都是值得的。

⊙ 抓住每一次在家亲喂的机会

与吸奶器相比,宝宝的小嘴对妈妈乳房的吸吮更能促进乳汁的分泌,所以背奶妈妈一定要珍惜亲喂的机会。即便是在工作日,只要安排合理,也可以有四五次的亲喂机会。晨起,妈妈就要抓紧时间给宝宝哺乳,等到上班临出门前,妈妈可以进行第二次哺乳。下班回到家,妈妈就可以享受美好的哺乳时光了,等到晚上睡觉前,还可以进行一次哺乳。如果宝宝夜间有需求,也可以进行哺喂。

⊙ 周末全天亲喂宝宝

周末或节假日的时候,妈妈就可以"扔掉"奶瓶,尽情享受亲喂的美妙时光。不少背奶妈妈都有这样的感触,快到周末的时候,泌乳量会减少,而经过周末宝宝的吸吮,到周一的时候,乳汁居然又多了起来,乳房感觉满满的、胀胀的,这就是亲喂的神奇之处。

⊙ 享受夜间哺乳

如果宝宝能够在晚上睡整觉了,那妈妈也可以踏踏实实地一觉睡到天亮。如果宝宝因为白天没有见到妈妈,晚上特别黏妈妈,频繁地要吃奶,妈妈也不必因此而抱怨,这就是宝宝对妈妈的依恋,妈妈应该感到欣慰,并且通过夜间喂乳来增加泌乳量。

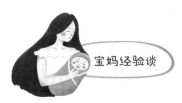

宝妈经验谈

利用午休时间补觉

有些妈妈会让宝宝睡在自己的身边以方便哺乳,但千万要注意别在喂宝宝的时候睡着,这样很容易发生危险。因为夜间哺喂会影响睡眠,妈妈返岗后,可以在单位利用午休时间补觉。

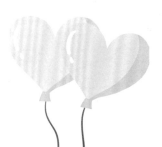

人工喂养

这个阶段，宝宝只有在睡觉和喝奶的时候，才会安静下来。结束一天工作的妈妈非常辛苦，下班喂奶也想轻松些。但是不能以此为借口忽视宝宝，妈妈平时喂奶的某些不良习惯很可能会给宝宝造成不小的影响。

☺ 喂奶时不要看手机、电视

很多妈妈在给宝宝喂奶的时候，都会觉得这十几分钟很无聊，于是就玩会儿手机或看会儿电视，这样是不对的。

一方面，宝宝吃奶的时候如果看到妈妈的注意力不在自己身上，可能会不好好吃奶；另一方面，妈妈在玩别的东西的时候，姿势很可能就会发生变化，让宝宝觉得不舒服。所以妈妈在给宝宝喂奶的时候，要专心地看着宝宝，有眼神交流，这样可以增加宝宝的安全感。

☺ 喂奶时不要和别人聊天

给宝宝喂奶并不是一件很随意的事情，宝宝吃奶时对外界环境是很挑剔的，不仅需要一个安静的环境，而且需要妈妈的关注。如果妈妈在喂奶的时候总是跟别人闲聊，还有说有笑的，就很容易吸引宝宝的注意，他（她）吃奶就不专心了。时间长了，很容易让宝宝养成喝奶开小差的习惯。而且妈妈的这种行为也会导致宝宝感觉自己缺乏妈妈的关怀，从而敏感、焦虑，缺乏安全感。

☺ 喂奶时不要逗宝宝笑

很多人看到宝宝可爱的模样都会情不自禁地去逗一逗宝宝，但是无论是他人还是妈妈自己，都不要在宝宝吃奶的时候这样做。宝宝吃奶时侧卧在妈妈怀里，神情很专注，嘴里也都是奶，如果这时候逗宝宝笑，奶水很容易进入宝宝的气管，导致呛奶。

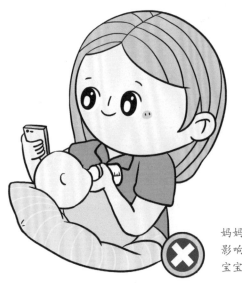

妈妈在给宝宝喂奶时看手机会影响宝宝的注意力，也不利于宝宝的情感发育。

日常护理

如果家有男宝宝，理发器的利用率是很高的，可以买一个；家有女宝宝，使用频率不高，如果要理发，父母可以向朋友借用，或者用婴儿专用剪刀给孩子理发。

⊛ 选购安全的理发器

父母要选购宝宝专用的安全理发器，这种理发器设计了储屑盒，可以收纳头发屑；带有静音设计，方便在宝宝熟睡时使用；配有陶瓷刀头，可以修剪细软头发，使用更安全。购买理发器之前最好向用过的朋友咨询，尤其要考虑使用的安全性以及用前的装配和用后的清洁是否方便。

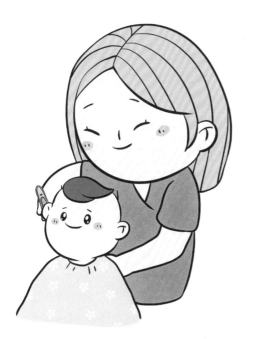

婴儿理发器大多会配一把硬毛小刷子，方便父母清理刀头附近的碎头屑。每次理发之后都要及时清理刀头，以免下次使用夹到宝宝头发。

⊛ 给宝宝理发需谨慎

◎除非特殊需要，不要给3个月以内的宝宝理发。没有证据证明，剃头发有利于头发长得更好。胎发即使不理，也会慢慢掉落，逐渐被新发代替。

◎使用理发器前详细阅读说明书，特别是安全方面的注意事项。用后收好，不要给宝宝当玩具。

◎妈妈在给低龄宝宝理发时，最好有他人帮助，如果宝宝哭闹，不要强迫，等宝宝安静下来或睡着了再理。

◎请理发师上门为宝宝理发，要注意理发师是否经过婴儿头部护理及理发的双重培训，是否具有给婴儿理发的丰富经验。

◎理发用具要安全，而且理发前要经过严格的消毒，以避免交叉感染。

◎宝宝理发频率没有特别的规定，可根据头发生长速度及性别不同，1～2个月理1次发。

◎不要弄伤头皮。年幼的宝宝皮肤很娇嫩，不小心剃伤头皮容易引起细菌感染。

221

疾病护理

很多宝宝都会经历发热，而且往往夜间体温高于白天，4~6月龄的宝宝，很有可能会迎来人生中的第一次发热。面对发热，父母如临大敌，异常紧张，其实，只要明确原因，对症护理，绝大多数发热都会在数天内恢复正常。

⊙ 发热只是疾病的一种症状

从普通的感冒到严重的肺炎，都可能引起发热。发热说明宝宝的体内正在发生一场"战争"，"友军"是增多的白细胞和抗体，"敌人"是入侵的细菌和病毒，双方你来我往打得火热。经此一战，宝宝的免疫力又会上一个台阶。但发热无疑会使宝宝感到身体不适，变得烦躁不安，进而引起心率和呼吸频率增加，迅速上升的高热有时还会引起惊厥症状。

⊙ 选择耳温枪式温度计

判断宝宝是否发热，最准确的方式是借助体温计来测量。老式的水银温度计读数困难、易碎，且一旦打碎，水银会流出，被宝宝误食或沾在皮肤上是非常危险的，不建议使用。

耳温枪式温度计是深受父母欢迎的一种数字体温计，轻轻插入宝宝耳道，开启测量，马上就能测出体温，既方便又安全，是目前推荐使用的适合婴幼儿的体温计。

不管是用哪种方法测出的体温，虽然存在细微的偏差，但都相对准确。

⊙ 少穿点，不要裹成"维尼熊"

现实中有太多父母把发热的宝宝裹得严严实实的，但其实宝宝这时非常需要散热。注意，只有正确的散热方法才能缓解宝宝的不适。

用空调调节室内温度。 保持室内凉爽（24℃左右），天热可以开空调，凉爽的空气有助于带走宝宝体内散发出来的热量。

适当穿衣。 宝宝衣服不能穿太多，被裹成"维尼熊"，不仅热量散发不出去，还会使体温急剧上升，有高热惊厥的危险。

给宝宝吃喝。 发热时，体内的能量在"燃烧"，需要额外补充能量和水分（水、口服补液盐等）。有时候服用退热药效果不好，造成宝宝体内水分不足，这时必须要补水。父母如死守教条，坚持不给宝宝喝水可能引发更严重的情况。

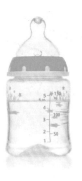

🔵 禁用高浓度酒精给宝宝擦浴

用高浓度酒精给宝宝擦浴，酒精可能会经皮肤吸收，引起很严重的副反应，如酒精过敏，甚至引起宝宝休克、昏迷。

如果宝宝发热后对退热药过敏或不耐受，表现出频繁呕吐且不能口服退热药时，可以尝试进行温水擦拭降温，这是不错的物理降温手段。但前提是要看宝宝能否接受。如果宝宝拒绝洗澡或洗澡时出现颤抖等情况，就不要继续了。

🔵 安静休息，才能更快康复

宝宝发热几乎是每个父母都会遇到的问题，但千万不要因为宝宝反复高热，就不停地把宝宝往医院送，好比患上了"发热恐惧症"。

有的发热确实需要医生来治疗，但有的发热不必过分担心。因为发热是一种症状，多数情况下会持续1~3天。多次往返医院，反而容易发生交叉感染。宝宝此时更需要的是在安静的环境中好好休息。

➕ 医生叮咛

什么样的发热必须就医

如果宝宝发热，但是精神好，能被逗笑，吃喝如常，或者发热时看起来不舒服，但退热之后就和平常一样活泼，父母就不必太过担心。

但如果宝宝出现以下症状，就需要及时去医院：3个月以下的宝宝体温超过38℃；任何年龄反复高热超过40℃；2岁以下宝宝持续发热超过24小时；2岁以上宝宝持续发热超过72小时；宝宝看上去很难受，嗜睡或烦躁不安；发热同时出现其他症状，如脖子僵硬、皮疹、反复出现呕吐或腹泻。

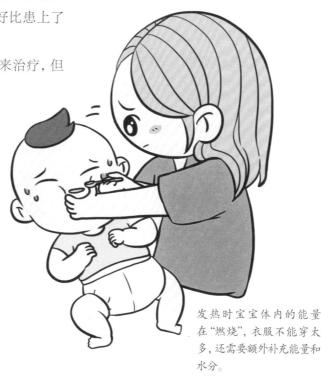

发热时宝宝体内的能量在"燃烧"，衣服不能穿太多，还需要额外补充能量和水分。

❂ 何时开始使用退热药

《中国0至5岁儿童病因不明急性发热诊断和处理若干问题循证指南》建议≥2月龄的儿童，口温≥38.5℃和（或）出现明显不适时，采用退热药退热治疗。但是退热药主要是用于缓解发热时宝宝的不适症状，所以是否需要用退热药不仅要看体温，还要观察宝宝的身体状态及体温的上升速度。

对症判断是否用退热药

用退热药	暂时不用药，继续观察
发热时有明显不适，不管温度是否高于38.5℃。	体温高于38.5℃，但是能吃能喝，玩耍、睡眠很正常。
体温上升很快。	体温缓慢上升，可以先观察，辅以物理降温。

❂ 首选对乙酰氨基酚和布洛芬

儿童发热时推荐的退热药物，主要是对乙酰氨基酚和布洛芬。6个月以下的宝宝只能用对乙酰氨基酚，6个月以上的宝宝可以选用对乙酰氨基酚和布洛芬，两者可以交替使用。

儿童发热推荐药物

药物名称	对乙酰氨基酚	布洛芬
商品名	泰诺林、百服宁	美林
适用年龄	任何年龄	6个月以上

❂ 不要用阿司匹林、尼美舒利退热

不要用阿司匹林给宝宝退热，因为这类药物会引起消化道出血，甚至引发瑞氏综合征（一种严重的药物不良反应，以服用水杨酸类药物，如阿司匹林为重要病因，死亡率高），危及生命。另外，还要谨慎使用尼美舒利，该类药物容易导致宝宝大量出汗，甚至有严重的肝、肾损伤。

❂ 快速退热不一定是好事

宝宝发热，体温反复其实很正常，但有的爸爸妈妈太过焦虑，求助于那些一针注射、药到热退的"好药"。例如被滥用的激素"地塞米松"，属于糖皮质激素，长期使用会破坏免疫系统。如果宝宝只是普通的感冒发热，是不建议使用的。

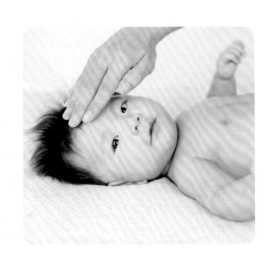

早教游戏与性格培养

在宝宝情绪好的时候，鼓励宝宝去体验和摆弄各种物品，如遥控器、餐巾纸等。在这个阶段，妈妈可以为宝宝准备一些节奏感较强的音乐，帮助宝宝提高身体协调能力。妈妈还要及时鼓励和赞扬宝宝，让他（她）有成就感。

小屁股，会跳舞

节奏清晰的音乐会让宝宝非常兴奋，甚至会挥动小手来配合，小腿也越蹬越有力。由于宝宝下肢支撑力量还不够大，妈妈要控制游戏的时间。

游戏准备

《小苹果》等节奏明快的歌曲。

游戏步骤

1. 妈妈扶着宝宝的腋下，让宝宝的脚碰到妈妈的腿或较硬的床。有意识地放松手腕，让宝宝双脚蹦一蹦，双腿蹬一蹬，小屁股活动活动。

2. 播放乐曲，帮助宝宝尽量配合乐曲的节奏活动。

对宝宝的益处

蹲起、弹跳对宝宝学习保持平衡起着非常重要的作用，是宝宝开始行走的先决条件。配合节奏感强的音乐，让宝宝跳蹲蹲舞，不仅有利于提高乐感，还可以锻炼宝宝的身体。

> **促进节奏感发育**：欢快的音乐可以刺激宝宝的听觉，而舞动的身体和充满节奏感的引导可以锻炼宝宝的平衡能力。父母带着宝宝一起跳舞，对宝宝的情感发育也有好处。

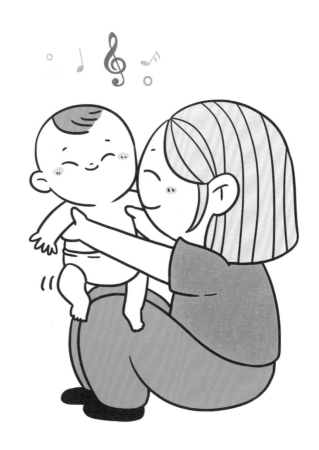

225

宝宝的生长发育

现在，宝宝对妈妈的依恋已经开始了，当他（她）意识到妈妈要离开的时候，有时会抱住妈妈哭闹。而宝宝见到陌生人，会感到害怕，甚至哭泣，这也是宝宝怕生期的开始。

☺ 小手能握住东西

宝宝的精细动作能力有了很大的提升，学会用拇指和其他手指相对握住东西，并且能逐渐将东西握稳。多加练习后，宝宝可以一手拿一物，进行对敲或传递。

☺ 能听出自己的名字

当妈妈喊宝宝的名字时，宝宝会明白是在跟自己说话。当妈妈与其他人谈起宝宝时，宝宝就会把头转过来。如果想吸引宝宝，逗宝宝开心，跟宝宝说说话就行。宝宝还能够辨认出声音是从什么地方来的，尤其是听到新的声音，会迅速把头转过去。爸爸妈妈不妨晃动一串钥匙来吸引宝宝。

☺ 会表达小情绪

这个阶段的宝宝可以很清楚地让别人知道自己生气了、无聊了，或是高兴了、焦虑了，但还不能和大人一样用复杂的方式来表达自己的情感，宝宝表达爱和幽默的能力还有待发展。

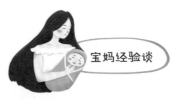

宝妈经验谈

多安慰认生的宝宝

宝宝表现出"陌生人焦虑"的迹象，这其实是情感发育的第一个重要里程碑。宝宝可能会突然拒绝靠近不认识的人，或者当陌生人靠近时，宝宝会仔细端详，然后哭闹表示拒绝，这时妈妈要多抱抱宝宝，不要强迫宝宝接受陌生人，以减轻宝宝不安的感觉。

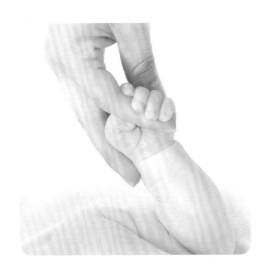

特别关注

宝宝已经可以灵活翻身了，腰腹部的力量也越来越好。下一项技能就是学坐。学坐并非一日之功，而是一个循序渐进的过程，总体来说分为靠坐、扶坐和独坐3个阶段。另外，这一阶段也可以帮宝宝锻炼手部的精细动作了。

◎ 让宝宝练习靠坐

4~6个月时，宝宝可以倚靠在爸爸妈妈怀里坐一会儿，但还不能坐得很直，身体时常呈前倾的姿态，而且坚持不了太久，没有支撑就会失去平衡。在帮宝宝练习坐时，可以用手支撑住宝宝的背部、腰部维持坐姿，也可用靠垫辅助。每次练习的时间不宜过长，注意不要让宝宝采取跪姿，以免影响腿部发育。

◎ 让小手更灵活

许多重要的生活技能都与精细运动能力有关，如吃饭、画画、刷牙、系鞋带、扣扣子等。这个月龄，爸爸妈妈可以借助玩具或物品，锻炼宝宝手部精细动作能力。比如准备一些大小不一、形状各异的积木，有效锻炼宝宝的抓握能力，但积木块大小应保证宝宝无法吞咽。还可以准备不同大小、材质和纹路的球，让宝宝捏、挤，体验不同的触觉感受。

◎ 不要制止宝宝撕纸

撕纸对宝宝来说并不是一个破坏行为，反而可以给宝宝带来很多好处。例如，锻炼手指的灵活性，以及手眼的协调能力；锻炼宝宝的操作和想象能力，促进脑功能的健全和成熟；给宝宝看不同颜色的纸张，让宝宝对颜色有更清楚的认识；粗糙度不一样的纸张也能给宝宝不同的触感……因此，爸爸妈妈不要阻止宝宝撕纸，平常多提供一些活动手指的机会，让宝宝练习剥、撕、拔等动作。

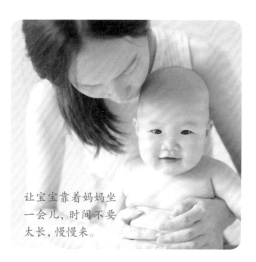

让宝宝靠着妈妈坐一会儿，时间不要太长，慢慢来。

母乳喂养

有些妈妈奶水充足，经常会出现奶阵，奶阵意味着宝宝能够畅饮母乳，而对重返工作岗位的妈妈来说，如果处理不好奶阵，奶水浸湿衣物，则比较尴尬。也有一些妈妈上班后奶水变少，可以尝试一些方法，让奶阵变多。

◉ 神奇的"奶阵"

在哺乳的时候，妈妈突然感觉乳房隐约胀痛，随即就有奶水呈喷射状或快速滴水状流出。如果宝宝在这时候吃着奶，就会听到宝宝大口大口吞咽的声音，一般是连续几口到十几口。简单地说，如果宝宝吃奶或者妈妈挤奶的时候感觉到乳房有轻微触电似的酥麻感，就表示奶阵来了。奶阵一般发生在宝宝吃奶前或吸吮几分钟后。奶阵持续时间的长短基本上决定了产奶的量，奶阵的时间越长，就会持续产生更多的奶。

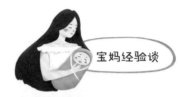

宝妈经验谈

奶阵刺激法

1. 洗净双手，让自己轻松地躺着，并深呼吸、慢慢吐气。

2. 双手张开，拇指放在乳房上面，其余四指呈杯状，放在乳房下面，轻轻按摩。

3. 再用手指在乳头上温柔的旋转，不时以食指触碰乳头最前端。

4. 闭上眼睛，想象宝宝正贪婪地吸吮乳汁。

◉ 在上班，奶阵来了怎么办

有的妈妈由于上班太久没有让宝宝吸奶也会产生奶阵。此时，妈妈可以到一个没有人也较封闭的地方，用手按压乳头两分钟，即可阻止奶水继续外流。及时用吸奶器吸空乳房，可减少这种情况发生，避免尴尬。

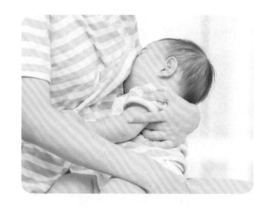

混合喂养

"6个月以后的母乳特别稀,没营养了,赶紧给孩子换奶粉吧""吃奶粉的宝宝养得更好"……这些言论往往出自奶粉厂家,或者是家中的老人。如何看待母乳和奶粉,其实不要光从表面现象进行判断,还要有科学依据。

😊 母乳依然有营养

6个月以后的母乳不是没有营养了,而是没有了免疫球蛋白。这种营养物质存在于母乳中,奶粉是没有办法给宝宝提供这种抗体的。所以喝母乳的宝宝从6个月后开始,就失去了妈妈给予的免疫屏障,变得容易生病。6个月以后的母乳同样有营养,只不过不够宝宝生长发育所需,需要逐渐添加其他食物来补充。

😊 母乳是1岁内宝宝最好的口粮

母乳无论在什么时候,都富含营养,如脂肪、蛋白质、钙和维生素等,是宝宝最好的粮食,其他任何食物都无可替代。1岁以内,宝宝的主要营养来源还是母乳。每天让宝宝多吮吸,这样才能保证母乳分泌量不下降。如果奶水充足,在有条件的情况下,建议一直母乳喂养到宝宝2岁。

😊 配方奶只是比母乳更扛饿

细心的家人会发现,喝相同量的母乳和配方奶,宝宝喝完配方奶能玩更长时间,因为按比例冲泡的配方奶比母乳稠得多。母乳中90%是水分,配方奶中75%以上也是水分,所以一般来说配方奶更扛饿。要特别提醒带宝宝的老人,不能因为宝宝两餐间隔时间长就觉得喝奶粉好,进而舍弃母乳喂奶粉。

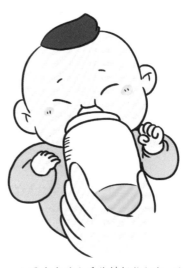

如果宝宝的小手能够握住奶瓶,父母不如大胆放手,让他(她)"自力更生"。

229

人工喂养

宝宝喝奶的时间间隔越来越长，喝奶的时间点也趋于固定。但有些宝宝会因为口欲比较大，想在几顿"正餐奶"之间喝点"零食奶"过过瘾，对此爸爸妈妈不能太过纵容，因为这不利于进餐规律的养成。

"零食奶"会影响"正餐奶"

配方奶不仅是正餐，也可能是零食。对宝宝而言，不到喂奶间隔时的奶都是"零食奶"。如果宝宝喝奶不积极，喝几口就不喝了，或者喝的时间少了，那么很可能是在喝"零食奶"。就像大人一样，如果在两餐之间吃了零食，那肯定会影响吃下一餐的胃口。宝宝也一样，如果习惯喝零食奶，那么正餐奶就会喝得相对少一点，这样循环往复，宝宝每顿都不会吃饱，可能把奶瓶里的奶当成了一种安慰，而不是食物。

"打岔"有助于戒掉"零食奶"

想吃零食奶时，宝宝并没有那么饿，只是习惯了胃口稍微有点空就喝奶。为了不影响宝宝的喝奶规律，爸爸妈妈可以尝试用几种方法分散宝宝的注意力：换人抱一抱，用新鲜的玩具逗着玩，引入安抚奶嘴，抱去户外散散步、晒晒太阳等，暂时让宝宝忘记有点饿和吃奶这件事。

有意拉长吃奶间隔时间

如果之前宝宝每3个小时喝1次奶，那现在就尝试延长至每3.5小时或4小时喝1次奶。适当地拉长吃奶间隔对宝宝并没有什么坏处，在宝宝不大哭大闹的前提下，稍微饿一饿，能增进食欲，让宝宝更专心地喝奶。一开始可以先延长15分钟，然后慢慢延长至半小时，循序渐进地来。

只有爸爸妈妈有足够坚定的信念去规范喂养规律，情况才能改善，一时的严格可以让之后的喂养更轻松。

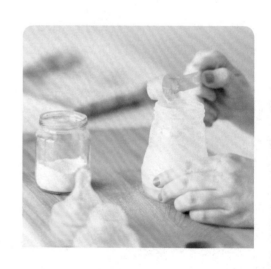

日常护理

在这个阶段，宝宝已经能意识到自己耳朵的存在了。细心的爸爸妈妈可能会注意到宝宝睡觉时会用小手动耳朵，清醒时也常拉着耳朵玩耍，耳朵总被揪得红红的，这到底要不要紧？

总揪耳朵有原因

起初，宝宝揪耳朵只是因为好奇，随着月龄的增长，可能会渐渐形成一种习惯或自我安慰的方式，比如觉得无聊或有心理压力时会揪耳朵。但还有其他原因导致宝宝喜欢揪耳朵，爸爸妈妈需要仔细观察。

促进两侧内耳发育均衡

宝宝揪耳朵，但没有任何其他异常，很可能是由于双侧内耳发育不均衡，该现象一般在出生后6~12个月会逐渐消失，无须治疗。在保证安全的基础上，爸爸妈妈可以带宝宝荡秋千、玩转椅等，促进两侧内耳的平衡发育。

检查耳道和耳郭有无湿疹

如果在宝宝外耳道或耳郭部位看到湿疹，那揪耳朵很可能是湿疹所致。宝宝如果习惯躺着喝奶，那么奶水就容易溢到外耳道，诱发湿疹，父母应避免这种喂养方式。另外，宝宝发生过敏，耳道和耳郭也可能起湿疹。

出牙的疼痛传到了耳朵

如果宝宝揪耳朵时伴有口水增多、烦躁、频繁啃手指、吃奶时咬妈妈乳头或咬奶嘴等情况，说明可能与出牙有关。出牙时，疼痛会通过神经传递到耳朵和脸颊部位，宝宝不舒服就会揪耳朵、抓脸。

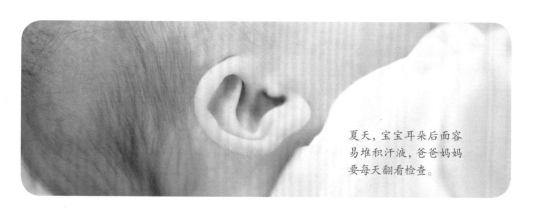

夏天，宝宝耳朵后面容易堆积汗液，爸爸妈妈要每天翻看检查。

疾病护理

妈妈常常忍不住想把宝宝的耳屎清除掉，但其实耳屎是有用的，它是耳道内分泌的物质，可以起到润滑和防止耳道感染的作用。2岁以下的宝宝不建议清理耳屎，特殊情况要由医生处理。

⊛ 双耳温差高，高度怀疑中耳炎

如果宝宝经常揪耳朵，并伴有发热、哭闹、食欲下降等，就要怀疑是否患了中耳炎。爸爸妈妈可以通过测量耳温的方式进行初步判断，若双耳温差在0.5~1℃，就要高度怀疑耳温较高的一侧可能存在发炎的情况，要及时带宝宝就医，做进一步检查。

⊛ 感冒3天左右中耳炎高发

典型的中耳炎是在宝宝感冒后发生的，因为感冒后咽鼓管（咽鼓管连接着耳和咽喉，儿童的咽鼓管非常狭窄）很容易堵塞而发炎，产生的液体积聚在鼓膜后可引起细菌繁殖。中耳炎的高发年龄为6个月至2岁，一般感冒3天左右是高发期。

不正确的喂养方法也容易引发宝宝中耳炎。例如，给平躺的宝宝喂奶，奶水很容易通过咽鼓管流进耳道，引起分泌性中耳炎。

✚ 医生叮咛

如何预防中耳炎

◎身处吸烟的环境会让宝宝很容易得病，中耳炎也不例外。

◎按时接种疫苗，特别是肺炎疫苗和流感疫苗，除了可以预防肺炎、脑炎等疾病，也可以减少中耳炎的发生。

◎在宝宝1岁前坚持母乳喂养，母乳中的很多成分可以增强宝宝的免疫力，减少病毒或细菌感染的机会。

◎勤洗手可以预防病菌感染。

◎1岁后仍然用安抚奶嘴可能会增加患中耳炎的机会。

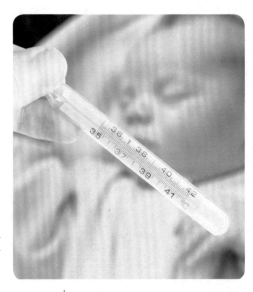

水银体温计不能测耳温，使用也有一定风险，建议爸爸妈妈购买耳温枪。

早教游戏与性格培养

5~6个月的宝宝已经能灵活地翻身了，还能自如地用双手或单手去抓东西，并往嘴里塞。这个时候，教宝宝将一只手拿到的物品传到另一只手上，可以锻炼宝宝手眼协调能力。

🔘 宝宝学传手

物品在手中传递最早发生在宝宝近5个月的时候，是无意的行为。而有意地将物品放到另一只手中，大概要到宝宝近6个月的时候，或者更晚一些。

游戏准备

小玩具若干。

游戏步骤

1. 让宝宝左右手各拿一个玩具随意玩耍。然后，妈妈再给宝宝一个玩具，宝宝会扔掉手中的玩具去拿新的。

2. 如果妈妈将宝宝扔掉的玩具拿走，宝宝会不敢再扔，于是会把手中的玩具放在胳膊上抱着，再去拿一个。

3. 胳膊抱不住玩具时，宝宝会用手尝试多种办法解决，最后学会将左手的玩具放下，并将右手拿的玩具传到左手，再伸右手去拿第三个玩具。反复如此，宝宝就学会了传手。

对宝宝的益处

这个游戏可以锻炼两手同时抓握、传递物体的能力，提高大脑对手的控制力，帮助宝宝逐渐熟练地用两只手配合着完成动作。

> 锻炼双侧协调能力：将玩具从一只手转移到另一只手的游戏，有助于宝宝掌握抓放能力、手眼协调能力，这并不容易。传手是手部技巧进步、双手协调的一个标志。

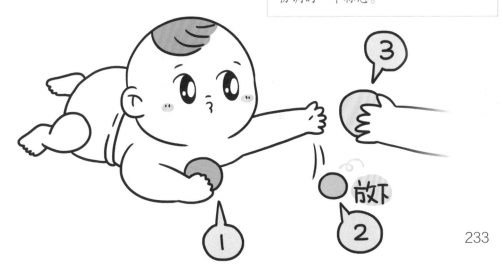

233

宝宝的生长发育

现在的宝宝越来越热衷于运动了，在妈妈的帮助下宝宝可以自己扶着奶瓶吃奶了。身体协调能力进一步增强，手上越来越有力气，宝宝能够用手传东西到另一只手上，还会喜欢乱扔东西。

⊙ 自己能拿奶瓶了

宝宝即使能自己扶着奶瓶吃奶了，妈妈也一定不要走开，因为小宝宝在吃奶时会有各种无法预料的情况发生，架起来的奶瓶可能会让宝宝吃得过饱，甚至有呛到的可能。而且，如果宝宝含着奶嘴就睡着了，奶水可能会积存在嘴里，时间久了奶水中的糖分会引起蛀牙。

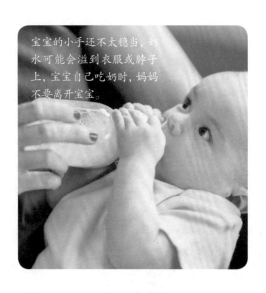

宝宝的小手还不太稳当，奶水可能会溢到衣服或脖子上，宝宝自己吃奶时，妈妈不要离开宝宝。

⊙ 开始乱扔玩具

宝宝开始明白简单的动作也会产生结果，所以妈妈要做好心理准备，离"乱七八糟"的日子不远了。

宝宝可能会扔掉东西，为的是看看它们怎样掉下去，掉到哪里去了。一旦宝宝明白扔东西和捡东西一样好玩，他（她）的世界将会变得更有意思，而妈妈的世界将变得凌乱。不仅如此，宝宝还会学着敲打、摇晃物品。爸爸妈妈不要对宝宝的行为表示愤怒，应该尽快适应，要更有耐心。

⊙ 两只手会传递东西

可以给宝宝一个小摇铃及其他能抓的玩具，帮宝宝把东西转移到另一只手里，然后再放回到原来那只手中。反复多次后，宝宝就学会这项新本领了。对宝宝来说，这项新本领为他（她）开启了一个全新的世界，他（她）可以用两只手玩了。

特别关注

出牙期间的不适可能会导致宝宝心情烦躁，爸爸妈妈要耐心地照顾宝宝，帮宝宝缓解不适。在出牙的时候要小心看护宝宝，告诉宝宝什么能吃，什么不能吃，不能把什么东西都放进嘴里。

☺ "咿呀"学语说个不停

宝宝看和听世界的本领几乎和大人一样好，交流技能也在迅速地提高。这个月龄有一半左右的宝宝在咿呀学语，他们会一遍遍地重复单音节（比如"ba""ma""ga"等）或者其他辅音与元音的组合。这时候，妈妈要积极地回应，可以把"咿咿呀呀"地回应当作游戏来做。当听到一个不能分辨的音节时，妈妈只要热情地回应宝宝，并夸奖宝宝"真棒，又学会一个新音节啦"就行了。

☺ 告诉宝宝不能往嘴里塞东西

宝宝现在已经拥有物体识别和一定的记忆能力了。当宝宝抓起东西往嘴巴里塞的时候，爸爸妈妈要适当地阻止，即让宝宝知道什么东西不能吃，也防止危险的发生。

☺ 用指套牙刷帮宝宝刷牙

虽然乳牙迟早会被换掉，但如果出现严重的龋齿，很可能会影响恒牙的发育。因此，要特别注意保护宝宝的乳牙，即便只有一颗，因为蛀牙有可能在第一颗乳牙萌出后就发生了。爸爸妈妈可以用指套牙刷坚持每天帮宝宝刷牙，多用夸张的动作、有趣的表情示范如何刷牙，激发宝宝的兴趣。牙齿上残留的糖分是形成龋齿的重要原因，乳牙的牙釉质比较薄，被腐蚀的可能性更大，也就更容易出现龋齿。

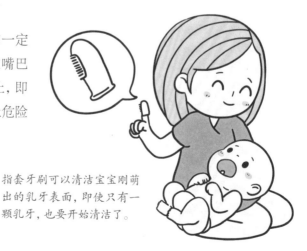

指套牙刷可以清洁宝宝刚萌出的乳牙表面，即使只有一颗乳牙，也要开始清洁了。

母乳喂养

对宝宝来说，母乳虽然是绝佳的养分来源，但到了一定的时间后，母乳已经无法满足其生长需求，这时就得添加辅食，之后再慢慢减少奶量，不过这不代表断奶。

☺ 添加辅食不影响母乳喂养

目前比较统一的标准是母乳喂养至少6个月，6个月后添加辅食的同时可以继续母乳喂养到1岁，1岁后如果妈妈和宝宝都愿意，母乳喂养可以继续延长。世界卫生组织和联合国儿童基金会均推荐母乳喂养到2岁或更大。延长哺乳时间不会造成宝宝对母亲的过分依赖或引起心理精神上的问题。所以，什么时候断奶没有准确的年龄限制，这应该由妈妈和宝宝共同决定。

☺ 在宝宝觉得乳头好玩前停止哺喂

很多妈妈都被宝宝狠狠咬过乳头，导致每次哺乳就很紧张，甚至产生断奶的念头。其实，一般情况下即使宝宝出牙了，

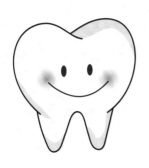

也不会在吸吮时咬乳头，因为他（她）的舌头会挡住下牙。宝宝想咬乳头是有规律的，都是在哺乳快结束的时候，即有节奏停止吸吮时。在他（她）快迷迷糊糊睡去之前，或者在他（她）觉得乳头是好玩的东西之前，妈妈就可以停止哺乳了，用手指阻止宝宝继续吸吮的同时抽离乳房就行。

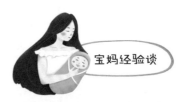

宝妈经验谈

温柔坚定地对宝宝说"不可以"

如果宝宝已经咬乳头了，妈妈要坚定地对他（她）说"不可以"，同时迅速地将乳头从他（她）嘴里抽出。动作要温和些，因为妈妈太过生气的状态可能会引起宝宝的兴趣，他（她）就会还想再次尝试咬乳头这件事。一旦宝宝意识到咬乳头意味着失去吸吮妈妈乳房的机会，就会自觉抑制这种冲动了。

混合喂养

很多妈妈在快给宝宝添加辅食时，就想让母乳退出"历史舞台"，让配方奶粉接棒喂养，为成长保驾护航。但其实，母乳的作用不仅是提供营养，对宝宝的心理和情绪也有意想不到的安抚作用。

☺ 母乳的安抚作用越来越有效

无论宝宝多大，母乳都有很好的安抚作用。有些妈妈觉得母乳能随时随地让宝宝安静下来，变得开心，是件好事，但有些妈妈则担心宝宝会过度依赖母乳安抚，影响社会适应能力。如果说宝宝现在对母乳的需求是填饱肚子，那在1岁以后，宝宝自身的发育特点是经常需要得到安抚，而母乳对他（她）的安抚是很有效的，也是容易被接受的。

事实上，延长母乳喂养可以为宝宝建立自信、愉悦、身心健康的未来打下良好的基础，所以出于营养、免疫和健康的考虑，只要妈妈和宝宝都愿意，母乳喂养可以继续，直到2岁。当然，爸爸和其他家人的支持和鼓励能让妈妈对继续母乳喂养更有信心。

☺ 尝试让宝宝不喝夜奶

宝宝胃容量变大，可以持续4~6小时不喝奶了，爸爸妈妈不妨尝试断掉夜奶。但这要结合宝宝的情况看。如果宝宝每夜都会醒一两次，扭动、哼唧，哭起来不能再自主入睡，说明宝宝是真的饿了，爸爸妈妈应满足他（她）喝奶的需求。

断夜奶时，建议妈妈和宝宝分床睡，然后逐渐推迟夜奶时间，减少次数。例如，睡前那顿奶稍微增加一点量，让宝宝一次吃饱。慢慢地，再尝试拉长两次夜奶的时间间隔。在这个过程中，特别要注意夜间宝宝扭动、哼唧时，不要立刻抱起来喂奶，而让他（她）尝试再次自行入睡，循序渐进，最终帮宝宝成功戒掉夜奶。

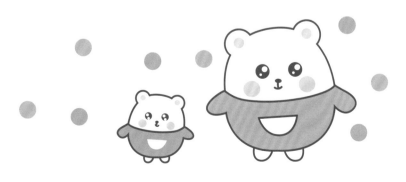

人工喂养

这个月龄，宝宝的奶量达到了有史以来的最高值——每天1000毫升，每次的奶量接近或超过200毫升，往后的月龄也不会喝得比这个再多了。如果宝宝饿得快，对吃东西表现出极大兴趣，挺舌反射消失，这就是准备添加辅食的信号，爸爸妈妈要及时学习辅食喂养的知识。

增加白天的奶量

到了第6个月，宝宝白天的睡眠大大减少，一般上午睡1~2个小时，下午睡2~3个小时，夜间甚至可以一觉睡到天明。喂奶时也应加强白天的喂奶量，延长间隔时间，从而减少喂奶的次数。晚上如果宝宝没有哭醒，可以断掉夜奶。

每天奶量不超过1000毫升

为了不让宝宝长太胖，爸爸妈妈应该控制奶量，每天喂奶不超过1000毫升，这也是宝宝成长过程中奶量的最高值。爸爸妈妈可以每隔10天给宝宝称一次体重，如果每次增重保持在150~200克，说明宝宝的奶量比较适宜；如果增重超过200克，就要加以控制了。

经常检查奶嘴是否破损

这个月龄的宝宝奶量很大，一天要喝4~5瓶满满的奶，奶嘴的使用时间长，而且宝宝出牙后还喜欢咬奶嘴，所以爸爸妈妈不要忽略检查奶嘴的孔有没有开裂。如果奶嘴开裂了还继续给宝宝使用，很可能出现奶嘴碎屑通过吸吮的动作，卡进宝宝喉咙的情况。同样，当奶嘴出现刮伤、变形、起雾时，一定要尽快更换，这是宝宝安全喝奶的前提。

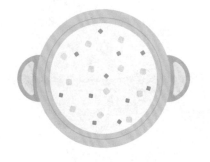
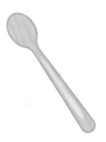

日常护理

现在的宝宝对尿便排泄还没有什么意识，可是很多长辈会给宝宝训练大小便，通过"嗯嗯""嘘嘘"的声音，或者把屎、把尿的动作，让宝宝建立起排泄条件反射，但这种做法不仅老套，更会给宝宝带来很大的危害。

☺ 把屎、把尿容易使宝宝脱肛

给宝宝把屎、把尿的时候，宝宝要在尿道或是肛门处频繁用力，这很容易导致肛门括约肌处的韧带日益松弛，长久下去很容易引起脱肛。如果宝宝排便的时候发生梗阻，反倒加剧排便的困难，情况严重还有可能会导致肛裂。

☺ "嘘嘘"声有可能导致宝宝憋尿

长辈会通过"嘘嘘"的声音来引导宝宝快速尿出来，而宝宝渐渐地会对"嘘嘘"的声音产生一种条件反射——听到便想尿尿，没听到就强忍住不尿。晚上睡觉时，宝宝很可能因为听不到引导声，而不能顺利排尿。憋尿憋久了会影响到睡眠质量，进而影响生长发育。

☺ 把屎、把尿容易让脊柱受损

给宝宝把屎、把尿的时候，通常是让宝宝佝偻在大人怀里，而且时间不短，长久如此容易对宝宝正在发育中的脊柱产生一定的损伤，尤其是宝宝还小的时候，脊柱尚未定型，特别容易发生弯曲病变。

☺ 把屎、把尿会给宝宝造成心理负担

小月龄宝宝排便系统尚未发育完全，大小便完全是自主的生理感受，没有特殊规律。但是大部分家长给宝宝把屎、把尿，完全是一种强制性的行为，也没有根据宝宝是否有便意来决定，这样容易给宝宝造成不必要的心理负担，甚至会使宝宝出现畏惧排便的心理。

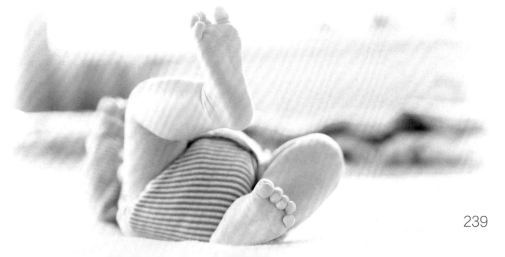

239

疾病护理

宝宝由于免疫系统尚未发育成熟,所以更容易患感冒。患感冒的宝宝身体比较虚弱,爸爸妈妈除了要帮宝宝擦鼻涕外,还应该掌握更多的护理知识,才能给宝宝提供安全有效的呵护。

☺ 感冒90%以上由病毒引起

感冒也叫急性上呼吸道感染,平均每个儿童一年要感冒7~8次,自然病程7~10天,90%以上由病毒感染引起,绝大多数都可以自愈。症状很轻的感冒和咳嗽通常不需要任何治疗,爸爸妈妈可以在家给宝宝护理和治疗。如果症状较重,影响玩耍、吃奶和睡眠,就要去看医生了。

☺ 不要阻止鼻涕流出

流鼻涕的过程其实就是排出病毒的过程,只要让鼻涕流出来或吸出来就可以了,不要想办法阻止鼻涕。抗组胺药物,如氯雷他定、西替利嗪等不能缓解普通感冒流鼻涕症状,只对过敏性鼻炎引起的流鼻涕有效(这也是鉴别感冒和鼻炎的一个方法)。

➕ 医生叮咛

生病期间适当多喝水

宝宝在咳嗽期间喝足够的水,可以稀释鼻腔的分泌物,让宝宝更容易咳出痰和排出鼻涕。但6月龄以内的宝宝,在身体健康的情况下不需要额外补水。

☺ 用盐水喷鼻、滴鼻缓解鼻塞

盐水鼻喷或滴鼻液是非处方药物,药店有售。使用时,每侧鼻孔2~3喷,一侧喷完再喷另一侧;没有禁忌症,不限次数,只要鼻塞就可以用。特别是吃奶前喷鼻或滴鼻,可以让宝宝正常吸吮,防止呛咳。

☺ 保持房间50%~60%的空气湿度

湿润的空气能防止鼻黏膜干燥,让宝宝呼吸道保持润滑,缓解鼻塞、咳嗽症状。房间湿度保持在50%~60%比较好,这样的舒适度有利于宝宝睡眠,加快身体恢复。如果过了3天感冒症状没有好转,很可能有其他感染问题,爸爸妈妈要尽快带宝宝就医。

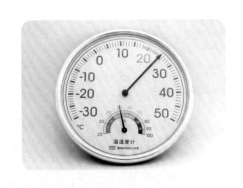

早教游戏与性格培养

这个阶段的宝宝已经能够区别亲人和陌生人，而且看见亲人会明显高兴。如果和他（她）玩"躲猫猫"的游戏，宝宝会很感兴趣。此外，某些声音会启动宝宝一系列的听觉反应，如铃铛、钥匙串扔在桌上或掉到地板上时发出的声音等。

◉ 会唱歌的玩具

做这个游戏时要选择易出声、有互动性的玩具，否则宝宝很容易失去耐心和兴趣。

游戏准备

能发出声响的玩具。

游戏步骤

1. 妈妈把玩具展示给宝宝后，用手在玩具上轻轻拍一下，让玩具发出声音。

2. 反复演示几次，让宝宝注意使玩具发出声音的方法，并鼓励宝宝自己用手抓、拍玩具。

3. 当宝宝成功拍响玩具的时候，妈妈要用语言或爱抚等动作鼓励宝宝。

对宝宝的益处

这个游戏不仅可以让宝宝学习发现事物的因果关系、初步培养逻辑思维能力和探索能力，还能培养宝宝对音乐的感受力，宝宝会根据不同的声音做出不同的反应。

> 促进听觉能力发展：会响的玩具对宝宝来说极具吸引力，宝宝会伸出双手想要尝试与探索，这能锻炼宝宝的手眼协调能力和听觉能力。

宝宝，试着拍拍这个玩具

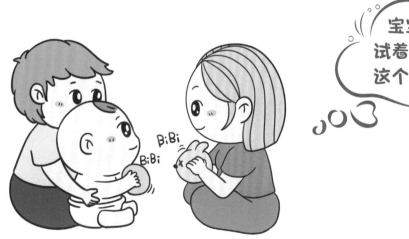

241

宝宝的生长发育

过了半岁的宝宝，和妈妈交流的方式越来越多，表情也越来越丰富。当不耐烦的时候，宝宝会把小脸皱起来，嘴里"哼哼唧唧"的，甚至乱扔东西。此时的宝宝已经会翻身，来来回回地滚动，还可以扶坐了。

可以扶坐了

这个月的宝宝可以双手撑着扶坐了。在宝宝腰部有点力气的时候，可以试着让宝宝靠在沙发或椅子上多练习。虽然这个时候宝宝还不能站立，但两腿已能支撑大部分的体重。如果扶着宝宝的腋下，宝宝还能够上下跳跃。

用手表达情感

给宝宝喂食时，如果他（她）不喜欢吃，会用手打翻妈妈拿着的饭勺或饭碗；宝宝着急了，还会无意识地用手打妈妈。妈妈可能会大吃一惊，甚至还会很生气。其实，这说明宝宝的手部力量比以前更强了，而且情感也慢慢变得丰富起来。宝宝是想要告诉妈妈自己不想吃这个食物，但不会说出来，只好用手来抗议。

听力接近成人

宝宝半岁后，听力已经接近成人了，能够区别简单的音调，如果播放一首欢快的音乐，宝宝会很高兴。从这时起对他（她）进行音乐启蒙，宝宝长大后对音乐的感知能力会很强。但要注意，播放音乐时声音不可过大。

会表达小欲望

宝宝已经到了开始表达欲望的时候了，当想要什么东西时，眼睛会一直盯着那个东西，直到妈妈取下放在他（她）手里。拿到东西后，宝宝会紧紧地抓在手里，任其他人怎么哄骗，都不会把手里的东西交出来。对不想要的东西，宝宝也有表达的方式，比如吃饱了，宝宝就会躲避勺子或奶瓶。

特别关注

满6个月的宝宝要接种乙肝疫苗第3针了，如果在冬季，还可以选择接种流感疫苗。宝宝觉醒时间延长，睡眠正在逐渐减少，白天可以有大段的时间用来学习新东西，爸爸妈妈或看护人要多抽出时间陪宝宝做游戏。

宝宝半岁体检不要忘

动作发育。可以灵活地翻身，已经可以扶坐了，但还坐不太稳；会伸手拿想要的东西，并塞入自己口中；扶着宝宝腋下的时候，宝宝可以自觉迈步。

感官发育。身体能随头和眼转动，对鲜艳的目标和玩具，可长时间注视；注意并环视寻找新的声音来源，能转向发出声音的地方；听到叫自己名字的时候，会有反应。

牙齿检查。因为乳牙的萌出时间有个体差异，医生会查看宝宝的出牙状况，并且给出相应的指导意见。

骨骼检查。6个月以后的宝宝，对钙的需求越来越大。缺钙会造成夜间睡眠不稳、多汗，较严重时还会出现方颅、肋骨外翻。

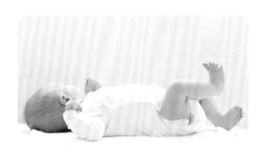

微量元素检查，医生建议才做

现国家规定微量元素检查不作为健康儿童的常规体检筛查项目。但如果医生在做完其他常规评估后，发现宝宝确实有缺乏微量元素的表现，就会建议爸爸妈妈带宝宝进一步做该项检查。如何补充微量元素，遵医嘱即可。

大便依然不稳定

随着添加辅食，宝宝有可能便秘，也有可能腹泻，妈妈要仔细甄别，根据宝宝大便的情况调整辅食。平时注意宝宝的饮食卫生，辅食的很多不适都是功能性的，及时调理就可以得到恢复，不要动不动就去医院和吃药。

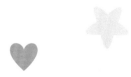

辅食喂养

即使能吃辅食了，也要切记，宝宝营养的主要来源还是母乳或配方奶。辅食只是弥补部分营养素的不足，是为过渡到以饭菜为主要食物做好准备。至于辅食添加的具体时间、次数，主要取决于每个宝宝对吃辅食的兴趣和主动性。

什么是辅食

辅食是给宝宝添加的除母乳和配方奶之外的所有固态和液态食物。也就是说，不管是米粉、蔬菜、蛋黄、肉等固态食物，还是米汤、米粥等液态食物，都属于辅食，都应遵循辅食添加原则。

添加辅食的4个信号

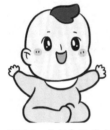 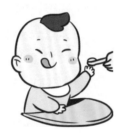 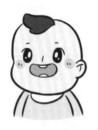 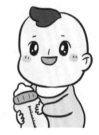

信号1：宝宝自己能坐稳，口水变多，会挺起脖子呈45°，吮吸手指。

信号2：宝宝对辅食感兴趣，当大人吃东西时，宝宝会盯着看，有时还想抢勺子。

信号3：宝宝的挺舌反应逐渐消失，不会再用舌头把喂辅食的勺子顶出来，能吞咽辅食。

信号4：宝宝能够抓住食物或奶瓶，准确地放进自己的嘴里，并且能够吞下食物。

1岁前，宝宝的主食还是奶

妈妈切记不能让辅食"抢占"1岁以内宝宝饮食结构中的主体地位，此时的主食还是奶，每天要保证700~800毫升的奶量。添加辅食是让宝宝学习并接受奶之外的食物，学习咀嚼及吞咽，熟悉餐具、餐椅等，逐步理解"吃饭"的概念。

➕ 医生叮咛

添加辅食的最佳时期

世界卫生组织推荐纯母乳喂养至少6个月（180天），不可晚于8个月或早于4个月添加辅食，否则有增加食物过敏和消化不良的风险。如果想早于6个月添加辅食，必须以医生评估后给出的建议为准。

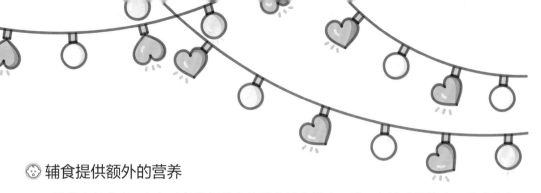

◉ 辅食提供额外的营养

随着生长发育，宝宝对各种营养素的需求越来越大。满6个月后单纯吃母乳或配方奶，已经无法摄取生长发育所需的足够营养。另外，宝宝的胃容量逐渐增大，消化酶分泌液有所增加，流质的母乳或配方奶在胃肠道内留存的时间会缩短，影响营养吸收。而辅食可以帮助增加母乳或配方奶在胃肠道中留存的时间，提高营养素的吸收率。

◉ 训练与吃饭有关的各项能力

吃辅食对宝宝的各项能力也是一种锻炼。比如，由稀到稠、由细到粗添加辅食，可以锻炼宝宝的咀嚼能力和吞咽能力；而学习将勺子中的食物送入口中，可以锻炼宝宝的手眼协调能力。另外，及时添加辅食可以促进宝宝颌骨发育，并可有效刺激乳牙萌出。

◉ 辅食必须先加谷类没依据

很多家长都困惑，宝宝到添加辅食的月龄了，但是第一口吃什么呢？其实，并没有规定宝宝的第一口辅食一定要是婴儿米粉。如果宝宝是纯母乳喂养，可能早添加肉类会更好，而不是要等到8个月以后才开荤。

辅食添加的原则

原则	原因
种类从单一到多样	通常从添加米粉开始，如果宝宝适应良好，就可以陆续添加菜泥、果泥及肉泥等。要注意每次只添加一种新食材，并连续添加3~5天，确认宝宝没有不良反应，再继续添加下一种。
冲调由稀到稠	辅食添加初期，宝宝吞咽能力及消化能力尚未发育完全，冲调要尽可能偏稀，之后再慢慢过渡到糊状，逐渐加稠。
添加量由少到多	宝宝需要时间适应新食物，初期都要先少量添加，若3~5天后宝宝没有异常反应且消化吸收很好，再逐渐根据需求增加。
制作由细到粗	辅食添加初期，宝宝乳牙刚刚萌出或还未萌出，还不会通过咀嚼初步消化食物，因此应以泥糊状的精细食物为主。当宝宝接受和适应后，再逐渐添加粗颗粒的食物，直至固态食物。
各种食材混喂	当宝宝接受较为丰富的食材后，应将主食、菜、肉混在一起做成辅食喂给宝宝，避免偏食。

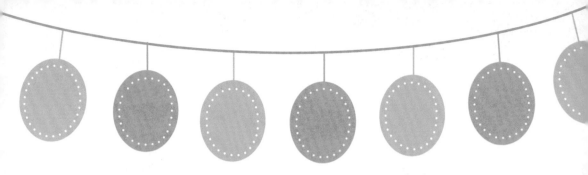

☺ 第一口辅食推荐高铁米粉

宝宝的第一口辅食推荐单一的谷物，如强化铁剂的米粉。这种食物营养成分较全面，含有蛋白质、脂肪、维生素、膳食纤维等，还添加了钙、铁、维生素D等营养素。宝宝在出生后6个月，体内的铁元素储存消耗殆尽，母乳中的铁元素难以满足宝宝的生长发育所需，因而许多婴儿营养米粉中添加了铁元素，来补足宝宝对铁的需求。添加米粉从一勺的量（约5毫升）开始，可以更少，调至呈泥糊状。

☺ 选择原味米粉

原则上选择原味不添加糖的米粉，包括大米粉、小米粉和糙米粉。宝宝如果吃了添加糖的米粉，往往不肯再接受没有味道的食物，甚至会影响到吃母乳或喝配方奶。还有很多妈妈说，宝宝吃了米粉以后开始出现便秘，这是因为一般的大米粉几乎不含膳食纤维。因此，妈妈不妨为宝宝选用糙米粉或含有益生菌（益生元）的婴儿米粉。

☺ 自制米粉营养价值不高

现在很多妈妈都害怕遇到有安全问题的市售食品，所以会在家自己制作米粉，但其营养价值的确不如市售的强化多种营养成分的米粉高。市售的成品米粉并不是简单地将米磨成粉，而是按照宝宝的营养需要经过科学配比调制成的。在米粉的加工过程中添加了铁、锌、DHA等营养成分，冲调后均匀细腻，更适合宝宝食用。但有些宝宝对市售米粉也会产生过敏反应，一旦出现过敏迹象就要停止喂养。

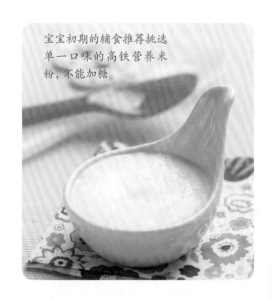

宝宝初期的辅食推荐挑选单一口味的高铁营养米粉，不能加糖。

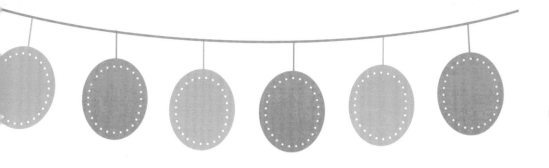

😊 不要用奶瓶喂米粉

与冲调配方奶粉不同的是，冲调米粉没有严格的水粉比例要求。只需要将米粉用温水调成泥状（由稀到稠），用硅胶软勺喂给宝宝就可以了。有的妈妈会用配方奶冲调米粉，再把米糊放进奶瓶里，看着宝宝自己开心地吃着。实际上，这种做法是错误的。奶的味道容易掩盖住米粉原本的味道，不利于宝宝味觉的发育。而用奶瓶喂米粉有可能发生呛咳、窒息的危险，也不利于宝宝咀嚼能力和吞咽能力的锻炼。

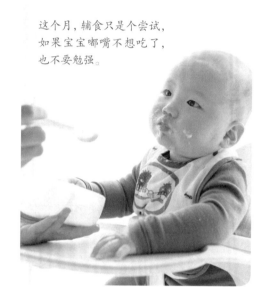

这个月，辅食只是个尝试，如果宝宝嘟嘴不想吃了，也不要勉强。

😊 每次只喂1~2勺米粉

在添加辅食的最初几天，为了使宝宝的胃肠道有足够的时间适应奶以外的食物，爸爸妈妈应控制宝宝米粉的进食量，每次以1~2勺为宜。规律添加辅食后，不必刻板地量化宝宝的进食量，而应关注宝宝的接受度和对辅食的兴趣。如果每次准备的辅食宝宝都能吃完，并且没有出现过敏等异常反应，就可以在下次适当增加。如果宝宝吃了几口拒绝再吃，就不要再强迫他（她）吃了。

😊 上午和下午各喂1次

对宝宝而言，即便是再稀的米粉也是"正餐"，因此从开始添加起，父母就应有意识地培养孩子规律地进食。辅食添加初期的适应阶段可选择上午、下午各吃1次，选择宝宝精神状态好的时候。待规律添加后，就可以渐渐接近家人吃饭的时间，和家人一起吃饭也有助于增加宝宝的食欲。但每个宝宝都有自己的进食习惯，爸爸妈妈应照顾宝宝的需求灵活调整喂食顺序。

☺ 第一次喂辅食可能失败

在添加辅食的过程中，如果宝宝拒绝，爸爸妈妈别着急，这很正常。不论何种原因，宝宝表现出对辅食的抗拒，爸爸妈妈都不要再尝试甚至强迫了，而是要先寻找原因。因为在辅食添加的最初阶段，让宝宝保持对食物的兴趣才是最重要的。

☺ 宝宝拒绝吃辅食的原因

不适应新食物。任何一种新添加的食物，对宝宝来说都是一种前所未有的体验，需要时间逐渐适应。爸爸妈妈要更耐心和宽容，坚持每天让宝宝尝试，慢慢接受。

肚子不饿。如果在两顿奶之间添加辅食，宝宝很有可能还不饿，自然难以对辅食产生兴趣。可在摸清宝宝的进食规律后，在饥饿时先喂辅食再喂奶。

餐具不合适。用金属勺或瓷勺喂辅食，可能会刺激宝宝的口腔和牙龈，敏感的宝宝会觉得不舒服，而拒绝接受辅食。因此，要选择宝宝专用的餐具，并尽量用碗勺喂食。

辅食过敏。因宝宝对辅食中的某种食材过敏，食物进入口腔后，引起口腔黏膜、咽喉黏膜水肿、瘙痒等不适反应，宝宝会本能地把食物吐出来。

☺ 接受辅食后可能拒绝喝奶

有的宝宝拒绝吃辅食，有的宝宝在添加辅食后对奶失去了兴趣。这个阶段，爸爸妈妈就要和宝宝的各种进食状态作斗争了。如果宝宝在接受辅食后拒绝喝奶，应先找到引起厌奶的原因，然后再适当地进行干预调整。

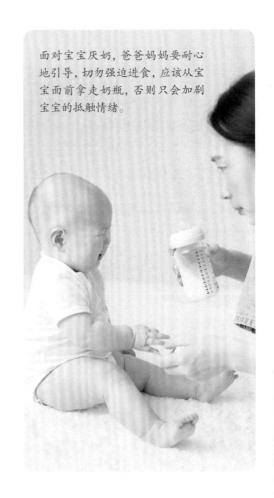

面对宝宝厌奶，爸爸妈妈要耐心地引导，切勿强迫进食，应该从宝宝面前拿走奶瓶，否则只会加剧宝宝的抵触情绪。

🐾 宝宝不爱喝奶的原因及应对方法

身体不适。宝宝身体不舒服，如出现发热、腹泻、腹胀等症状，食欲自然会受到影响。

> 宝宝如果因为身体不舒服而厌奶，应及时进行护理，必要时带宝宝就医，宝宝痊愈后奶量自然随之恢复。

吃奶分心。宝宝好奇心愈发旺盛，越来越容易受到外界的影响。如果周围出现新鲜有趣的事情，宝宝吃奶时很容易分心，导致吃奶量下降。

> 如果因分心所致，应为宝宝创造安静的吃奶环境，避免出现噪声等，以免干扰宝宝的注意力。妈妈喂奶时也应专心，避免玩手机、看电视等行为。

吃太多辅食。吃太多辅食也会影响宝宝吃奶的兴趣和量。尤其在辅食添加初期，新鲜的食物口味很容易使宝宝对奶的味道产生厌倦。

> 宝宝如果因辅食吃太多而厌奶，可在宝宝饿时先喂母乳或配方奶，最后喂少量的辅食，逐渐恢复宝宝对奶的兴趣。

口味偏好。无论是母乳还是配方奶，味道相对清淡且单一。宝宝接触各种各样的食物后，就会逐渐养成自己的口味偏好。如果过早接触味道比较好的食物，就有可能排斥味道较清淡的母乳或配方奶。

> 在给宝宝添加米粉时，要选择无糖、无盐的米粉，父母不要觉得米粉没味道就任意添加调味料，以免宝宝口味变重而拒绝吃奶。若已有类似的做法，应及时停止添加调味料，慢慢引导调整，帮宝宝重新适应清淡的口味。如果宝宝厌奶情况非常严重，可以先暂停添加辅食，直到宝宝重新接受母乳或配方奶后再逐渐恢复。

6 ～ 7 月

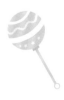

日常护理

宝宝现在的睡眠越来越稳定了，而且比较规律，每天一半以上的时间都是在床上度过的，所以爸爸妈妈要尽量为宝宝提供舒适、健康的睡眠环境，把握好室内的温度和湿度，定时清洗床上用品，还要防止宝宝睡觉受凉。

调节湿度可以用加湿器

北方干燥地区，为了调节室内空气湿度，可以考虑使用加湿器，一般以湿度50%~60%为宜（湿度过高，会增加滋生霉菌的风险）。使用加湿器时，要注意定期清理。每天将加湿器内残留的水倒掉，并用流动的清水冲洗贮水槽和排气管；定期清洗、更换滤网，以免滋生霉菌。如果经济条件允许，爸爸妈妈可以购买带有除菌功能的加湿器。

别在加湿器里添加其他物质

不要使用化学清洁剂清洗加湿器，以免残留的化学物质通过水雾挥散到空气中被人吸入体内，引起肺部疾病。另外，没有任何研究显示化学清洁剂能够通过加湿器发挥效用，使用后大多会在加湿器内有残留，如果不能及时彻底清洁，不仅会影响加湿器的使用寿命，还可能会给家庭环境带来安全隐患。可以用柠檬酸或小苏打清洗加湿器，方便又安全。

装防护栏防止宝宝掉下床

宝宝现在可以熟练地翻身了，有时坐不稳还会后仰，最常见的"危险事故"就是宝宝从床上掉下来，让大人们猝不及防。爸爸妈妈一定要记得在宝宝睡熟后或宝宝短暂独处时，将防护栏拉上去。

爸爸妈妈也绝不能在床边放置熨斗、暖水瓶、剪刀之类的危险物品，以免宝宝伸手去拿。

每天都要整理宝宝的床铺，整洁的床铺也有利于父母及时发现隐患，如衣服上掉落的纽扣等。

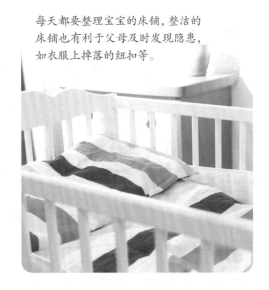

☺ 每3个月给宝宝更换一次枕芯

不管给宝宝用哪一种枕头,都应便于清洁,以免宝宝溢奶或流口水后,液体沾到枕头滋生细菌、霉菌等,引发宝宝呼吸道疾病。除了清洗枕套,爸爸妈妈也不要忽视枕芯的清洁。枕芯也要勤清洗、勤晾晒,尤其是荞麦皮、小米做的枕芯,要每3个月更换一次,以免材料变质影响宝宝健康。

☺ 宝宝盖的被子不要太厚

如果宝宝在夜间睡着之后总是踢被子,爸爸妈妈应该注意不要给宝宝盖得太多、太厚,特别是在宝宝刚入睡时,更要少盖一点,等到夜里冷了再加盖。稍微盖薄一点,宝宝不会冻坏;盖得太厚,宝宝感觉燥热,踢掉了被子,反而容易着凉感冒。宝宝夜间不停变换睡姿是很正常的,为防孩子着凉,爸爸妈妈也可以使用睡袋。

☺ 选择合适的睡袋

小宝宝一般比较好动,睡觉会乱蹬,很容易蹬掉身上的小被子,引起着凉。穿上睡袋,就像是穿上蹬不掉的被子,可为宝宝提供温暖的睡眠环境,这样爸爸妈妈也可以睡一个安稳觉,而不用辛苦地起夜多次,看看宝宝是不是蹬掉了被子。但穿睡袋后,宝宝不能自由地活动。所以爸爸妈妈要根据宝宝的月龄,选择合适的睡袋,尺寸也要把握好,不能过小。

睡袋的适用年龄及特点

样式	背心式开放睡袋	信封式或葫芦式封闭睡袋	分腿睡袋
适用年龄	3~12个月	3~12个月	6个月及以上
特点	下摆开放,灵活度高,空气流动性好,特别适合开空调的夏季前后。开空调的时候,需要特别注意宝宝腿部和脚部的保暖。	睡袋底部可以用拉链或扣子封闭,保暖性较好,底部空间大,一般宝宝的双腿可以自由活动,不适合动作大、爱翻身的宝宝。	灵活性高,可以睡前穿着走来走去,还可以在睡眠中自由翻身,尤其适合活泼好动的宝宝。

疾病护理

宝宝发高热，没有经验的爸爸妈妈可能立刻就想带宝宝去医院。3~4天后，宝宝终于退热了，可又出了一身红疹，爸爸妈妈可能又会慌了。但这其实是幼儿急疹，又叫"6月疹"，热退疹出，疹子出来了，病就好了。

第一次高热可能是幼儿急疹

幼儿急疹大多起病很急，宝宝会突然高热达39℃以上，但精神状态良好，无其他症状，6月龄至2岁最常见。在体温正常后，宝宝全身会出现玫瑰色的皮疹。皮疹最先见于颈部和躯干部位，很快波及全身，为中心多、周边少的向心性皮疹，因为出的是皮疹，所以宝宝不痒也不疼，经过3~7天就可以消退，不留痕迹。

幼儿急疹和其他出疹疾病的区别

疾病	皮疹形态	症状	注意事项
幼儿急疹	玫瑰红色斑丘疹，按之褪色，不痛不痒，24小时内出齐。	高热3~5天，可达40℃，热退疹出。	密切接触会传染，但不属于传染病。
水痘	小红斑—水疱—结痂。	轻微或中度发热。	很强的传染性。
风疹	淡红色斑点。	发热较轻，耳后、枕后、颈部摸到肿大的淋巴结。	有传染性，孕妇在孕前3个月感染风疹病毒会导致胎儿畸形。
药物疹	形态多种多样。	不发热，剧烈瘙痒，停药后皮疹消退。	与服用某种药物密切相关。

可能会有轻微腹泻

随着皮疹越出越多，宝宝的精神和食欲会比生病时差一些，这些都是正常的。父母不要强迫宝宝吃辅食，保证补充足够的水分就可以了。有些宝宝可能出现食欲缺乏、轻微腹泻、轻微咳嗽，以及出现流鼻涕、嗜睡、眼皮水肿等表现，这并非严重的并发症，父母采用常规的护理方法即可。

热退后即会痊愈

因为发热在皮疹出现以前，所以幼儿急疹前期诊断较为困难。当热退疹出后，可诊断明确，病即将痊愈，一般很少有并发症，父母无须再带宝宝到医院看皮疹。因不需特殊治疗，抗生素无效，高热时遵医嘱口服婴儿退热药，以防发生惊厥、呕吐。

早教游戏与性格培养

宝宝现在认人了，一到晚上看不见妈妈就哭，谁哄都没有用，这就是分离焦虑。这个现象与宝宝没有物体恒存性的意识有关。当妈妈离开时，宝宝不知道妈妈是否会回来，于是产生不安的情绪。所以妈妈要多帮宝宝认识物体恒存性，让他(她)获得足够的安全感。

和玩具藏猫猫

现在宝宝已经6个多月了，要渐渐开始理解，一个不在眼前的东西或人仍然存在，而不是消失了。想要帮助宝宝进一步理解物体的恒存性，不妨借助玩具和宝宝玩藏猫猫的游戏。

游戏准备

玩具、毯子。

游戏步骤

1. 将宝宝喜欢的玩具藏在毯子下面，但不要将其完全藏起来，然后不断问宝宝："玩具去哪儿了？"

2. 一开始可能需要妈妈的提示，可一旦宝宝意识到玩具露在外面的部分和其余部分是连在一起的，就会将玩具从毯子下面拿出来。

3. 很快妈妈就可以将玩具完全藏起来了。只要宝宝看到藏起玩具的过程或注意到毯子下面玩具的轮廓，就可以找到心爱的玩具了。

对宝宝的益处

宝宝理解了物体的恒存性后，对玩具的暂时消失就不会表现出明显的焦虑和难过。虽然宝宝可能并不知道玩具到底去哪儿了，但知道玩具仍然存在，只是在某个自己看不到的地方。

> 帮宝宝理解物体恒存性：让玩具出现、消失的游戏，能够让正在理解物体恒存性、经受着分离焦虑困扰的宝宝获得充足的安全感，有益于心理健康。

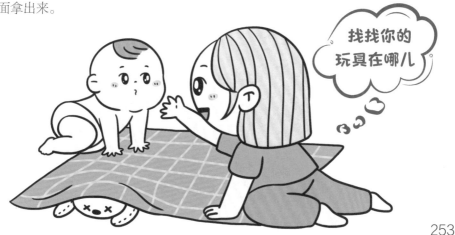

找找你的玩具在哪儿

宝宝的生长发育

宝宝像个小精灵，能看懂表情和情绪的变化，并且非常清楚自己在妈妈心目中的地位，不愿意与妈妈分离。不用担心，因为这时宝宝处在依恋妈妈的高峰期。宝宝现在基本可以扶坐或独坐了，甚至跃跃欲试地想要爬行。

主动模仿说话声

宝宝开始主动模仿大人的说话声了，爸爸妈妈千万不要错过这个时期，参与宝宝的语言发育过程非常重要。宝宝通常整天或几天一直重复某个音节，直到学习下一个音节为止。现在宝宝对声音非常敏感，并尝试跟大人说话。一个小小的发音对宝宝而言都是很大的进步，妈妈不要觉得宝宝烦而忽视了这个进步。

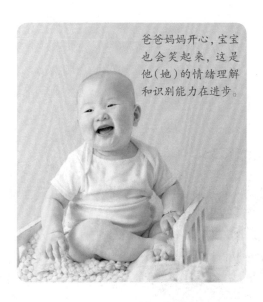

爸爸妈妈开心，宝宝也会笑起来，这是他（她）的情绪理解和识别能力在进步。

开始流露出同情心

宝宝可能已经学会向熟悉的人送上飞吻，如果妈妈鼓掌表示喜欢，宝宝还会再重复这个动作，因为宝宝知道这个动作一定会让妈妈非常开心。在接下来的几个月里，宝宝开始学着去判断和模仿情绪，并且还会流露出最早的同情心。比如，要是听到有人哭时，宝宝可能也会跟着哭起来。

表现出分离焦虑

对陌生人的焦虑是宝宝越来越了解身边世界的一种表现。因此，当他（她）现出分离焦虑，不愿与熟人分开，不愿接近陌生人的时候，不必为此担忧。如果要外出办事，而需要让宝宝待在家里时，妈妈可以在出门前给宝宝一个拥抱，告诉宝宝自己一会儿就会回来的。虽然宝宝还不明白妈妈会不会回来，但浓浓的爱意能够安抚宝宝，帮他（她）度过妈妈不在的这段时光。

特别关注

这个月的宝宝不能单纯以母乳或配方奶喂养了，辅食显得越来越重要，父母还要注意培养宝宝的独立意识。也许妈妈认为这么小的宝宝还很依赖大人，但事实上，宝宝目前已经可以自己去拿玩具，自己吃手指饼干等食物了。

☺ 还不出牙不一定是缺钙

这个月龄段的宝宝没有出牙属于正常现象，爸爸妈妈无须担心。如果宝宝超过1岁，乳牙还没有萌出的迹象，属于乳牙萌出延迟，需要咨询医生。

要注意的是，出牙晚与缺钙没有直接关系，因为钙更多的是帮助牙齿矿化，对促进牙齿生长作用不大。所以，爸爸妈妈不要因为想加速宝宝的出牙进程，而擅自补充钙剂。

☺ 还吸吮手指应引起重视

3个月以后的宝宝，吸吮欲望逐渐开始减弱，多数宝宝半岁以后就不再继续吃手指了。如果宝宝在这个年龄段还是很喜欢吃手指，爸爸妈妈就要引起重视，可以转移宝宝的注意力，比如和宝宝玩耍，把玩具递到宝宝手中。

宝宝在长牙期间偶尔出现吃手指的现象，可能会随着牙齿的萌出而很快消失，爸爸妈妈不必担心。

☺ 皮肤发黄，暂时少吃黄色食物

当宝宝开始添加辅食后，皮肤可能会发黄，这很可能是爸爸妈妈喜欢给宝宝吃南瓜泥、胡萝卜泥等用黄色蔬菜做的辅食和橙子、橘子等黄色水果，引起皮肤色素沉淀导致的。对这种情况引起的皮肤发黄，暂时不吃黄色食物就能自然消退，不需药物治疗。需要提醒的是，如果宝宝的白眼球也变黄了，就需要及时就医。

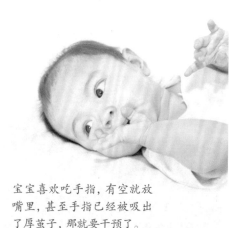

宝宝喜欢吃手指，有空就放嘴里，甚至手指已经被吸出了厚茧子，那就要干预了。

辅食喂养

想让宝宝通过辅食获得充足的营养，爸爸妈妈需要照顾到宝宝的消化能力，预防过敏等风险。从米粉开始，应该按照循序渐进的原则添加食材，辅食添加没有绝对的顺序，一般为米粉—菜泥—果泥—肉泥—蛋黄—鱼泥、虾泥等，但爸爸妈妈也可结合宝宝的情况灵活掌握，不一定要刻意遵循某种顺序。

⚙ 绿叶蔬菜要先洗净

一般在添加婴儿营养米粉后，如果宝宝没有出现疹子、腹泻等过敏症状，没有吞咽问题，也没有消化吸收问题，就可以添加菜泥了。添加蔬菜时，菠菜、油菜、生菜等绿叶菜要在温水中一片一片清洗，然后用流动的水冲洗。菠菜建议先用开水烫一下，以清除草酸。

⚙ 做辅食的水果甜度要低

之所以建议果泥在菜泥之后添加，是因为水果的味道相对更好，先添加可能会影响宝宝接受不怎么有味道的蔬菜。选择水果时，为了降低甜味对宝宝味觉的强烈刺激，避免偏食，建议选择甜度较低且容易研磨的水果，如苹果、木瓜、火龙果等。

⚙ 鱼虾经常在畜禽肉之后添加

给宝宝的辅食中添加肉时，爸爸妈妈首选容易消化的肉类，如鸡胸肉。先把肉类全煮熟，再用料理机打成泥。动物肝脏是良好的补铁来源，每周也可做辅食吃1次或2次。从最少量开始添加，宝宝没有不适后再一点点增加量。鱼和虾适当晚一些添加，因为很容易让宝宝过敏。

⚙ 添加蛋黄从1/4个开始

当宝宝8个月左右时，可以考虑添加蛋黄，应从1/4个开始，逐渐增加到一整个蛋黄。之所以到这个时间段才将蛋黄引入辅食，主要是为了减少过敏情况的发生。如果宝宝在接受其他食材之前，过早地食用蛋黄并出现了过敏，会影响整个辅食添加的进程。

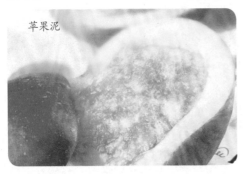

苹果泥

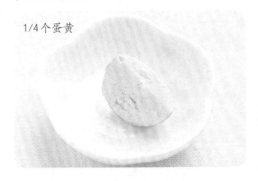

1/4个蛋黄

⊙ 辅食中可以添加的食用油

亚麻籽油

富含亚麻酸

玉米油 大豆油

富含亚油酸、维生素E

橄榄油

富含不饱和脂肪酸、抗氧化物质

花生油

富含亚油酸、维生素E

芝麻油

富含亚油酸、维生素E

核桃油

富含亚油酸、维生素E

⊙ 1岁以内不能吃调味品

1岁以内的宝宝从母乳、配方奶或其他食物中摄取的钠已经能够满足身体的需要,不需要在辅食中额外加盐了。而且,宝宝的肾脏发育还不够成熟,尤其是排泄钠盐的功能不足,吃了加盐的辅食,会增加肾脏负担。肾脏如不能及时将钠排出体外,钠盐滞留在组织之内,会导致局部水肿。

⊙ 1岁以内不能添加的食物

鲜牛奶及相关制品,鸡蛋清及相关制品,大豆、花生及相关制品,带壳海鲜,蜂蜜等,要在宝宝1岁之后添加。

蛋黄跟蛋白所含的蛋白质存在很大差异,蛋白是蛋类主要过敏原的来源。因为蛋白中存在多种易致敏的蛋白质,每个人都可能对其中不止一种过敏。

⊙ 警惕宝宝食物过敏

添加辅食后,有些宝宝可能会出现疹子、腹泻、口周红肿等情况,这很可能是对某种食物过敏引起的。当宝宝疑似食物过敏时,最好的办法是通过"食物回避+激发"试验,先判断宝宝对哪种食物有过敏反应,然后有针对性地治疗。注意,"激发"这个试验只适合过敏较轻的宝宝在家尝试,过敏严重的宝宝需在医生指导下进行"激发"试验。

爸爸妈妈锁定可疑的致敏食物后,从给宝宝提供的食物中去除,如果症状明显好转,则说明宝宝很可能对这种食物过敏。回避几天后,再次给宝宝提供这种食物,如果过敏症状再次出现,则大致可以确定宝宝对这种食物过敏。

☺ 无法判断过敏原就去看医生

如果通过以上试验无法自行锁定过敏原，爸爸妈妈应带宝宝就医，请医生判断是否要进行过敏原检测，查找过敏原。必须提醒的是，爸爸妈妈不能单凭过敏原检查结果，就断定宝宝食物过敏或不过敏，然后严格地给宝宝禁食某食物，这样会对宝宝的生长发育造成影响。一般过敏原检查结果的阴性或者阳性仅供参考，需交由专科医生综合判断决定。

☺ 食物过敏的表现

急性表现。皮肤上会出现荨麻疹、湿疹、水肿；呼吸上会出现打喷嚏、喘鸣、咽喉发紧；消化上会出现恶心、呕吐、腹泻，以及皮肤苍白、头晕目眩、昏迷等。

延迟表现。肠绞痛、反流、腹泻、便血、便秘、湿疹、体重不增等。

☺ 哪些不是食物过敏的表现

皮肤不适。某些食物如橙汁或西红柿中的酸性物质会刺激皮肤发红发痒。

腹泻。宝宝进食太多的糖时会出现腹泻，如喝很多的果汁。

食物中毒。被细菌污染的食物或未煮熟的食物引起的腹泻或呕吐。

药物作用。如饮料或糖果中的咖啡因会使宝宝烦躁不安。

食物不耐受。如乳糖不耐受，当消化系统不能消化乳糖时会出现腹痛、胀气和腹泻。

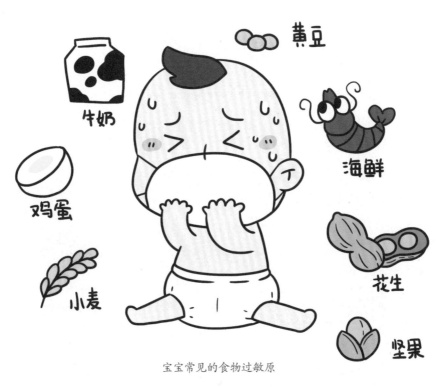

宝宝常见的食物过敏原

☺ 遵医嘱服用抗过敏药物

目前，食物过敏没有根治的办法，一般治疗主要包括回避过敏的食物和治疗过敏症状。回避过敏的食物是指被确认的过敏食物要从宝宝的饮食中去除。如果使用药物，抗组胺药能缓解荨麻疹和瘙痒（鼻、皮肤痒等过敏症状）；注射肾上腺素用于严重过敏症状，如急性喉头水肿、呼吸困难、喘息等。如果采用益生菌进行辅助治疗，需明确宝宝肠道菌群情况，应先进行肠道菌群检测，再根据医生的指导，选择适合的菌株。

➕ 医生叮咛

每添加一种新食物，至少观察3天

每个宝宝体质不同，对哪种食物会过敏也不确定。所以在添加辅食的时候，一定要一种一种地添加，从少量开始尝试，至少观察3天，在此期间不添加新食物。在这3天中，如果宝宝没有异常情况，还可以逐渐加量，持续观察是否会过敏。然后，再逐渐添加另一种新食物。如果一下子添加多种新食物，当发生过敏的时候，就很难判断究竟是哪种食物引起过敏。

☺ 找到替代过敏食物的其他食物

如果宝宝对很多食物都过敏，除了回避，还要找到替代的食物，以保证宝宝的营养。宝宝对鸡蛋过敏，除了不能吃整个鸡蛋，所有含鸡蛋成分的食物，如蛋糕、饼干等都不要吃。但瘦肉、鱼肉、奶制品、谷物、豆类等都可以替代鸡蛋的营养，可在适龄时引入餐单。

☺ 食物过敏可能随年龄增长消失

幸运的是，儿童的很多食物过敏问题会随着年龄的增长逐渐消失，这让爸爸妈妈长舒一口气。

80%~90%对牛奶、鸡蛋、小麦和黄豆过敏的儿童到5岁时过敏症状会消失；对花生过敏的儿童，有20%的人症状会随年龄增长而消失；但对坚果类和海鲜过敏的儿童，其过敏症状很少随年龄增长而消失。如果尝试经高温变性的食物后没有过敏症状，那么很有可能这种食物过敏会随年龄消失；若经高温处理后还是过敏，则这种食物过敏可能会伴随终身。

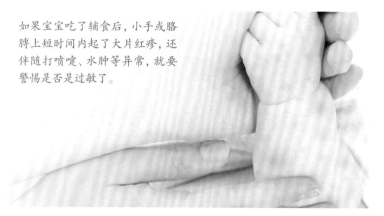
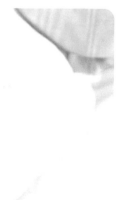

如果宝宝吃了辅食后，小手或胳膊上短时间内起了大片红疹，还伴随打喷嚏、水肿等异常，就要警惕是否是过敏了。

日常护理

爬行是宝宝从最初的"受制于人"到后来独立行走必经的一个环节。别看爬只是一个简单的动作,但对发展中的宝宝来说,要经过一番努力才能达到。爬行对宝宝的成长有着不可小觑的作用。

⊙ 让宝宝练习被动爬行

宝宝自由移动的手膝爬行可不是一蹴而就的事情,需要爸爸妈妈掌握一定的技巧和方法,帮助宝宝进行练习。在软硬适中的地面或地垫上,妈妈拉着宝宝的双手,爸爸推动宝宝的双脚,拉左手时推右脚,拉右手时推左脚,让宝宝的四肢被动协调起来。这样经过几次训练后,宝宝会了解什么是爬行。

⊙ 外力辅助爬行

开始爬行时宝宝可能很费力,腹部离不开床面。妈妈可用一条大毛巾提起宝宝腹部,让宝宝练习手膝爬行。以后逐渐减少帮助,让宝宝练习自己爬。渐渐地,宝宝的上下肢协调起来,就可以用双手及双膝协调灵活地向前爬行。

⊙ 向后爬也没关系

有些宝宝在学会向前爬之前,会经历向后爬的阶段,这种爬行方式虽然看起来稍显怪异,但并非异常表现。对宝宝而言,只是选择了一种比较省力的方式而已。不过,宝宝向后爬,通常与下肢肌肉力量较弱有关。宝宝胳膊力气较大,爬行时就会用胳膊撑着地面向后爬,随着双腿力量的增加,日后会转换成向前爬。

⊙ 玩具逗引爬行

妈妈用玩具逗引宝宝,引导宝宝越来越灵活自如地手膝爬行。如果宝宝非常抗拒爬行训练,爸爸妈妈切勿强迫,以免给宝宝身体造成损伤,或者对爬行产生抵触情绪。

 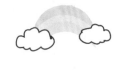 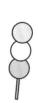 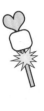

⊕ 爬行前做好准备

带宝宝练习爬行时，要注意周围环境，消除一切安全隐患。另外，爬行的衣服、装备、地点都需要妈妈特别注意。

教宝宝学爬，最好给宝宝穿连体服。这种衣服上衣和裤子形成一个整体，爬行时不会暴露宝宝的腰部和小肚子。同时，连体服没有太多累赘的东西，不会影响宝宝的兴致。

爬行时最好穿上护肘、护膝。几个月大的宝宝体重很轻，爬行时可能还不会磨破皮肤。而大一些的宝宝由于体重增长，用肘和膝爬行，很容易磨破皮肤。因此爬行时最好穿上护肘、护膝，所穿衣服要宽松、舒适、柔软，又不妨碍运动。

床及地面是宝宝爬行的最佳地点。在地面爬时，要考虑地面材质，过凉、过硬都不舒服，爸爸妈妈可以在地面上铺一块地毯或爬行毯，也可以用塑料拼接垫铺出一小块天地。

⊕ 丰富爬行体验

妈妈准备不同质感的垫子，如爬行垫、瑜伽毯、柔软的床单、天鹅绒毯子或一小块凉席等。将这些垫子在地垫上排成一列，和宝宝一块一块地爬过去。在宝宝爬的过程中，妈妈用光滑、凹凸不平、凉爽等词汇来形容宝宝爬过的垫子。妈妈一定注意触觉和词语的配对，让宝宝能将爬过的织物垫子与带来的感觉有效地联系起来，丰富触觉体验的同时，刺激语言的发展。

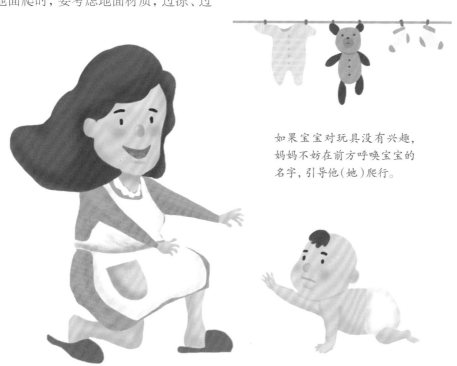

如果宝宝对玩具没有兴趣，妈妈不妨在前方呼唤宝宝的名字，引导他（她）爬行。

疾病护理

荨麻疹也叫"风团块"，高出皮肤，摸上去硬硬的。它很"狡猾"，既能遍布宝宝全身，也可能局限于某个部位(如面部)，而且还会转移到其他部位，容易反复发作，让爸爸妈妈头疼不已。

◎ 感染和过敏易引起荨麻疹

◎感染，最常见为病毒感染，链球菌感染时偶尔也会出现。

◎食物过敏，最常见的食物包括花生、坚果、蛋清、牛奶、海鲜、巧克力和芝麻等。

◎药物，如使用青霉素类药物等。

◎蜜蜂或其他昆虫叮咬。

◎有些宝宝在冬季皮肤暴露在冷空气中时会出现荨麻疹。

◎半数以上的荨麻疹无法明确原因。

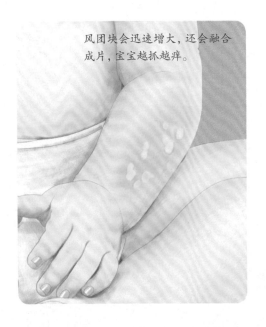

风团块会迅速增大，还会融合成片，宝宝越抓越痒。

➕ 医生叮咛

轻微的急性荨麻疹可冷敷

在皮疹的部位冷敷，对减轻急性荨麻疹引起的痒感和水肿有帮助。口服抗组胺药(如西替利嗪等)也能够缓解皮疹或至少能减轻痒感，可以应用数天。如果患有严重荨麻疹并伴有喘息或吞咽困难，要立即去看急诊。

◎ 日常护理注意清洁和防螨

要给患荨麻疹的宝宝勤洗澡、换衣服，穿宽松透气的衣物，以免对患处造成刺激。同时还要注意环境卫生，勤开窗通风，防治螨虫，消灭害虫，房间、衣物定期消毒等，也要避免带宝宝到花草树木多的地方去。给宝宝做好保暖工作，避免引起寒冷性荨麻疹；多休息，增强免疫力。

◎ 回避过敏源头可预防荨麻疹

寻找引起荨麻疹发生的过敏因素，尽量回避这些因素，可以预防荨麻疹的发作。如果局限在某个部位反复发生，可能与局部接触某些过敏原有关，如植物、肥皂最常见。如果是全身出现的荨麻疹，可能与吃某些食物、药物或感染有关。

早教游戏与性格培养

7~8个月的宝宝，运动能力更强了，显得更加活跃，醒着时会不停地活动。精细动作方面，宝宝手指能够相互配合抓取物体，两手能熟练地互递物品。爸爸妈妈仍要多开发宝宝的运动能力。

👶 小小搬运工

锻炼宝宝的动手能力与启发宝宝的智能是相辅相成的，因为手指与大脑之间存在着非常密切的联系。

做这个游戏时，不要把搬运好的饼干当成奖励喂给宝宝吃，否则会让宝宝产生认知混乱。因为对宝宝来说，食物和玩具是不一样的。

游戏准备

一盒饼干，两个空的食品盒。妈妈把自己和宝宝的手都洗干净。

游戏步骤

1. 妈妈先把几块饼干放在一个食品盒里，再用食指和拇指拿起一块饼干，放进另一个盒子里。引导宝宝用相同的方法，将饼干一块一块地放到另一个食品盒里。

2. 宝宝每拿起一块饼干时，妈妈都在一旁数数，让宝宝感受物品和数量之间的逻辑关系。

对宝宝的益处

这个游戏可以发展宝宝动作的连贯性和协调转换的能力，增强动作的熟练度，还能培养宝宝的注意力、观察力、记忆力，激发宝宝的好奇心和主动性。

> 促进精细动作能力发展：这是控制小块肌肉，尤其是手部肌肉来做小动作的能力。精细动作能力的发展决定了宝宝能否熟练使用工具，如勺子、画笔等。

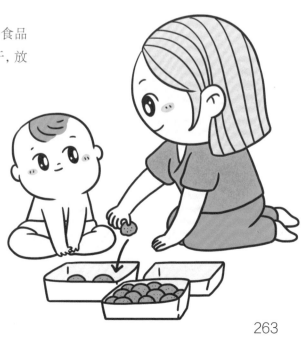

8~9 月

宝宝的生长发育

有句老话叫"七坐八爬周会走"，也就是说，满8个月的宝宝可以在没有任何帮助的情况下爬行了。宝宝可以随意翻身滚动，安全问题是要重点考虑的，所以任何时候都不要让宝宝独处。

学会爬啦

宝宝的运动能力达到一个新的里程碑——他（她）学会爬啦。通常，宝宝先学会用手带动自己，然后用手和膝盖把自己支撑起来，会尝试挪动膝盖让自己向前或向后移动。看宝宝爬很有意思，因为有的宝宝向后倒着爬，有的宝宝原地打转，还有的宝宝匍匐向前，不过这都是学爬行的宝宝要经历的一个过程，所以妈妈看到宝宝向后爬不要大惊小怪。

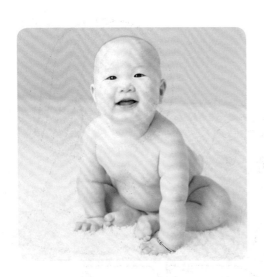

独立意识变强

宝宝学会了爬这个本领后，能活动的范围变大了，能去自己想去的地方，独立性也变强了。随着爬行活动的增多，腿部力量得到很好的锻炼，小腿变得有力，宝宝开始从爬变换到自行坐立，甚至能扶着家具自己站立起来。如果宝宝意识到自己学会站立的本领，能拿到高处的物品，会很得意呢。看到宝宝将要成为"直立行走"的小人儿，爸爸妈妈会非常期待的。

探索是最大的爱好

现在宝宝开始用新的方法探究事物，在用嘴巴咬之前，宝宝会通过摇晃、敲打、丢落、扔抛等方法来研究身边的东西。在接下来的几个月里，宝宝还会对具有特定功能的"玩具"着迷，比如遥控器、手机。爸爸妈妈可以给宝宝买一些类似的仿真玩具，既满足宝宝的好奇心，又不会让宝宝乱拿这些物品。

特殊关注

虽然远没到性发育的第一个高峰期，但这时候宝宝已经开始关注被纸尿裤包裹住的私密部位了。尤其是在换纸尿裤和洗澡时，会仔细研究自己的私处，还会触摸，这时候爸爸妈妈不要过度制止。如果宝宝现在是个"左撇子"，也无须纠正。

男宝宝阴茎勃起很常见

很多原因都会引起男宝宝阴茎勃起。宝宝情绪高涨，阴茎容易充血，就会出现勃起的现象；换纸尿裤、洗澡时，父母不小心碰到阴茎，这种偶尔的摩擦也会刺激宝宝阴茎勃起；喂奶时，放松的精神状态也可能引起宝宝勃起；另外，憋尿有时也会导致勃起。由此可见，这个月龄段的勃起与"性"完全没有关系，所以爸爸妈妈无须紧张。

宝宝惯用左手无须纠正

宝宝刚出生时，使用左手和使用右手的次数大体相同。几个月之后，就会出现习惯使用哪只手的倾向。当宝宝有习惯使用左手的迹象时，比如放一件玩具在宝宝的右侧，可是宝宝居然用左手去拿，不要横加干涉。在接下来的生长发育中，即使没有外界的干预，宝宝使用左右手的习惯仍然会改变。强行改变用手习惯，可能会对宝宝日后的学习活动造成一定障碍。

女宝宝摸私处别强行制止

这个月龄的女宝宝可能会在某一天突然对自己的私处感兴趣，并且开始触摸，尤其是在换纸尿裤和洗澡的时候。对宝宝来说，这和摸自己的小手小脚是一样的事情，爸爸妈妈没有必要向宝宝传输羞耻的观念，以免扼杀宝宝的好奇心和对事物探索的热情。因此，爸爸妈妈发现女宝宝用手触摸私处，只需平静地将她的手移开就可以了。

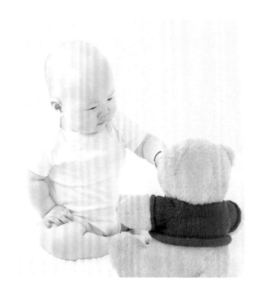

辅食喂养

辅食不能过早添加，也不能过迟添加。如果超过8个月还没有添加辅食，就已经迟了。这个月大部分宝宝已经开始吃辅食了，可以每天2顿辅食，再加1~2次水果，但爸爸妈妈注意不能给宝宝添加任何调味品。

☺ 再不添加辅食就晚了

有的妈妈急着给宝宝添加辅食，但也有"慢性子"妈妈，宝宝直到8个月了，还没有吃过任何辅食；也有些8个多月的宝宝，除了添加婴儿米粉以外，还没有"开过荤"。添加辅食有一个窗口期，如果8个月还没添加辅食，就有点晚了。这不仅会影响宝宝消化功能的正常发育，导致宝宝营养欠佳，还会错过培养咀嚼和吞咽能力的最佳时机，影响宝宝面部肌肉发育以及乳牙的萌出。

☺ 加点核桃，宝宝更聪明

核桃等坚果富含锌、α-亚麻酸，而α-亚麻酸可以少量合成DHA，能促进宝宝的大脑和视网膜发育。辅食添加阶段正是宝宝大脑和视力发育的关键期，适当吃些核桃对宝宝很有益处。在明确宝宝不过敏的前提下，妈妈可以用研磨器将核桃研磨成核桃粉，拌入宝宝的粥或米粉里；或将核桃油淋在辅食中，脾胃弱的宝宝吃了更易吸收。

☺ 小米比大米营养价值高

小米营养丰富，所含蛋白质、矿物质、维生素均能为宝宝补充营养素，促进身体健康发育，还拥有大米缺乏的β-胡萝卜素。吃小米能补充维生素A（由β-胡萝卜素转化），明目养眼，促进视力发育。小米含有多种B族维生素，能促进宝宝胃肠消化，增进宝宝的食欲，使他（她）养成爱吃饭的好习惯。总的来说，小米的营养价值高于普通大米，可以作为宝宝的谷物辅食。

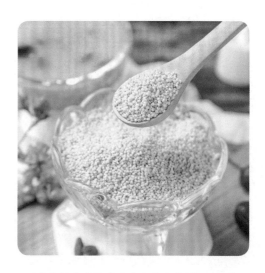

用小米给宝宝做些小米粥和小米糕，不仅营养丰富，还能助消化。

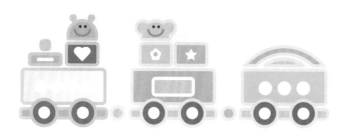

自制辅食需注重营养和卫生

自制辅食能最大程度保证食材的安全和新鲜。在辅食制作中，爸爸妈妈一定要多了解营养知识，以免因食材处理、烹煮方法不合理等原因导致辅食的营养素流失，不利于宝宝的健康。

吃自制辅食让宝宝适应家庭饮食

虽然自制辅食的过程非常烦琐，但爸爸妈妈能更深刻地体会到为人父母的那份幸福。按照家庭的饮食习惯给宝宝制作辅食，有利于宝宝及早适应家庭饮食，并顺利过渡到与家人共同进餐。

没空在家做，可选市售辅食

市售辅食最大的优点是方便、易于储存，花样和口味比较多样，而且添加了很多宝宝生长发育所需的营养素。里面的添加剂大多数是维生素类，不容易引起过敏反应，而且能去除食物本身含有的亚硝酸盐，更利于宝宝吸收。当然，市售辅食也有缺点，比如菜泥、果泥等，因保存时间较长，新鲜度会有所下降，还会丢失些营养成分。

选购市售辅食的要点

如果爸爸妈妈给宝宝选择市售辅食，要注意两点。其一，辅食添加初期，应选择单一食材。刚添加辅食的宝宝，如果食用多种食材混合的食物，一旦出现过敏症状，会增加排查过敏原的难度。其二，如果购买国外品牌的辅食，除了选择可靠的购买渠道，还要了解生产国特定的饮食习惯，因为外国的辅食不一定适合中国宝宝的体质。

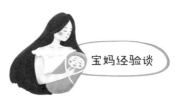

宝妈经验谈

肉泥可以放心选择成品

有的妈妈担心市售辅食不如自己做的安全，其实大可不必担心，因为婴儿辅食是不添加防腐剂的，只不过添加一些维生素来抗氧化。在家做的肉泥，如果保存不当，反而容易被污染，存大安全、卫生隐患，而市售的肉泥，就没有这方面的麻烦。

日常护理

虽然宝宝还不会走路，但现在需要给宝宝挑一双鞋了，让宝宝知道自己小脚的功能，也渐渐习惯穿鞋。这样既可以在宝宝练习扶走时保护小脚，也可避免宝宝出现会走之后不肯穿鞋的情况。这个时期还需要关注一点：不要用学步车。

◎ 带宝宝去实体店买鞋

宝宝鞋要根据宝宝的脚形来挑选，所以建议妈妈去实体店给宝宝试穿。

◎鞋面要轻便、柔软、透气性好。

◎鞋底应有一定硬度，不宜太软，最好前1/3可弯曲，后2/3稍硬不易弯折。

◎鞋跟比足弓部略高，以适应宝宝自然的走路姿势。

◎鞋底要比脚略宽，还要有一定的摩擦力，可以防滑。

◎鞋帮也要稍高一些，后部紧贴脚，使脚踝不易左右摆动。

◎鞋子的适合尺寸以宝宝的脚穿进鞋子后，脚后跟部位能塞进一根手指为准。

◎妈妈平时要注意观察宝宝的脚趾有没有被压红、有没有出现水疱。

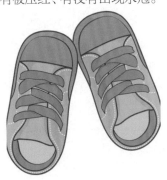

◎ 2~3个月更换一双鞋

给宝宝选购的鞋要有质量合格证书，表明无有毒物质污染，如甲醛、苯、铅等。新鞋买来最好通通风、晒晒太阳，既杀菌又去味。

宝宝的脚平均每月增长1毫米，2~3个月应更换一双鞋，所以不必买太贵的，但要买合脚的；也不要一个尺码买太多双，因为宝宝的脚长得很快。此外，每个宝宝的足部特点、走路姿势各不相同，所以尽量不要接受亲友馈赠的旧鞋。

◎ 勤给宝宝洗脚

宝宝如果不是每天洗澡，那每天洗脚就是必需的。爸爸妈妈把宝宝的双脚完全浸入温水中，先保持不动，让宝宝体会脚部血流加快那种轻松舒适的感觉。然后从脚趾到脚后跟逐步一点点沿皮肤表面搓过来。搓过一遍后，如果水还不是太凉，可以给宝宝按摩全脚，顺序也是从脚趾开始到脚后跟，力度适中就可以。

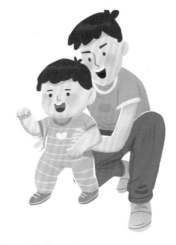

禁用学步车

2011年，国家卫生健康委员会曾发文称，不建议给婴幼儿使用学步车。美国儿科学会也明确禁止给宝宝使用婴儿学步车。俗话说"七坐八爬周会走"，这是宝宝的大动作发育规律，但也有的宝宝在这个时候已经非常想走路了。宝宝刚能爬的时候，就被家长抱进学步车里学走路，这种做法虽然不会让宝宝跌倒受伤，但会影响宝宝各项能力的发育，还会对其心智产生负面影响。

学步车加大意外伤害的概率

对那些还不能独自站立的宝宝来说，身子往学步车里一放，脚尖轻轻一点地，就可以满地跑了。学步车赋予了原本不擅移动、不知危险的宝宝以快速运动的能力，学步车的速度可以超过1米/秒，宝宝很容易因地面不平而倾倒。宝宝的头部所占比重大、较重，又暴露在车身架的外面，缺乏安全保护，所以很容易受伤。

学步车不利于手、眼、足的协调

爬、走路、跌倒、再站起，这是一个运动的过程，也是一个发育的过程，宝宝正是在这种自主运动中学会掌握平衡，增强条件反射，学会思考。如果使用学步车，宝宝就看不到自己迈步的脚，不了解自己到底怎么走动的。而且长时间坐在学步车中，可能限制宝宝许多自主的手、眼、脚配合的动作。用学步车的时间越长，运动能力延迟越明显，也会破坏掉宝宝自身的平衡感和对身体的控制。

学步车影响下肢骨骼健康

宝宝的脚在学步车内悬荡，只能用脚尖控制身体在屋内滑动，久而久之，会使脚后跟跟腱变短，还容易使足关节变形，形成趾外翻，甚至扁平足。而且学步车只能锻炼宝宝小腿及脚尖的肌肉，不能增加大腿和臀部的肌肉力量，而这些部位正是爬行和走路使用最多的。因此，使用学步车会使宝宝爬行和走路时肢体力量及协调的配合产生障碍。

疾病护理

宝宝疝气属于先天的疾病，患病的多数是男宝宝。虽然有的疝气在宝宝1岁左右能自行消失，但在此期间爸爸妈妈要遵医嘱对宝宝进行护理。如果宝宝到了2岁，疝气也没有消失，就可能需要手术治疗了。

😊 不能用胶布贴脐疝

有些宝宝的肚脐会鼓出一个软软的包块，这个叫脐疝。脐疝在宝宝哭闹时更加明显，凸出来很大，看起来有点吓人。脐疝是宝宝腹部的肌肉不够强壮所致，随着宝宝的成长，大多数脐疝会在1岁半以内自行消失。

出现脐疝时，爸爸妈妈千万不要用胶布粘贴或拿硬币压住包块，这样做很可能引起皮肤发炎。要尽量减少宝宝哭闹，定期做健康检查，及时添加钙剂及维生素D。如果不放心，可咨询儿科医生，决定是否需要包扎固定。

😊 腹股沟斜疝可用疝气带

腹股沟或阴囊出现可以推回原位的、软的包块，这包块在宝宝哭闹、大便用力时出现，安静时可消失，一般可初步判断是腹股沟斜疝。该疾病与宝宝在胎儿时期腹膜没有完全闭合有关。

由于婴儿腹肌可随身体的生长逐渐强壮，有的疝气会自行消失，因此6个月以下的婴儿可进行保守治疗，在医生的指导下使用疝气带进行压迫缓解。但如果宝宝在活动之后出现哭闹不止、恶心、呕吐、腹胀、阴囊包块发硬等症状，则有可能是发生了嵌顿疝，必须及时送医院治疗。

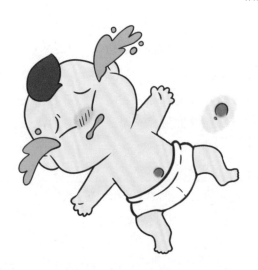

咳嗽、打喷嚏、哭闹、排便用力或腹部过肥等原因都会引起脐疝。脐疝是一个软软的包块，发生在肚脐部。

早教游戏与性格培养

8~9个月的宝宝会掌握一个非常重要的动作，就是伸出食指，用食指抠东西，如抠桌面、墙壁、纽扣等。这些动作不是偶然出现的，是宝宝身心发展到一定阶段表现出来的探索性动作。

😊 指指认认

一般来说，宝宝对小动物和熟悉的日常用品等会很感兴趣，如小狗、苹果、袜子、电灯、时钟、手机等。在有条件的情况下，可以结合实物让宝宝来指认。

游戏准备

一套彩色卡片。

游戏步骤

*1.*妈妈准备好基础的彩色卡片，一边给宝宝看，一边讲解上面的物品，如一只小狗、一个苹果、一双袜子，也可以指认现实生活中的物品，如一个时钟、一部手机。

*2.*经过多次练习，宝宝对小狗、小猫、苹果、袜子、时钟、手机等名词有了记忆后，再教宝宝把听到的物品名用手指指出来。

对宝宝的益处

彩色卡片的好处就是可以让还不认识字的宝宝参与阅读。这个游戏不仅可以培养宝宝倾听、眼力辨识和专注的能力，还能让宝宝形象化地感知语言带来的奇妙，并学习模仿。

促进视觉分辨能力发展： 这个能力是用视觉来区别环境中人、事、物的形象、形状或符号的能力。指指认认的游戏可以让宝宝对不同的物体进行辨别和巩固，为宝宝以后识人辨物打好基础。

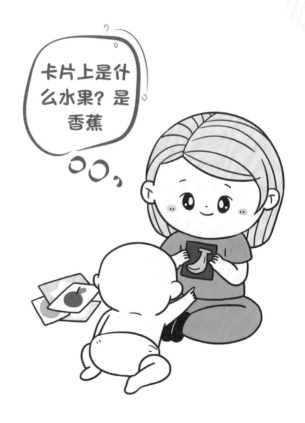

卡片上是什么水果？是香蕉

宝宝的生长发育

9~10个月的宝宝对身边的事物充满了好奇，更喜欢探索发现新事物。对满9个月的宝宝来说，沙发后面可能有好玩的东西，厨房的柜子里也许藏着宝贝。随着探索，宝宝会慢慢了解世界很有趣，也会更加黏妈妈和害怕陌生人。

☺ 分离焦虑加重

有些宝宝在1岁左右会特别黏人，离开妈妈一会儿就大哭大闹，甚至都不让妈妈洗澡、上厕所，这种分离焦虑既让妈妈体会到强大的爱，又让妈妈离开时感到很难受。其实妈妈不用担心或有不舍，这是宝宝形成独立自信性格的一个自然健康的过程，多数会在2岁左右好转，需注意不要在宝宝生病、饥饿困倦等时候刻意离开。

☺ 逐渐显现自己的个性

现在，宝宝的个性开始真正地表现出来了。宝宝心情好时可能很喜欢与人交往，会对见到自己的每个人都露出灿烂的笑容；也可能有些害羞，会在善意的陌生人面前把脸藏起来。宝宝会用动作来引起人的注意，比如把玩具弄得"哐哐"响。宝宝也开始有了自己的主意，当被放到安全座椅上或婴儿车上时，宝宝可能会表现出不愿意。

☺ 对陌生人更害怕

就算是对以前可以很好相处的亲属或看护人，宝宝也会躲避或哭泣。随着认知情感的发育，宝宝到了这个阶段会变得紧张，在不熟悉的环境和陌生人面前更容易害怕。如果了解这方面的知识，妈妈就不必为此感到忧虑。帮助宝宝度过这段时光，提醒想靠近宝宝的人注意他（她）的情绪变化，让他们更轻柔地接近宝宝。

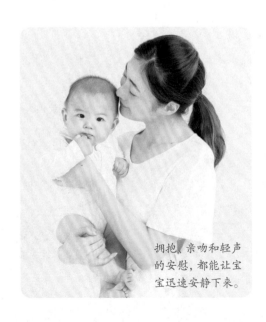

拥抱、亲吻和轻声的安慰，都能让宝宝迅速安静下来。

特别关注

宝宝现在可以理解更多的语言了。可别小瞧了宝宝，在不能说出任何词语以前，他（她）可以理解的可能比爸爸妈妈想象的要多。与宝宝多说说话吧，就像聊天一样告诉他（她）发生的事情，这样能提高宝宝的理解能力。

◎ 让宝宝自由运动

如今，让老人看护宝宝的家庭越来越多。老人大多心疼宝宝，担心发生磕碰外伤，所以把宝宝看护得非常仔细，甚至总帮宝宝做些事情，比如够一些物品、拿走挡在前面的玩具，还有就是不进行户外活动。爸爸妈妈要鼓励老人给宝宝多一点空间，不要包办一切，只要保证没有危险，就可以让宝宝自由活动。另外，要适当安抚老人的情绪，他们带孩子也很辛苦。

◎ 可能开始"恋物"

现在，有的宝宝已经断母乳了，再也不能躺在妈妈的怀抱里吃奶了。对宝宝来说，这是一个巨大的转变，宝宝会感到失落，甚至感到不安全。于是，宝宝开始寻找过渡性的情绪依靠，这个依靠也许是毛绒玩具、枕巾，又或许是被子角。宝宝会通过抚摸、嗅闻、吸吮这些熟悉的物品而得到心理安慰。虽然宝宝的恋物行为能够理解，但是仍然要尽量"温柔"地限制宝宝。

◎ 不要扼杀宝宝的好奇心

宝宝对周围一切的好奇心越来越大，不停观察、尝试、比较，在探索中自得其乐。"这个不能动""那个有危险"，如果爸爸妈妈总说这些话，让宝宝受到诸多限制，慢慢会磨灭他（她）的好奇心。正确做法是让宝宝自由地探索，即便遇到困难，宝宝也会自己想办法去克服，爸爸妈妈要做的就是在一旁保护他（她）的安全。宝宝的好奇心得到了满足，自信心和能力得到加强，更重要的是宝宝学会了"自娱自乐"。

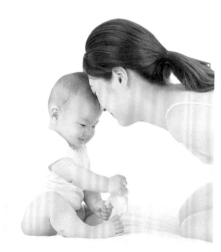

辅食喂养

9个月的宝宝，能吃的辅食种类增多了，也能吃一些固体食物，如烂面条、香蕉、切成薄片的苹果等，不能吃很硬的水果，以防噎塞。在给宝宝准备辅食的时候，需要用到一些制作工具，选用恰当的制作工具不仅能帮妈妈轻松烹饪，还能保证辅食的健康与安全。

辅食工具与一般厨具分开

给宝宝制作辅食时，所用的工具最好和大人的区分开。爸爸妈妈可以为宝宝挑选辅食"专属款"，如辅食机、辅食锅、专用砧板和刀具、滤蛋器等，它们从使用方法、材质、洗涤等各方面都是从宝宝辅食制作的角度考虑的，是妈妈的"好帮手"。在食材的选择上，一定要注意新鲜，水果、蔬菜在烹饪之前要先洗干净，再用清水或淡盐水浸泡半个小时。

辅食制作的"小利器"

研磨器（碗）。可以将蛋黄，煮熟的土豆、南瓜等稍软的食物磨成泥，必要的时候还可以过筛。

辅食机。有强大的打碎食材的功能，可以根据宝宝的月龄，选择不同的档位，打出不同细腻度的辅食。生食、熟食都可以用辅食机加工。

破壁机或料理机。如果要给宝宝榨蔬果汁喝，可以添置一台破壁机。不建议购买榨汁机，榨汁机只能榨出汁水，而将丰富的膳食纤维都丢弃了。经常喝甜果汁，宝宝就不爱喝水了。有些功能料理机不仅可以榨汁，还可以打磨豆浆和米糊，满足宝宝日后更多需求。

砧板、刀具。做宝宝辅食的砧板应该做到生、熟、荤、素分开，有效避免细菌交叉感染，而且材质要选用抗菌防霉的，刀具也是一样。现在有些套装会带有紫外线消毒抑菌功能。

滤蛋器。轻松分离蛋黄和蛋清。因为1岁以后的宝宝才可以吃蛋清，所以给1岁以内的宝宝做辅食要单独取出蛋黄。

辅食锅。可以为宝宝挑选一款蒸煮一体的锅，还有一个平底锅，这两种锅能满足基本的烹饪方式。如果想要为宝宝烘烤零食或蛋糕等，用家里的烤箱就可以了。

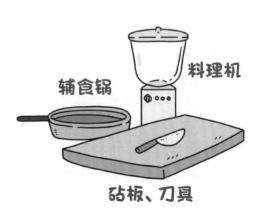

料理机

辅食锅

砧板、刀具

挑选安全无毒的餐具

宝宝要有专属的餐具，避免与成人混用，使用前后都要用开水煮沸消毒，清洗时可以用婴幼儿专用的餐具洗涤剂。具体的要求如下。

软头感温勺。妈妈喂宝宝吃饭时要用材质柔软的软头感温汤匙。练习用汤勺的时候更要注意匙口的大小，一定要选择适应宝宝一口吞含的汤匙。

圆弧尖端叉。除了把柄宽度与长度，还要注意叉子尖端是否有圆弧设计，以免喂食时戳伤宝宝的口腔和脸部。

餐盘和餐碗。选择宝宝容易抓取，并且有碗耳的餐盘为宜。妈妈也可以选设计新颖和方便的吸盘碗，可防止宝宝拿不稳或好奇乱动时将碗摔翻。

吸管杯。大多数宝宝在这个月就能用吸管杯喝水了，挑选时注意测试密封性、排气性、耐摔性；还要看有无重力球，有重力球的杯子不易翻倒。

宝宝餐具选购注意事项

要点	注意事项
颜色	以白色或素色为主，不要选择添加深色染料的餐具。
安全性	选择无毒材质的餐具，购买前仔细查看商品的材质标志。
耐热性	餐具一定要耐热，挑选时应看清包装上注明的耐热温度。
防滑性	宝宝会渐渐地主动拿勺吃饭，所以碗、勺都要防滑、耐摔。
尺寸	适合宝宝的小嘴入口及小手抓握。

婴儿辅食类产品的国家标准

婴儿辅食的国家标准主要有GB10769—2010《食品安全国家标准婴幼儿谷类辅助食品》和GB10770—2010《食品安全国家标准婴幼儿罐装辅助食品》两个。购买时，一定要认准产品标准号，只有标有"GB10769"或"GB10770"的才是合格的辅助食品，否则最好不要购买。

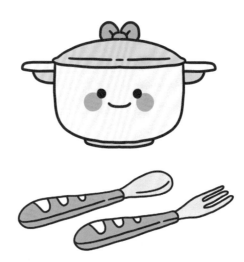

日常护理

现在宝宝有了很强的独立意识,总想不依靠妈妈的帮助,自己摆弄餐具吃饭。这是宝宝独立的开端,爸爸妈妈千万不要放过这个训练宝宝自己吃饭的大好时机,也不要因为怕脏而打击宝宝的积极性。

养成饭前洗手的习惯

每次吃饭前,要把宝宝的小手洗干净,让宝宝坐在专门的餐椅上,并给宝宝戴上围嘴。可准备两套小碗和小勺,一套宝宝自己拿着,一套妈妈拿着,边吃边喂。妈妈可以给宝宝吃柔软、易抓而不会噎着的食物,如面条、小馒头、熟木瓜、炖南瓜等。避免给宝宝吃以下几种食物:葡萄、坚果、花生米等,这些颗粒状的食物可能会让宝宝噎住。

鼓励宝宝自己吃饭

9个月的宝宝总想自己动手,因此可以手把手教宝宝自己吃饭。爸爸妈妈要与宝宝共持勺子,先让宝宝拿着勺子,然后爸爸妈妈帮助把饭放在勺子上,让宝宝自己把饭送入口中,但更多的是由爸爸妈妈帮助把饭喂入宝宝口中。也可以做一些"手指食物"让宝宝自己抓着吃。

选购稳当结实的餐椅

爸爸妈妈可以给宝宝选购专用的餐椅了,无论是一体的还是分体的,在选购时都需注意以下几点。

◎挑选稳当、底座宽大、不易翻倒的餐椅。

◎边缘不尖利,木制餐椅要没有毛刺。

◎座位的高低要适合宝宝使用,宝宝坐在上面能有挪动空间。

◎如果托盘等配件是塑料制品,要选择无毒塑料,而且热水刷洗后不会变形。

◎配备座椅安全带和结实的卡扣,安全带要能调节松紧,而每次调节时,都要够牢才行。如果宝宝餐椅带轮子,轮子应该是可以锁定的。

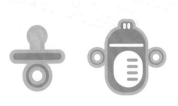

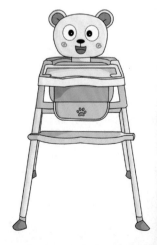

☺ 用餐位置要固定

这个月，大多数宝宝都能够稳稳当当地独坐了，所以让宝宝坐在有东西支撑的地方喂饭是件相对容易的事。使用宝宝专用的前面有托盘的宝宝椅就是不错的选择。总之，每次宝宝进餐，靠、坐的地方要固定，要让宝宝明白，坐在这个地方就是为了吃饭。吃完饭也不要让宝宝坐在椅子上玩，而是要很快带宝宝离开这个地方。另外，不要一会儿在餐厅吃饭，一会儿在客厅吃饭，这样不利于宝宝熟悉吃饭环境。

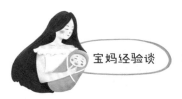

宝妈经验谈

温柔对待宝宝"恋物"

妈妈如果发现宝宝"恋物"了，不要惊慌。首先，尽量多找些机会陪陪宝宝，让宝宝体会到妈妈的爱。一定不要吝啬拥抱，经常和爸爸妈妈有肌肤接触的婴儿，很少会有恋物癖的。其次，在给宝宝准备玩具和生活用品的时候，可以多准备几件，不同颜色的交替使用，这样宝宝就不会轻易对这些经常被替换的物品产生无法割舍的感情。

☺ 给宝宝营造"水上乐园"

这个阶段的宝宝洗澡可能十分不配合。除了能力的发展，宝宝有了更多的心理需求，已经不满足于枯燥的洗澡活动，洗澡时狭小的空间也使宝宝感到束缚。因此，爸爸妈妈要给洗澡增添乐趣，使宝宝乐于配合。可以在浴盆里放一些玩具，营造出一个"水上乐园"，当宝宝把掀起水花当作乐趣时，爸爸妈妈不要阻拦，只要没有安全隐患，就让宝宝自己玩耍。但爸爸妈妈一定不能离开片刻，视线要一直跟着宝宝。

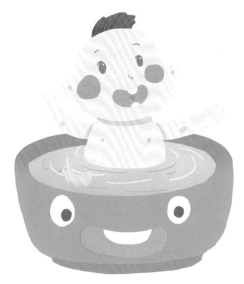

可以在浴盆里放一些玩具，如小黄鸭等，底部一定不能有进水孔，否则长期浸泡在水中，玩具内部会滋生霉菌。

疾病护理

开始添加辅食时，宝宝很容易便秘。因为之前肠胃只处理纯液态奶，添加辅食后，开始接触固体食物，食物的密度增加，肠胃暂时不适应，所以宝宝的大便会变得比较干燥，甚至会有便秘的现象。

☺ 密切关注宝宝排便的状态

宝宝出现排便困难和疼痛时，会有意识地抑制排便，导致便秘的问题越来越严重。爸爸妈妈要先了解宝宝平时大便的情况，这样一旦发生便秘就能及时发现，并判断便秘发生的严重程度。如果宝宝不能规律排便，或是排便时非常痛苦，那就要采取措施了。

☺ 什么症状才算便秘

宝宝排便习惯多种多样，有的两三天才排便一次，仍是软便，不属于便秘；而有的宝宝每天都排便，但每次都非常费劲，就有可能是便秘。爸爸妈妈怎么判断宝宝是真的有便秘呢？

◎较大的宝宝，大便坚硬，每3~4天才排便一次。

◎任何年龄，大便又硬又粗又干，同时伴有排便疼痛。

◎排出大量的干便后腹痛明显缓解。

◎大便中或大便表面有血。

◎两次大便期间总有少量污便，即宝宝内裤或纸尿裤上沾有大便。

☺ 多吃点水果和蔬菜泥

爸爸妈妈可以给宝宝吃点水果，也可以用膳食纤维含量高的蔬菜给宝宝做蔬菜泥；鼓励宝宝适当喝水，吃膳食纤维含量高的食物。

如果是大孩子，要注意增加锻炼，运动配合均衡的饮食有利于规律排便，这也是健康生活的坚实基础。

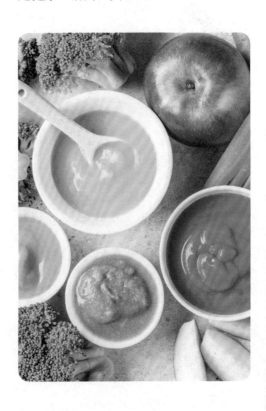

早教游戏与性格培养

9~10个月的宝宝有了观察物体不同形状和结构的能力。通过眼睛，宝宝认识事物、观察事物，运动协调能力也有所提高。宝宝已经能手眼配合完成一些活动，也开始能记住一些更具体的事了，比如玩具在什么地方。

◉ 听听盒中有什么

10个月前后，宝宝已经可以知道物品藏起来之后，还能再找出来。通过听声音找物品更能激发宝宝主动寻找的兴趣。玩这个游戏时周围的环境要保持相对安静，尽量让宝宝听到的声音是比较单一的。

游戏准备

纸盒1个，手铃、手鼓等玩具。

游戏步骤

1. 准备1个空盒子，将手铃、手鼓等玩具放在里面。将盒子拿到宝宝身边摇出"咔咔、沙沙"的声音，引起宝宝的好奇心。

2. 如果宝宝伸手想拿盒子，就将整个盒子递给宝宝。宝宝打开盒盖看到玩具时，妈妈可以很高兴地说："哇，里面有玩具啊！"同时，将玩具递给宝宝，让宝宝自己摇一摇，听听是不是与刚才的声音一样。

3. 接着，妈妈要鼓励宝宝，可以试着让宝宝把玩具放入盒子中，晃一晃盒子，听玩具发出的声音，再将玩具取出。

对宝宝的益处

宝宝在认真地听盒子里的声音并寻找到发声物体的同时，可培养独立思考并解决问题的意识和习惯。

> 让宝宝锻炼解决问题的能力：盒子开与关这个任务需要宝宝有一定的协调能力。听声音找物体可以锻炼宝宝分辨声音来源的能力，还能帮助宝宝理解"内"和"外"的空间概念。

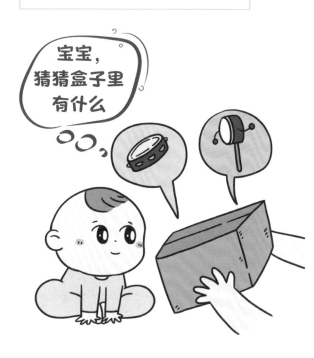

宝宝，猜猜盒子里有什么

宝宝的生长发育

满10个月的宝宝，有很多能叫"爸爸""妈妈"了，也有一部分还不会，不过不用担心，这与孩子的智力发育关系不大。如果爸爸妈妈总是向宝宝传递语言信息，宝宝就可能比较早地喊爸爸妈妈。

☻ 由爬行向站立过渡

宝宝能够很好地手膝并用爬行了，并且能保持上身与地板平行。一些宝宝会跳过爬行阶段，从小手撑在地上挪动小屁股滑行直接进入站立阶段，有的甚至还能扶着家具走上几步。多数宝宝会在9~12个月迈出人生第一步，到14~15个月就已经走得很好了。如果宝宝还没开始走，妈妈再耐心等等。

☻ 知道哪些东西不能吃

宝宝越来越厉害了，能够认识常见的人和物。学会观察物体的属性，从观察中会得到关于形状、构造和大小的概念。甚至开始理解某些东西可以食用，而有的东西则不能。虽然宝宝仍然会将很多东西放入口中，不过现在只是为了认识它们而已。

☻ 喜欢和小朋友一起玩

宝宝开始喜欢和别的小朋友在一起，通常是开心地坐在其他宝宝旁边自己玩，而不会和别人一起玩，喜欢感受同龄人热闹的氛围，但还不理解交朋友是怎么回事。妈妈可以为宝宝找一些经常玩的小伙伴，这是鼓励宝宝发展社交技能的好方法。有意识地安排宝宝和小伙伴们一起玩，可以为宝宝今后的学习、与人交流互动打下良好的基础。

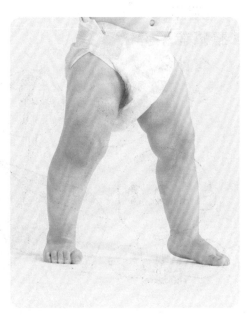

开始站立时，只能前脚掌使力，随着月龄的增长，很快后脚掌也能稳稳地支撑重量了。

特别关注

妈妈可能一直在用"娃娃腔"和宝宝交流，现在得改改这个习惯。宝宝开始明白很多简单词语的意思，所以妈妈要用成人的语言把宝宝说的词语再重复说给他（她）听，这样宝宝的"小话匣子"会从一开始就接受良好的语言模式。

帮助宝宝学习物品名称

和宝宝对话是鼓励提高语言技能的一个好方法。当宝宝说着含糊不清的句子时，爸爸妈妈要及时地回答说："哦，是吗？真有意思！"这样的鼓励会让宝宝喜笑颜开，继续说下去。当宝宝指着一个东西表示好奇时，妈妈要告诉宝宝这个东西的名字，或者妈妈主动指着东西说出名字，这样能帮助宝宝学习物品的名称。

定时定点，专心吃饭

培养宝宝良好的饮食习惯应做到固定地点和按时吃饭。饭前1小时内不吃零食，平时零食不能吃得过多，热量不能过高；不能进食过多凉食、冷饮，以保护肠胃功能；饭菜花样经常更新，让宝宝更有食欲。需要注意的是，不要让宝宝边看电视、玩玩具边吃饭，这样的气氛不利于进餐，还会分散宝宝吃饭的注意力，宝宝得花更多的时间去吃饭，影响食欲和消化。

一些怪异的小动作通常无害

这个月龄的宝宝会突然出现一些怪异的举动，如撞头、摇头、拉扯自己的头发等。虽然这些自我安慰的行为在爸爸妈妈看来未免有些过激，但通常都是无害的，不用过多干预。

撞头、摇头等行为可能会持续几周或几个月，这很可能是因为宝宝节奏感增强或是处在出牙期。另外，正在承受断奶、学走路、看护人变化等生活压力的宝宝，也会出现持续地摇头或撞头的行为。还有的宝宝会拉扯自己的头发，这大多发生在吃奶时，因为能给宝宝带来足够多的安抚。

宝宝总是拽自己头发，妈妈要先检查下他（她）头皮有没有长小疹子，如果没有就不用太干预这些小行为。

辅食喂养

10~11个月的宝宝，咀嚼功能越来越好了，也会主动尝试用手去拿捏食物。这时爸爸妈妈就可以有意识地让辅食从泥状过渡到颗粒状，可以添加面条、粥、软米饭、碎肉等各类辅食，还可以准备一些能让宝宝直接抓着吃的食物。

开始尝试稍粗的食物

此时宝宝的小牙齿越来越多了，可以开始尝试颗粒较大的食物。不过，在将食物做粗后，爸爸妈妈要密切留意宝宝的大便，一旦发现大便中未经消化的食物颗粒较多，说明宝宝的咀嚼能力或肠胃消化能力还不足以应对如此粗的食物，就要将食物做细一些，并继续有意识地锻炼宝宝的咀嚼能力。过渡一段时间后，再添加颗粒大的食物。

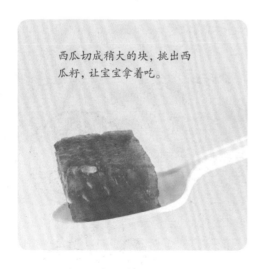

西瓜切成稍大的块，挑出西瓜籽，让宝宝拿着吃。

给宝宝准备手指食物

在添加辅食几个月后，宝宝的每日饮食中除了母乳或配方奶，还应包括多种食物。另外，当宝宝独坐非常稳，而且可以准确地把食物放入嘴里时，就可以尝试吃一些手指食物了，以锻炼自主进食的好习惯。但要注意手指食物必须要软，易于吞咽，不能太硬、太大块，如一小片香蕉，煮熟后切成小块的南瓜、山药或土豆等都是比较适合的。

水果直接吃，不要榨汁

不建议1岁以内的宝宝喝果汁，1岁以后也要限制喝稀释的果汁。因为长期喝纯果汁可能会影响宝宝的健康。果汁中含有大量的糖分，长期饮用会增加宝宝患肥胖症、龋齿等疾病的风险。果汁中还缺乏膳食纤维，而新鲜水果中富含的膳食纤维才能帮助排便。在榨果汁的过程中，水果去皮后会发生酶促褐变，营养成分容易丢失。

日常护理

饮食、睡眠、卫生等良好习惯的养成，都应从婴儿时期培养，特别是进餐。因为宝宝生长发育所需的营养都是通过吃饭获得的，宝宝有良好的食欲和理想的饭量，才能快快成长。不过，所有良好习惯的养成都需要一定的时日，爸爸妈妈一定要有耐心。

⊙ 培养宝宝规律进餐

宝宝一天的进餐次数、进餐时间要有规律。每到该吃饭的时间，可以先让他（她）自己尝试，之后再喂宝宝吃，但不必强迫，吃得好时应赞扬，长时间坚持下去，宝宝就能养成定时进餐的习惯。

要培养宝宝对食物的兴趣，让他（她）保持旺盛的食欲。因此爸爸妈妈在烹调食物时要做到色、香、味俱全，软、烂适宜，便于宝宝咀嚼和吞咽。

培养卫生习惯。饭前要洗手，围上围嘴。饭后也要洗手，清理小嘴巴，及时换下因吃饭弄脏的衣物。

训练使用餐具。要训练宝宝逐步适应使用餐具，为以后独立进餐做准备。如训练宝宝握奶瓶喝水、喝奶，用手拿饼干吃；训练他（她）正确的握小勺姿势并尝试用小勺盛饭吃。

避免挑食和偏食。饭、蔬菜、鱼、肉、水果都要吃，鼓励宝宝多咀嚼，每餐做到干稀搭配、荤素搭配。

愉悦地进餐。宝宝进餐不可避免地会出现食物狼藉，手和脸搞得很脏的场面，但随着年龄的增长，这种情况会逐渐改善的。因此，爸爸妈妈要保持冷静与温和，使进餐时间成为一段愉快的时光。

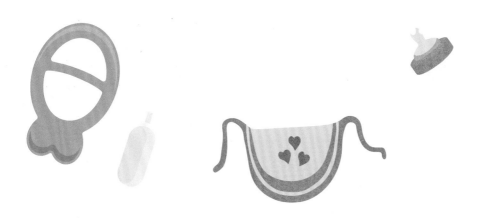

⊛ 即使"满脸花"，也要练习用勺子

现在的宝宝特别喜欢自己吃东西，每次妈妈喂饭时，都愿意"掺和"一下，经常抹个满脸花，弄得一片狼藉。宝宝兴致勃勃、乐此不疲，妈妈打扫"战场"可就需要费些功夫了。

手部精细动作不断提高。 大脑神经的发展，使得宝宝手部精细动作的协调性在提高，宝宝对细小的物品越来越感兴趣，会尝试进行操控。宝宝开始频繁使用拇指和食指，同时开始进行拇指、食指和中指的配合，愿意尝试拿勺子自己吃饭。

独立意识的表现。 宝宝尝试自己吃饭是一种独立意识的表现。做着自己喜欢的事情，尝试满足自己的需要时，宝宝的自信心、自尊心都能得到发展。不要怕他（她）弄得一团糟，为了帮助宝宝掌握独立进食这项重要的自理技能，爸爸妈妈清理再狼藉的"战场"也是值得的。

仍需强化和练习。 宝宝开始尝试自己吃饭时，还不能正确使用拇指、食指、中指三指拿住勺子将食物放入口中。宝宝会大把抓握勺子，甚至会将勺子拿反，食物也不会准确地递到口中，经常会弄到身上、桌子上、地上。对宝宝来说，真正掌握一项重要的技能是要经过反复强化和练习的。

⊛ 鼓励宝宝更好地吃饭

妈妈要充分鼓励和提供便利条件，如形成规律的进餐时间，准备专门的餐具、围嘴、小饭桌（可以带宝宝去店里挑选自己喜欢的），在宝宝需要协助时给予帮助，保证就餐安全和饭后清理。

不要为宝宝提供不安全食品，如果冻、整个的坚果、大块的芹菜或生胡萝卜、整粒葡萄等。多带宝宝做五指抓、二指捏、三指抓的练习，使宝宝小手更灵活、准确和协调，为掌握吃饭技能做准备。不要因为宝宝做不好而制止他（她）自己吃饭的行为。

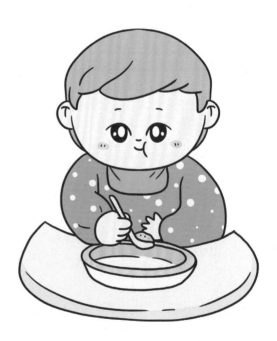

勺子很可能卡在宝宝的拇指和食指之间，妈妈不用刻意纠正，让宝宝自己反复练习就行了。

睡眠习惯

从 7~12 月龄开始，分离焦虑可能会导致宝宝多次夜醒。而分离焦虑通常在 10~18 月龄时达到高峰，在 1 岁半到 2 岁时逐渐消失。这些阶段可能会持续几个月，期间宝宝每晚会醒好几次，不安地哭闹着找爸爸妈妈，但通常会更喜欢其中的一人。

◎ 分离焦虑可能导致多次夜醒

稍大一点的宝宝夜醒后，可能会拍打婴儿床的围栏，还试图从婴儿床里爬出来，拼命地黏着爸爸妈妈，要和爸爸妈妈睡一张床。这不是宝宝变得调皮或者喜欢折腾人，而是其情感发育阶段的正常需求，宝宝需要充满爱的照顾和持续关注。分离焦虑多在 2 岁左右时消退，在此之前，爸爸妈妈都需要耐心安抚夜醒哭闹的宝宝。

分离焦虑的宝宝在白天看不见爸爸妈妈，所以晚上特别黏人。爸爸妈妈除了下班增加高质量的陪伴时间，晚上宝宝夜醒，也要耐心给予安抚。

◎ 减轻宝宝对黑暗的恐惧

爸爸妈妈要帮助宝宝入睡。在这个阶段，要给宝宝充满爱意的支持和互动，哄宝宝的时候语言尽量简短，处理问题时要灵活，不要生搬硬套。可以咨询一下儿科医生，看看如何缩短这段时间。

在分离焦虑期，宝宝会对之前已经习以为常的物品或环境感到恐惧。例如，宝宝会因为怕黑而导致夜醒问题更加复杂，或者会害怕雷声、雨声、马路上汽车的声音，其实一盏夜灯就会减轻他（她）对黑暗的恐惧。虽然这时爸爸妈妈可能需要经常轻声安抚或轻抚宝宝，但有些时候，稍大声说话，让宝宝知道你就在身边，宝宝就能自行入睡。

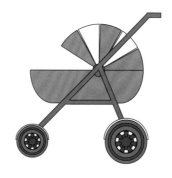

285

疾病护理

宝宝呼吸困难，睡觉的时候被憋醒，咳嗽听起来像小狗叫。有这种情况的宝宝大概率会被诊断为急性喉炎。急性喉炎在婴幼儿中非常常见，虽然多数都不是很严重，但严重时宝宝会出现哮吼样咳嗽和呼吸困难，属于急症。

☺ 犬吠样咳嗽，可能是急性喉炎

引发急性喉炎的原因，大致分为两种。

病毒感染。这是最常见的病因，病毒感染喉头和气管后，起初只表现为感冒的症状，后逐渐出现典型的犬吠样咳嗽。多数病毒性喉炎伴有低热，但也可以高热至40℃。

喉头痉挛。由过敏或胃食管反流引起的喉头和气管水肿，经常在半夜突然出现，让宝宝呼吸困难。这种喉炎多数不伴有发热，常反复发作，抗过敏药物和抗反流药物可以减轻喉炎的发作。

➕ 医生叮咛

短期的激素治疗对宝宝无害

对病毒引起的急性喉炎，主要是给予减轻喉头水肿的药物，临床常用到激素类药物，可以根据病情选择吸入、口服或注射治疗。每次在用到激素治疗喉炎时，爸爸妈妈都会很担心激素的副作用，其实不必紧张，短期应用激素不会对宝宝的身体产生伤害，而且治疗喉炎确实必须要用，否则宝宝的情况会变得严重。

☺ 急性喉炎发作，先让宝宝安静下来

急性喉炎发作时，尽量让宝宝保持镇静，这样呼吸才能通畅。可以抱着宝宝轻轻拍背，安抚宝宝。宝宝哭闹和活动时会出现明显的吸气喘憋，但如果宝宝在静止状态时也喘憋，说明病情严重，需要尽快就医。如果宝宝发热超过38℃，要给予退热药，如泰诺林或美林，并多喂水预防脱水。值得一提的是，没有确切的依据证实，喉炎发作时把宝宝放到有水蒸气的浴室里一定有效。

☺ 关注宝宝的呼吸

小儿急性喉炎多发于6个月至3岁的婴幼儿，是一种急症。宝宝常出现气性呼吸困难，爸爸妈妈一定要时刻关注宝宝的呼吸。如果宝宝出现非常费力或用力地呼吸、嘴唇或指甲发紫、咽唾液时非常困难，一定要及时去医院。特别要注意的是，宝宝呼吸费力时，不吃不喝，甚至没有力气咳嗽，这是非常危险的信号。

早教游戏与性格培养

满10个月的宝宝，各方面能力进一步增强，与家人的关系更加亲密。能有意识地叫"爸爸妈妈"的宝宝多了起来，但也有一部分宝宝还不会，爸爸妈妈不用担心，要耐心等待，日常多和宝宝交流。

😲 和爸爸玩拔河

宝宝喜欢跟爸爸玩，在拔河游戏中，爸爸勇敢、坚毅等品质会不知不觉地影响着宝宝。爸爸可以在游戏的过程中假装摔跤，从而逗引宝宝，增强游戏的趣味性，让宝宝觉得自己也很能干。

游戏准备

围巾1条。

游戏步骤

1. 宝宝坐在地板上或床上，妈妈坐在宝宝后面保护。爸爸坐在宝宝对面，抓住围巾的一端，妈妈与宝宝一起拉着围巾的另一端。

2. 爸爸对宝宝说："拉一拉，扯一扯，看谁的力气大。"爸爸轻轻地往后拽围巾，妈妈与宝宝也往后拽，然后爸爸突然松手，让宝宝自然往后仰，倒在妈妈怀里。

对宝宝的益处

经常与爸爸一起玩的宝宝，会更勇敢，独立性更强。在拉扯围巾的游戏中，爸爸突然松手后带来的变化将带给宝宝快乐的情绪，充满欢乐的成长环境可以培养宝宝平和的气质。

> 促进平衡能力发展：平衡能力由身体多个感官参与，是一种综合能力。简单的拔河游戏能够帮助这个阶段的宝宝锻炼手臂力量和抓握能力。

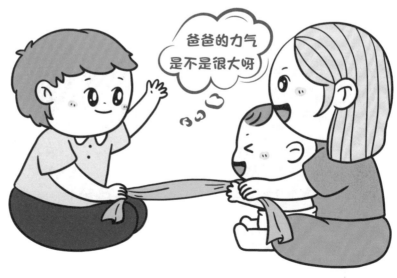

爸爸的力气是不是很大呀

宝宝的生长发育

宝宝现在可以抓着妈妈的手走得很好，喜欢不停地动，因为做动作会让宝宝兴奋。在以后的一段时间中，宝宝来回交换使用双手是常有的事情。随着对走路信心的增加，宝宝会偶尔放开支撑自己的东西。

◉ 迈出人生第一步

本月尽量让宝宝多爬，因为宝宝可能很快就要迈出独立的第一步了，不过也有的宝宝要到14~15个月才学会走路。大多数宝宝初学走路的姿势是：胳膊弯着，向身体两侧张开，迈着外八字步，挺着肚子、撅着屁股来保持平衡。这时妈妈可以站在或跪在宝宝面前，向宝宝伸出双手，鼓励宝宝走过来。

◉ 词汇量快速增长

现在是宝宝词汇量快速增长的时期，教得越多，宝宝的词汇量就增加得越快。妈妈可以在上楼梯的时候给宝宝数台阶，逛超市的时候告诉宝宝水果、蔬菜的名字和颜色。妈妈偶尔也要鼓励宝宝发表一下意见，比如问问宝宝愿意穿黄袜子还是蓝袜子，想玩积木还是洋娃娃。一次只给宝宝两种选择，而且都放在宝宝面前。宝宝的回应也许会让人大吃一惊。

◉ 喜欢看绘本和画册

宝宝现在喜欢翻开书页，陶醉在精美的图画书里。虽然宝宝有可能把书拿倒了，或者还不能像模像样地一页页看书，但爸爸妈妈为宝宝创造一个阅读氛围非常重要。专为婴幼儿设计的经典童话绘本、介绍色彩与形状的益智画册等都是宝宝爱看的书籍。妈妈不妨仔细挑选内容和形式都精良的绘本，但买回来不能只丢给宝宝自己看，而是要引导宝宝学会阅读。

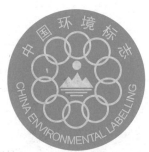

绿色印刷产品

为宝宝挑选绘本可不能图便宜，建议选择印有十环的绿色环保印刷标志的正版书籍。

特别关注

宝宝快1周岁了，爸爸妈妈要让宝宝学会自己处理一些日常问题和小挫折了，如穿脱袜子和鞋子。如宝宝学走路时摔倒了，爸爸妈妈不要立刻跑过去扶宝宝，而是应该在一旁鼓励他（她）自己站起来。

😀 没出牙也别乱补钙

马上宝宝就过周岁生日了，可还没出牙，妈妈就开始着急了，以为是得了佝偻病。如果出牙晚是因为佝偻病的话，那其他的佝偻病症状也会同时伴有。如果宝宝非常健康，身体发育正常，运动功能也良好，即使还没出牙，也可以放心地等待，切勿乱补钙。如果1岁多还未出牙，就要带宝宝去看医生了。

😀 告别安抚奶嘴

如果宝宝还在使用安抚奶嘴，现在是时候戒掉了。爸爸妈妈在白天让宝宝尽量少用奶嘴，然后再设法帮宝宝练习不叼着奶嘴睡觉。也可以试着用安抚巾或其他玩具来代替安抚奶嘴。

😀 学脱鞋子、袜子

可以锻炼宝宝自己用手脱去鞋袜，而不是用脚将鞋袜踢掉。脱下以后，爸爸妈妈告诉宝宝要将鞋袜放好。如果宝宝能够坐在小椅子上先将鞋脱去，然后把袜子脱去，把袜子塞进鞋里，把鞋放在平时放鞋的地方，然后再坐下来玩，妈妈要给予大大的表扬。这样可以让宝宝锻炼自理能力，养成把东西放在固定地方的习惯。

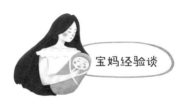

宝妈经验谈

家庭气氛要融洽

平时和宝宝的一些自然而又简单的动作，如搂抱、轻拍、对视、对话、微笑等，都会刺激宝宝大脑的发育。在充满爱心、气氛欢乐的家庭里长大的宝宝，情感相对健全，今后处理问题的能力也较强。

辅食喂养

满11个月的宝宝，辅食可增加到每日三餐，每餐主食的比例占 1/2~2/3，蔬菜和肉类、蛋奶类、鱼类的比例占 1/3~1/2。另外，爸爸妈妈不要过分依赖微量元素检测，除日常饮食保证宝宝营养均衡之外，必要时听从医生建议即可。

肉粥和菜粥是不错的选择

爸爸妈妈可以不再用辅食机加工食物了，而改用研磨碗和研磨棒，将蔬菜等食物捣一捣，不要太碎，锻炼宝宝的咀嚼能力。在为宝宝做稍粗的食物时，粥也是个不错的选择。煮粥时，先将米用冷水浸泡半小时，让米充分膨胀，之后将米和泡米的水一起煮。如果计划煮肉粥或菜粥，肉和菜最好另行提前加工，在粥快煮好时下锅，以使每样食材都保持各自的味道。

爸爸妈妈可以用研磨碗和研磨棒，将蔬菜等食物捣碎做成辅食。

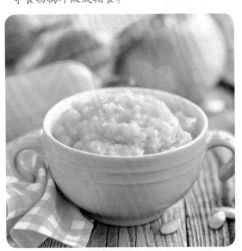

用冷冻辅食盒保存辅食

有些上班族妈妈工作繁忙，给宝宝做辅食很难保证现吃现做。其实妈妈可以一次做一定量的辅食，然后放进辅食盒里冷冻起来，等宝宝要吃的时候，用微波炉加热就可以了。妈妈可以选用带格子的冷冻辅食盒，小格子可以有效地防止串味，每一次添加时就单独取出一格加热，干净又卫生。一般市售的冷冻辅食盒多为硅胶材质，安全无异味。

不要滥补营养素

过度补充营养素对宝宝是有危害的，会造成体内代谢失衡，甚至损害宝宝的免疫力。宝宝如摄入过多的蛋白质，不仅会增加肝脏、肾脏负担，还会引起消化不良。蛋类是富含高蛋白的食物，但缺少碳水化合物和维生素C，所以单一食用也不利于健康。宝宝如果长期大量服用高浓度的鱼肝油，会出现厌食、昏睡、头痛、皮肤干燥等症状。另外，爸爸妈妈也不要随便给宝宝补充钙、铁、锌等营养素。

日常护理

保护宝宝，不让他们意外受伤是爸爸妈妈的职责。所以宝宝在爬行和学走路时，爸爸妈妈尤其要确保周边环境的安全。家中的窗户和阳台要有护栏，家居摆设要用儿童防撞角包住。当宝宝在引导下用胖乎乎的小腿，迈着晃悠悠的步伐奔向自己时，爸爸妈妈会激动得想哭。

☺ 按阶段引导宝宝学步

爸爸妈妈可以根据宝宝走路动作的发展，按以下五个阶段给予辅助。

第1阶段——练习蹲、站。爸爸妈妈将玩具丢在地上，让宝宝自己捡起来，训练宝宝蹲、站。

第2阶段——扶走。爸爸妈妈站在宝宝的后方，扶住其腋下，或在前面挽着宝宝的双手让他（她）向前迈步，练习走。拉手走只能用于练习迈步。

第3阶段——独走。设法创造一个引导宝宝独立迈步的环境，爸爸妈妈退后两步，伸开双手鼓励宝宝"走过来找妈妈"。当宝宝第1次迈步时，爸爸妈妈需要向前迎一下，避免宝宝摔倒。

第4阶段——爬楼梯。让宝宝练习爬楼梯，如家中没有楼梯，可利用小椅子，或者去外面找一些台阶，让宝宝一上一下、一下一上地练习。

第5阶段——上下坡。可利用木板放置成一边高、一边低的斜坡，但倾斜度不要太大，让宝宝从高处走向低处，或由低处走向高处。此时爸爸妈妈必须在一旁牵扶，以防止宝宝跌下来。

☺ 走路练习以30分钟为宜

按照上述方法，宝宝用不了多长时间就能学会走路。但要注意，每天练习时间不宜过长，从5分钟开始，逐渐增加到30分钟左右就可以了。总之，爸爸妈妈应根据宝宝的具体情况，灵活掌握时间，切不可机械地训练宝宝。

爸爸站在宝宝身后，扶着宝宝的腋窝，会让宝宝心里感到踏实。

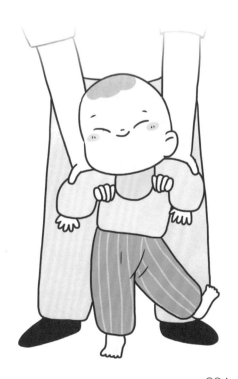

291

不必急于纠正奇怪的走路姿势

刚开始学走路，有的宝宝不能很好地控制身体平衡，因此走路时会将双脚的脚后跟向外撇；还有的宝宝因无法将全身的力量均衡地分配到两只脚上，只有一只脚向外撇，或者两只脚分开很远。这些都属于正常现象，爸爸妈妈不用担心，也不必刻意纠正。

除此之外，在学走路的过程中，宝宝会不断地用自己的方式探索保持平衡的技巧，比如双腿微微弯曲、双手外展、走路蹒跚、用脚尖走等，这些也都是正常表现。随着年龄的增长、经验的积累，以及平衡能力的增强，宝宝走路姿势会逐渐转为正常。

宝宝用脚尖走路很正常

许多宝宝在摇摇学步时以脚尖走路，有的甚至在之后的几个月仍用脚尖走路，这难免使爸爸妈妈担心是不是脚骨发育异常。其实，许多宝宝都会有这种现象，但只要站立时可以将脚跟放平，就没有问题。需要提醒的是，如果宝宝过了1岁半，走路姿势仍不正常，爸爸妈妈应及时带宝宝去医院，检查是否存在发育问题。

学步带保证学步时的安全

事实上，使用学步带并不在于帮助宝宝学步，而是保证学步时的安全。学步带是一个类似背心的装置，后背上有一条带子。宝宝走路时，爸爸妈妈利用带子给宝宝向后或向上的牵引力，帮宝宝维持平衡。而当宝宝走路比较熟练后，学步带还有控制宝宝活动范围的作用，可保证安全。但是借助外力来学步的工具，还是尽量少用。

消除危险因素

◎家中的窗户和阳台要有护栏，栏杆间隔缝隙要小些，必要时可以购买防护网，避免宝宝由于好动发生危险。阳台上不要摆放小凳子，它容易使宝宝误爬而导致危险。

◎所有的家具摆设都不应妨碍宝宝的爬行和行走，要用防撞角包住家具的棱角部分，以免宝宝跌倒时撞击受伤。

◎玩具也要避免有尖锐的棱角或很小的零件，家中的危险品如剪刀、打火机、热水瓶等，要放在宝宝接触不到的地方。

◎宝宝容易在开关门中发生夹伤，爸爸妈妈可使用儿童安全锁来避免危险。

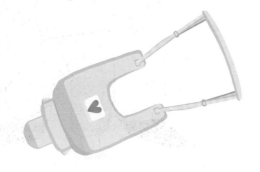

学步带可缓解父母长时间弯腰导致的腰痛。帮宝宝维持平衡，但注意不能长时间使用。

睡眠习惯

宝宝活泼好动，容易兴奋也容易疲劳。在午后舒舒服服地睡上一觉，宝宝就可以积极愉快地进行下午和晚上的活动。如果有妈妈或看护人陪着一起午睡，宝宝就会逐渐知道午睡是每天必须做的事情。

养成睡午觉的习惯

爸爸妈妈要注意调整宝宝的睡眠时间，早上按时起床，上午安排一定的活动，中午宝宝有疲劳感就容易入睡了。午睡时间要固定，就算节假日带宝宝去户外，也尽量不要取消午睡。家里环境不够安静会影响宝宝的午睡。这就要求爸爸妈妈为宝宝创造一个安静的、空气新鲜的睡眠环境，可适当开窗，拉上窗帘，也不要发出较大声响。

在固定的时间午睡

白天宝宝是否真的能够入睡并不是最重要的，重要的是让宝宝养成到点上床休息的习惯，巩固作息规律。如果妈妈希望宝宝睡午觉，就要坚信宝宝总有一天会到点闭上眼睛入睡，即使现在不睡，也要按时躺到床上去。这样每天总是在固定的时间上床休息，宝宝会自然养成午睡习惯的。

和宝宝一起睡午觉

如果想要宝宝睡午觉，最好的方法就是妈妈或看护人陪着一起睡。如果宝宝能够躺在妈妈身边，不闹着要大人陪自己玩，妈妈就可以闭上眼睛休息；如果宝宝让妈妈陪着玩，妈妈可以闭着眼睛，搂着宝宝轻轻地哼摇篮曲或轻声地讲故事，让宝宝平静下来。这样宝宝多半会放弃玩耍，选择睡觉。如果妈妈要上班，可以让看护人陪宝宝一起睡。

不要强迫宝宝午睡

如果宝宝就是不愿意睡午觉，妈妈也不必为此烦恼，因为宝宝自身会调节睡眠，不睡午觉的宝宝大多夜间睡觉时间比较长，睡得比较沉。妈妈不能因为午睡健康，就强迫宝宝，甚至生气地把宝宝抱上床。如果宝宝实在是不闭眼睛，妈妈可以陪着宝宝躺半个小时，但躺更长的时间没有意义。

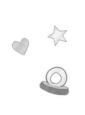
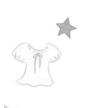

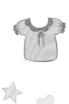

疾病护理

不管是男宝宝还是女宝宝，都需要爸爸妈妈给予精心的照顾。男宝宝和女宝宝虽然生理特点不同，但生殖器官的护理一样需要重视。如果不及时发现问题，延误治疗时机，很可能会给宝宝造成一辈子的影响。

◉ 女宝宝阴唇粘连要注意阴部护理

阴唇粘连经常发生在婴儿期，大一点的女童有时也会发生阴唇粘连。阴唇粘连通常没有什么症状，极少数会引起排尿困难，尿路感染。

多数阴唇粘连不需要治疗，随着年龄增长可以自行分开。如果没有症状，妈妈可以给宝宝每天用温水清洁一次会阴，避免发生感染加重周边组织粘连。还可以在医生建议下用雌性激素软膏涂抹在粘连的部位，使阴唇逐渐分开。

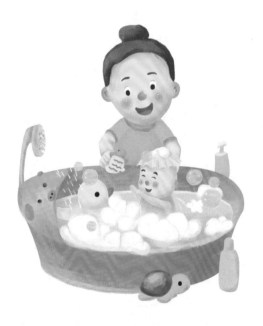

◉ 男宝宝包皮过长要翻开洗

若包皮过长的男宝宝平时没有异常，爸爸妈妈可以正常帮他翻开包皮进行清洗，每天1次。轻轻地将宝宝包皮往回拉，然后用温水对包皮内侧进行清洁，并确保及时干燥，最后还要轻轻地将包皮翻回并覆盖住阴茎头。如果宝宝有包茎，不能上翻露出龟头，就不要用力往上翻。等宝宝有自理能力时，爸爸妈妈要积极引导他在洗澡时自己清洁包皮。

但是长期包皮过长，包皮内的分泌物会形成包皮垢，易导致反复发生龟头炎、尿道口炎，包皮和龟头有红肿，这种情况建议进行包皮环切术。

✚ 医生叮咛

排尿哭闹警惕尿道炎

当宝宝尿液颜色发浑，特别是女宝宝，排尿时哭闹，可能是患了尿道炎，要及时到医院做尿常规化验。男宝宝排尿时哭闹，要看一看尿道口是否发红，发炎会致使排尿疼痛，这时应带宝宝到医院诊治。

早教游戏与性格培养

将近1岁的宝宝已经能模仿爸爸妈妈的动作了，比如妈妈在擦桌子的时候，宝宝也会跟着在桌上乱擦；妈妈做饭的时候，宝宝也会用木勺在碗里来回搅动；爸爸装垃圾袋时，宝宝也想拿一个套在垃圾桶上。

⊙ 我也可以

给宝宝一些迷你版的工具，比如扫帚、拖把、工具箱、灶台、背包等玩具，从而激发宝宝对成人世界的兴趣。如果宝宝已经学会走路，妈妈可以教宝宝用玩具婴儿车推着毛绒玩具散步。

游戏准备

扫帚、工具箱、灶台、购物车等玩具。

游戏步骤

1. 妈妈在玩具灶台前，用道具炒菜、煮汤，调动宝宝的兴趣，演示一段时间后问："宝宝，你可以像妈妈一样吗？"等宝宝伸手时，将道具交给宝宝，让宝宝尽可能重复自己的动作。

2. 妈妈用小扫帚扫垫子，再用湿纸巾擦玩具，宝宝都会很想跟着学。这时候也递给宝宝一张湿纸巾，让宝宝一起擦玩具。

对宝宝的益处

这个月龄段，宝宝的协调性可能还不是很发达，但这些模仿游戏将成为宝宝进行社交的最初尝试。宝宝在幼儿期和学龄前会对模仿游戏越来越感兴趣。

> 促进社交能力发展：模仿游戏可以培养宝宝的空间意识，锻炼动作能力，对宝宝社交能力的发展也有很大的作用。

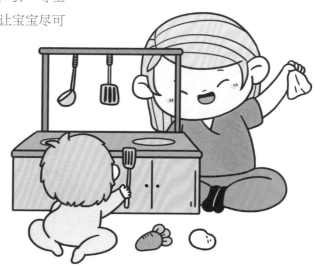

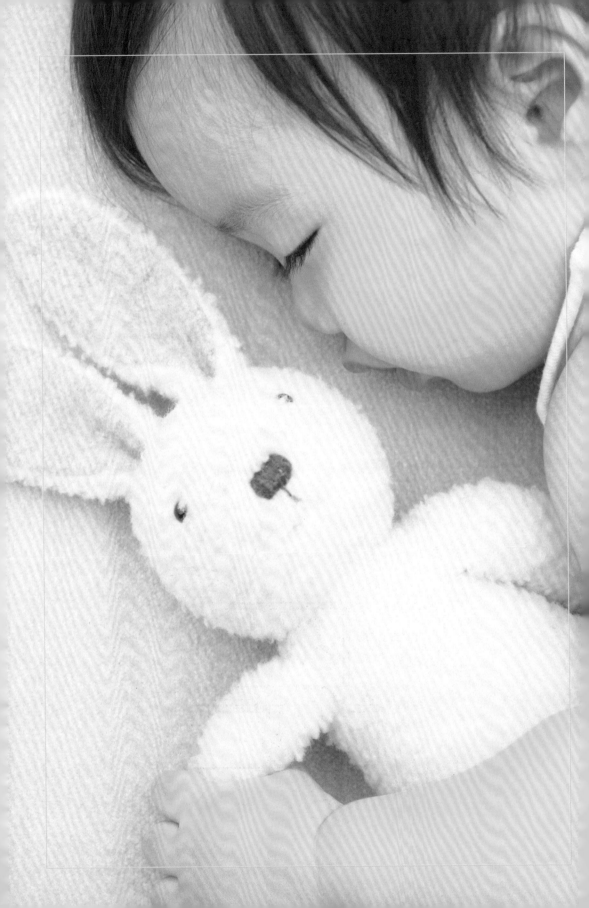

幼儿期

（12月至3岁）

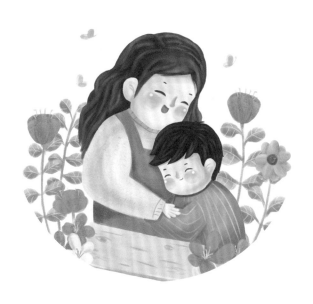

12~15 月

宝宝的生长发育

宝宝1岁啦！经过了360多个日日夜夜，宝宝在爸爸妈妈的精心呵护下，已经从一个柔弱的、嗷嗷待哺的小婴儿，变成了一个眼观六路、耳听八方的小机灵。

开始会走路了

当宝宝坚强地站起，摇摇晃晃地扑过来时，妈妈是不是激动得热泪盈眶？宝宝学走路是这个阶段的重大事件，这个阶段大约有3/4的宝宝能够独立行走。

在宝宝学走路的过程中，爸爸妈妈的帮助起着很大的作用，不管是心理暗示、语言鼓励，还是实际的辅助，都将让宝宝早点迈步。注意一定要帮宝宝养成正确的走路姿势，这对宝宝将来的发育非常重要。

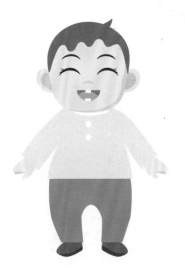

手眼协调能力提升

宝宝现在会把一块块积木放进大口径的容器里，会紧紧地握住一只勺子放进嘴里，会搭积木、套环入棍，会翻书页及会用棍子够取远处的玩具。如果看到宝宝用地上找到的蜡笔在墙上涂鸦，也不必太惊奇。现在宝宝的动手能力越来越强了，很快到处都会出现宝宝的"艺术大作"。以上这些进步都说明宝宝手眼协调能力变好了。

个性越来越明显

宝宝的个性越来越明显，有的活泼，有的文静，有的外向，有的内向。面对一件自己喜爱的东西，有的宝宝显得很霸道，别人碰一下就会哭闹，而有的宝宝很乐意和别人分享；到了陌生的环境，看到陌生人，有的宝宝不会拘束害怕，而有的则会因恐惧而大哭；对同样友好的逗弄，有的宝宝会开心地大笑，有的宝宝则面无表情。总之，每个宝宝都会有与众不同的个性特征。爸爸妈妈的言语、动作、神情能潜移默化地影响宝宝的个性，所以要用正确的方式引导宝宝。

特别关注

宝宝开始有了"自我"意识，对自己的玩具和亲近他（她）的人会表现得非常"自私"，也会激烈地反抗不喜欢的东西。宝宝的"自私"是认知能力进步的表现，爸爸妈妈应该感到高兴而不是苦恼。

⊙ 1周岁体检一定要做

1周岁体检除了常规的检查项目，医生还会着重询问宝宝的喂养和作息，如日常饮食、排便性状及规律、作息时间及规律等；查看宝宝乳牙萌出的情况，以及牙齿发育是否正常，如是否有龋齿，然后根据具体情况给出评估和指导。宝宝体检最好由熟悉宝宝日常生活的养育人陪同，这样才能跟医生反馈最真实、全面的情况。

⊙ 学会吃醋啦

宝宝开始对妈妈抱其他小朋友的行为吃醋了，所以妈妈要注意别在宝宝面前对其他宝宝太热情。这不是宝宝自私的表现，而是宝宝有了初步的"自我意识"。

随着认知的发育，宝宝对感兴趣的事物可以进行长时间的观察，能仔细观察大人无意间做出的一些动作，逐步建立对时间、空间、因果关系的认知，如看见妈妈往洗澡盆里倒水，宝宝就知道接下来要洗澡啦。

⊙ 开启阅读之旅

有些父母认为1岁的宝宝不认字，不会看书，也不需要看书，但事实并非如此。阅读是潜移默化的过程，宝宝虽然还不识字，但是并不代表不能读书。通过咬、翻、抓等各种对图书的探索行动，宝宝也可以早早开启阅读之旅。

阅读是一切学习活动的基础，宝宝如果能及早开始阅读，将有助于智力及语言能力的发展。如果能让宝宝多接触书本，会增加他（她）的视觉敏感度，进而培养出良好的阅读习惯。宝宝还能在翻、玩、拿书的过程中加强肢体发展与大脑的协调能力。

喂养常识

温开水是宝宝最好的饮料，爸爸妈妈可以准备一个可爱的学饮杯，作为宝宝从使用奶瓶到开口水杯的一个过渡，学饮杯可以让宝宝更容易学会喝水。对喜欢在睡前吃一顿夜宵的宝宝来说，要努力戒掉这个坏习惯了。

◎ 开始练习使用学饮杯

宝宝在12~18个月练习使用学饮杯，但不建议长期使用，2岁以后建议使用开口水杯喝水。学饮杯不能一直让宝宝拿着或含在嘴里作为安抚用，否则会导致水液摄入过多，加重肾脏负担；还有发生面部损伤和蛀牙的可能。

挑选学饮杯时，尽量选择有大把手、带盖的，不锈钢材质的比较好。如果选用硬塑料材质的话，要注意别装酸性果汁或饮料；别用清洁力很强的清洁剂清洗；别放到洗碗机中消毒；别用微波炉加热。

◎ 可以吃大人的食物了

1岁后，宝宝确实可以和大人一起进餐，要确保宝宝在大人的看护下坐着吃东西，爸爸妈妈要先试一下食物的温度，避免发生烫伤。不要给宝宝吃太咸、太甜、太油或太辣的食物，这些很重的味道会让宝宝对食物自然的味道失去兴趣，长期吃也不健康。不要给宝宝吃坚硬或太大块的食物，如花生、硬糖、整颗的葡萄和圣女果、肉块等，否则容易发生呛噎甚至窒息的危险。

◎ 晚上不要给宝宝加餐

有些爸爸妈妈习惯在睡前为宝宝准备一顿夜宵，这种做法不利于宝宝的生长发育，不仅容易使宝宝营养过剩，造成肥胖，还会导致胃肠蠕动频繁，影响宝宝的睡眠质量。如果已经形成了这样的坏习惯，爸爸妈妈要采取措施引导宝宝改掉。

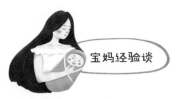

宝妈经验谈

给宝宝戒掉夜宵

◎ 讲睡前故事转移宝宝的注意力，帮助宝宝慢慢戒掉夜宵。

◎ 将晚餐时间安排得稍晚些，宝宝睡前没有饥饿感，就容易忘记夜宵。要注意，晚餐时间也不能太晚，以免等同于夜宵。宝宝坚持几天不吃夜宵后，再将晚餐逐渐调回正常时间。

◎ 爸爸妈妈要以身作则，戒掉吃夜宵的习惯。因为各种原因不得不加餐时，不要让宝宝看见食物或闻到味道。创造一个良好的饮食环境，才能培养宝宝健康的饮食习惯。

日常护理

随着宝宝活动范围扩大、好奇心增强，爸爸妈妈要预防宝宝发生意外。宝宝的小手喜欢摸来摸去，又喜欢把抓到的东西往嘴里塞，容易造成异物吞入，严重的可能会导致异物吸入气管，十分危险。

防止宝宝吞食异物

1岁多的宝宝喜欢把小东西往嘴里放，很容易把纽扣、硬币、别针、玻璃球等小物品吞食入口，爸爸妈妈如何做？

满足好奇心。不要阻止宝宝，要让宝宝能自由自在地在房间内玩耍，满足宝宝的好奇心和探索的欲望。

清理小物品。要特别注意宝宝爬行的地面上是否掉有小物品，如纽扣、别针、豆粒、硬币等。

当心水果核。吃有核的水果时，如枣、山楂、橘子等，爸爸妈妈要特别当心，应先把核取出后再喂给宝宝。

检查玩具零部件。仔细检查玩具，看看玩具的零部件，如眼睛、小珠子等有无松动或掉下来的可能。

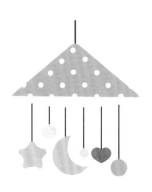

皮肤擦伤先涂碘伏消毒

现在大多数宝宝已经可以到处走动了，但还是跌跌撞撞的，所以有磕碰在所难免。如果宝宝的胳膊、腿有些轻微擦伤，爸爸妈妈可以先清水冲洗，再用碘伏给伤口消毒。如果伤口不大，不要一直用创可贴或纱布贴敷，伤口暴露在空气中更容易愈合。

从消毒效果来说，碘伏和75%医用酒精都很好，但碘伏对皮肤黏膜没有刺激性，涂在伤口上没有刺痛感，更适合宝宝。

不要擅自剪倒睫毛

随着宝宝年龄增大、脸形变长、鼻骨发育，多数倒睫毛是可以恢复正位的，爸爸妈妈不必为此太过担忧。但是如果倒睫毛刺激眼球，宝宝很难受，甚至有结膜充血、发炎症状，就要及时去医院。

宝宝倒睫毛，爸爸妈妈切忌自行拔除或剪去，因为拔除睫毛不当往往会损伤毛囊和睑缘皮肤，造成睫毛乱生、倒长和睑内翻。而经剪切的睫毛反而会越长越粗。

疾病护理

在各种意外伤害中，宝宝烫伤的比例很大，意外烫伤甚至是0~14岁城市儿童在家中发生意外伤害的首要原因。宝宝会爬会走以后，对任何事物都抱有很大的好奇心，但因为没有安全意识，容易引发烫伤。

烫伤急救4步骤

如果爸爸妈妈急救措施到位，会让宝宝留下伤痕的可能性大大降低，也会减轻宝宝的疼痛。

1. 先不要脱衣物，立即用自来水冲10~15分钟以减轻水肿和疼痛。如果烫伤发生在不能用凉水冲洗的部位，如胸口、面部等，可以用几条湿毛巾轮流进行湿敷。

2. 轻轻脱去宝宝被热水、热汤等浸透的衣服，或者用剪刀剪开覆盖在烫伤处的衣服、鞋袜等。如果衣物和皮肤粘在一起，先将未粘着的衣物剪去。粘着的部位要去医院进行处理，不可用力拉或脱，以免扩大局部创伤的面积。

3. 冲洗之后涂抹磺胺嘧啶银等烫伤膏，不可随便涂抹其他东西，以免造成感染。

4. 如果伤面上出现小水疱，不要把水疱弄破，以免造成感染；如果水疱较大或水疱已破，应到医院进行消毒处理。

别让宝宝进厨房

厨房是宝宝意外烫伤的危险地，火、烧水的蒸气、刚出锅的热菜等，都应该让宝宝远离。吃饭时，把热汤、热粥、热菜放在宝宝够不到的地方，桌上最好不铺桌布，以防宝宝不小心拉动桌布，将桌上的热食倒在身上。热水壶等应放在宝宝碰不到的地方，厨房门要关好，以防宝宝溜进厨房碰到热锅造成烫伤。

洗澡时先放冷水再放热水

给宝宝洗澡时，如果先放热水后加冷水，一旦爸爸妈妈不留意或去准备别的东西，好动的宝宝就有可能不慎跌入装有热水的澡盆，导致烫伤，所以最好先放冷水再加热水。另外，不要让宝宝一个人进卫生间，如果宝宝不小心将自己反锁，或自己打开淋浴的水龙头，也会有危险。

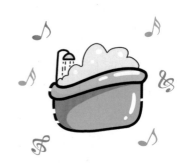

早教游戏与性格培养

这个年龄段的宝宝很喜欢花时间把家里垃圾桶里的包装、纸团一个个翻出来，也喜欢把抽屉里的物品一样样拿出来。但这样不太卫生，也会把家里弄乱。妈妈可以教宝宝更干净、更适合玩的放进和倒出的游戏。

☺ 倒来倒去真开心

将物体从容器里倒出来，然后装回去再倒出来，是宝宝这个阶段非常喜欢的游戏。妈妈可以给宝宝提供卫生、安全的，能倒空再装满的东西。

游戏准备

广口塑料瓶、大的塑料储物盒，一些小积木、毛绒玩具。

游戏步骤

1. 给宝宝一个广口塑料瓶、一些大的塑料储物盒，再给宝宝一些小的积木、小毛绒玩具，然后跟宝宝坐在一起。

2. 先帮宝宝把小玩具一样一样地装进容器里，再让宝宝全部倒出来。这样重复几次，很快宝宝就会自己一遍一遍地玩个不停了。

对宝宝的益处

倒出和装满容器的动作特别有乐趣，而且宝宝很喜欢和小伙伴一起玩。这个游戏可以锻炼宝宝的精细动作和运动能力，也可以发展宝宝的社交能力。

> **促进空间意识发展**：倒空、装满容器的游戏除了具有娱乐性，还可以让宝宝接触诸如"大、小""空、满"等空间概念，此外还能够让宝宝分辨不同物体的颜色、形状和重量。

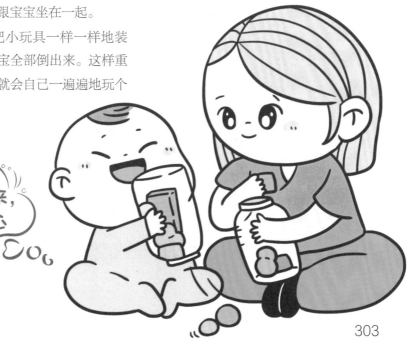

倒出来，好开心

宝宝的生长发育

这个阶段的宝宝不仅能够自己走路，还能识别方向，会手脚并用上下台阶，完成后退走等难度较高的动作。宝宝能指出爸爸妈妈说的身体的某一个部位，或许还会对笔感兴趣，开始在纸上写写画画。

☺ 开始说复杂的字和词

宝宝已经开始能说出除了"爸爸""妈妈"以外的一些词了，但多数是单个字或简单的叠词。宝宝还能大致听懂爸爸妈妈在和自己说什么，所以这个阶段爸爸妈妈要多和宝宝说话、互动，也可以用学习卡片教宝宝，让宝宝熟悉和记住更多的字词。宝宝有自己的小脾气，有时候不想说或说不清，不要强迫他（她）说出口或纠正，以免打击宝宝学习语言的积极性。

☺ 不停爬上爬下

一旦学会走路，宝宝的视野就会扩大。宝宝可以借助其他物体探索更高的地方，虽然能力提升了，但危险也增加了。单纯地阻止宝宝攀爬并不是明智的做法，爸爸妈妈应在保证安全的前提下，尽可能让宝宝多练习。如果家中有楼梯，建议装上防护网，以防宝宝从栏杆空隙跌落。爸爸妈妈还要多告诉宝宝哪里可以攀爬，哪里不可以。

☺ 认识方向、大小和形状

这个阶段的宝宝已经能够辨别简单的方向，具有前和后、左和右的意识，知道上和下的区别。1岁多的宝宝已经可以认识多与少，知道什么是大、什么是小，甚至还能分清物体的形状，会认圆形、方形和三角形。

1岁多的宝宝记忆力已经比较强了，可以较好地记住大人传授的知识，所以爸爸妈妈要耐心教导，让宝宝学得更快、更多。

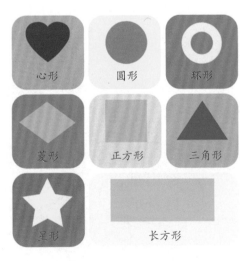

心形　圆形　环形

菱形　正方形　三角形

星形　长方形

学习卡片举例

特别关注

爸爸妈妈不用过于担心宝宝走路的早晚，除非疾病原因，宝宝总能学会走路。随着自我意识逐渐增强，宝宝会做出一些让大人很无奈和头疼的行为，如抢大人手机、不爱洗澡、不愿意睡觉、在公共场合大哭等，这需要多关注。

一岁半前不会走路也正常

根据世界卫生组织发布的大运动发育时间表，大部分宝宝在11~14个月时具备独立行走的能力。有些宝宝发育较晚，17个月左右才学会走路，这也是正常现象。而如果宝宝满18个月仍不能独立行走，爸爸妈妈应带宝宝去看医生。

若排除了疾病因素，宝宝走路晚很可能与练习机会少、学步装备不合适、性格过于谨慎等有关，爸爸妈妈应在分析原因后，有针对性地给宝宝进行训练。

别给宝宝玩手机

有的爸爸妈妈认为，手机不通话时就不会有辐射，这其实是一个误区。使用手机时的电磁波可以进入大脑，在相同条件下，宝宝因为颅骨薄，受到电磁波的伤害要比成人大，吸收的辐射也较多。手机的电磁场还会干扰中枢神经系统的正常功能。宝宝正处于中枢神经系统的形成和发育期，常玩手机很可能会影响大脑的发育。此外，手机辐射还会影响宝宝的免疫力及视觉神经的良性发展。

温柔应对宝宝的不良情绪

在这个阶段，宝宝可能会明显地表达出黏人、执拗、生气、不耐烦等情绪，而且表达方式十分强烈，面对这些情绪，爸爸妈妈不能置之不理。如果是黏人、嫉妒、不安等正常的情感表达，爸爸妈妈不要过度责怪，先安慰再说明道理。如果是故意为之，甚至过分偏执、挑衅，并向极端发展，爸爸妈妈也不要用过于强硬的方式制止，而是要找出原因，站在宝宝的角度思考，带着理解和尊重的态度与宝宝交流，解决问题。

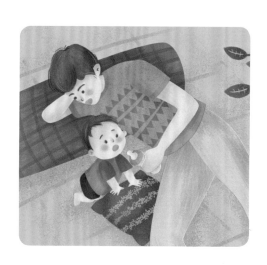

喂养常识

很多妈妈发现，宝宝1岁后食欲明显下降，而且开始挑食，或者拒绝在吃饭的时间乖乖坐到餐桌前，又或者活动量越来越大、饭量没有增多反而减少了，这些其实都是很正常的。

☺ 进食规律还没有固定下来

宝宝有可能在吃早餐时看见什么都要吃，但当天的其他时间什么都不肯吃了；或者好几天只爱吃一种食物，然后突然再也不吃了；或者前一天还吃得非常好，而接下来的1~2天明显就吃得非常少了。对1岁左右的宝宝来说，这是常见的情况。这个年龄段的宝宝进食量变化很大，取决于活动量、生长速度和代谢情况。

☺ 每餐只需要吃200千卡

1岁后宝宝生长速度趋于变缓，实际上不需要很多的食物就能保证营养、生长和活动所需，每天摄入约4185千焦（1000千卡）的热量就够了。如果再分成每天的3餐和2顿加餐，每餐需要吃的食物量其实不多。胆固醇或其他类型的脂肪对宝宝正常的生长发育非常重要，因为宝宝热量的来源一半是由脂肪类食物提供，所以不要刻意限制他（她）对脂肪的摄入。

☺ 让宝宝挑选自己想吃的

爸爸妈妈不要把吃饭变成和宝宝之间的"斗争"，否则会发现，越是强迫宝宝吃，宝宝越是会拒绝。如果他（她）什么都不想吃，尽量保留食物到宝宝感到饥饿时。还可以多准备一些提供能量的食物，让宝宝自己挑选想吃的，爸爸妈妈可以不断改变食物的口味和样式，尽量保证食物种类的多样。

1~3岁（13~36月龄）幼儿平衡膳食宝塔

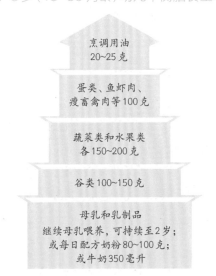

烹调用油
20~25克

蛋类、鱼虾肉、
瘦畜禽肉等100克

蔬菜类和水果类
各150~200克

谷类100~150克

母乳和乳制品
继续母乳喂养，可持续至2岁；
或每日配方奶粉80~100克；
或牛奶350毫升

注：引自中国营养学会妇幼分会发布的《中国孕期、哺乳期妇女和0~6岁儿童膳食指南（2007版）》。

日常护理

宝宝越来越按着自己的想法去做事，加上动手能力增强，喜欢去探索很多家具和小设备，爸爸妈妈不在意的时候，往往会发生意外，所以一定的防护措施很有必要。这个阶段，宝宝还爱玩水，或许可以让宝宝尝试自己洗澡了。

试着让宝宝自己洗澡

宝宝现在什么都想"自己来"，此时妈妈可鼓励宝宝，让宝宝自己动手，比如让宝宝自己用沐浴露擦满全身，并用水冲干净。妈妈还可以给宝宝准备一个橡胶娃娃，把娃娃也放进澡盆里，然后给宝宝洗澡的时候，告诉宝宝洗哪里了，要宝宝也给娃娃洗澡。这样不但可以让宝宝认识自己的身体，还能培养宝宝的自理能力。宝宝在刚开始时可能不太会，妈妈可以拿着娃娃示范。

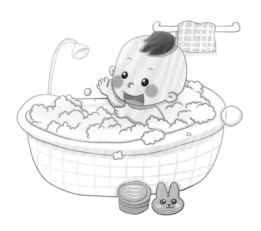

让宝宝自己洗澡时，妈妈要在旁边看护，不要离开。

给柜门、抽屉装上安全锁

很多宝宝会乐此不疲地开关冰箱、柜门、抽屉等所有可以开关的地方，因为里面的东西对他（她）有十足的吸引力。因为这种做法存在着危险，所以家长需购买冰箱专用的儿童锁，或者把抽屉、柜门上加装安全锁。不过，这些地方突然打不开会让宝宝有挫败感，爸爸妈妈可以在离地面较近的抽屉里专门放一些塑料容器、木勺等安全的东西，或者专门放宝宝的玩具，供他（她）翻找、探索、玩耍。

不肯坐推车，换个方向试试

不肯坐推车与宝宝逐渐萌生的独立意识有关，宝宝希望更多地掌控自己的生活，按照自己的意愿完成一些事情。如果宝宝执意不肯坐，爸爸妈妈应表示理解，不要因此而发火。如果是双向推车，可以尝试换个方向，给宝宝新鲜感；还可以在推车里放小玩具，或者一直跟宝宝说话、唱歌、做游戏转移注意力；也可以索性让宝宝下地走路，走累了再引导宝宝坐上去。

睡眠习惯

当宝宝对外面的世界越来越感兴趣之后，不是很早起床，就是很晚还不肯睡觉，精力特别旺盛。这会让爸爸妈妈睡眠不足，很疲惫，还要担心宝宝因睡眠不足而影响生长发育。

🙂 起床太早，控制白天的生活节奏

如果宝宝常在清晨很早就醒来，爸爸妈妈可以尝试以下方法，推迟宝宝醒来的时间。

不要在上午过早小睡。如果宝宝清晨5点醒来，可能上午10点就要小睡，从而使得全天的睡觉时间都提前。这种情况下，可以每天上午推迟小睡时间，以调整全天的作息。

推迟晚上睡觉的时间。如果宝宝原来晚上7点入睡，试着稍微推迟一会儿，如至8点。但爸爸妈妈要注意把握好度，宝宝过分疲劳时反而很难睡着。

控制宝宝白天的生活节奏。白天安排一些活动，让宝宝适当地消耗体力，但注意不要过于兴奋，为晚上良好的睡眠创造条件。

宝宝发出声音时多等一会儿。清晨，妈妈听到宝宝咿咿呀呀的声音，等10~15分钟再回应。有时宝宝哭闹一会儿，还能再次入睡。

用窗帘挡住清晨的光线。有些宝宝对光线特别敏感，早上的阳光一透进屋里就会醒来。可以将窗帘换成遮光布料的，让清晨室内的光线尽量暗一些。

放一两样玩具在宝宝身边。宝宝醒来看到身边有一两样喜欢的玩具，一般可以安静地玩上一会儿，爸爸妈妈可以借机再小睡一会儿。不过一定要注意宝宝的安全，预防坠床。

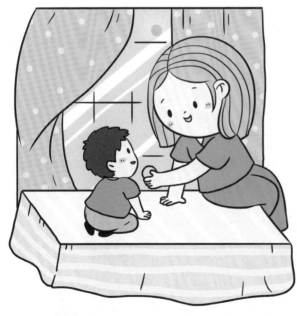

宝宝太早醒来后，没有再次入睡，妈妈可以和宝宝互动一会儿再起床洗漱，让他（她）渐渐意识到还不是起床时间。

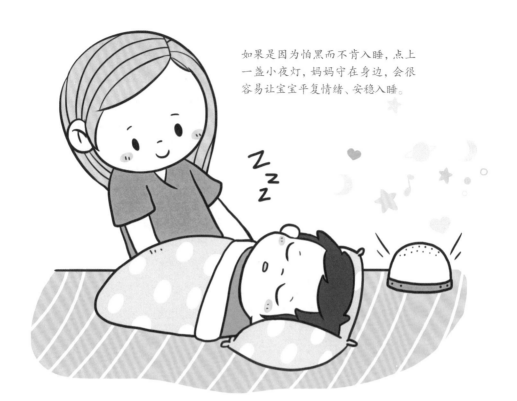

如果是因为怕黑而不肯入睡，点上一盏小夜灯，妈妈守在身边，会很容易让宝宝平复情绪、安稳入睡。

😊 晚上不肯睡，减轻睡眠抵触

为了减轻宝宝对睡觉的抵触，要尽量规律作息时间，确保白天的小睡不会扰乱晚上的睡眠。爸爸妈妈可以尝试以下方法。

让宝宝知道床是舒服的地方。 避免白天在卧室或宝宝睡觉的床上惩罚宝宝，以免宝宝对床产生抵触情绪。

告诉宝宝睡觉的重要性。 跟宝宝讲道理，让宝宝明白睡眠是健康成长和快乐玩耍的前提，所有人晚上都是要睡觉的。

不困也要先上床。 如果宝宝确实没有困意，不要强迫，不妨把睡觉时间推迟半小时，让宝宝再听听音乐、翻翻绘本，但是尽量让他（她）待在床上。

睡前不要玩耗费时间的玩具。 在睡觉前半个小时，不要让宝宝玩耗费精力和时间的玩具，因为宝宝会执着于游戏没有结束，不愿意睡觉。

让心爱的玩具陪宝宝入睡。 如果宝宝有一件非常依恋的玩具，就让这个玩具每天陪宝宝入睡。

即使哭闹也不要轻易抱。 不要因为宝宝哭就轻易把他（她）抱起来，以免让宝宝认为只要哭闹就可以得到安慰，爸爸妈妈可以在一旁陪伴。但如果宝宝哭了若干分钟还没有停下来，爸爸妈妈可以轻拍宝宝的背以示安慰。

疾病护理

高热确实对宝宝的神经系统存在不良影响，严重时会使宝宝出现"烧得说胡话"和高热惊厥。但是，这些不良影响都是暂时性的。高热惊厥往往发生在6个月至5岁的孩子身上，3岁以下婴幼儿尤为多见。

☺ 高热惊厥来得快去得也快

单纯性的高热惊厥是一种伴随着发热出现的常见急症。也就是在发热的时候，大脑体温调节中枢功能不是很稳定，出现了障碍，从而引发惊厥。发作时表现为意识丧失、浑身抽搐、强直、呼吸急促不规律，甚至口唇发绀，发作持续时间一般不超过5分钟，来得快去得也快。高热惊厥通常24小时之内只会发作一次，不会对宝宝造成身体组织器官的实质性损害，也不会"烧坏脑子"而影响智力发育。

☺ 惊厥可能预示其他严重疾病

高热惊厥只要合理应对并不会有太大危险，但有些惊厥是身体发出的危险信号，可能预示着宝宝患有其他严重疾病。

◎惊厥超过5分钟。

◎伴有喷射性呕吐，呕吐物喷得很远，像高压水枪一样。

◎惊厥后出现神志不清的情况，如昏迷不醒或者醒后神志不清，不认识爸爸妈妈。

◎惊厥一次后，短时间内再次惊厥。

出现以上情况，家长一定不能掉以轻心，要及时带宝宝去医院就诊。

☺ 别往惊厥的宝宝嘴里塞东西

宝宝惊厥时，牙关紧闭，咬合力比平时大得多，此时一定不要往宝宝嘴里塞任何东西，包括勺子、毛巾、筷子、手指。

✚ 医生叮咛

高热惊厥的应对措施

◎让宝宝平躺在地板或硬板床上，远离坚硬、尖锐的物品，防止宝宝乱动时碰伤。

◎将宝宝的头转向一侧，避免误吸入痰液、呕吐物导致窒息。

◎不要大力摇晃或紧紧抱住宝宝。

◎若惊厥发生时间超过5分钟，应及时拨打急救电话（120）。

◎惊厥过后要带宝宝去医院检查。

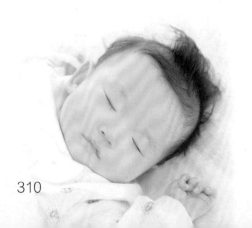

早教游戏与性格培养

宝宝走路已经比较熟练了，对户外活动的热情也越来越高，生活习惯较好的宝宝，每天都会在固定时间外出，晒太阳、散步等。妈妈可以带宝宝出门到处走走看看，给宝宝讲解不同的事物，让宝宝有机会多接触外面的世界。

☺ 亲子探险

宝宝会走之后，对外界的新环境、新事物和从未听过的声音非常感兴趣，这些对宝宝的大脑是很好的刺激。爸爸妈妈要尽可能带宝宝出去看看，鼓励宝宝用自己的感官去探索世界，而爸爸妈妈的解说也能够丰富宝宝的词汇量。

游戏准备

宝宝穿戴好，装好外出用品。

游戏步骤

1. 爸爸妈妈带宝宝去小区运动器材那里，选择适合宝宝的小秋千、跷跷板、旋转木马等，和宝宝一起玩。

2. 带宝宝到室外，让宝宝摸摸大树的树干，看看来往的车和人，闻一闻有香味的花，远远地跟隔壁家的小狗打个招呼……

3. 在保证安全的情况下，爸爸妈妈可以让宝宝自己选择想去的地方和想做的事情。爸爸妈妈紧紧跟着宝宝即可，这样他（她）就完成了一次短时间的探索。

对宝宝的益处

户外活动既满足了宝宝爱玩的天性，又增加了他们与大自然的亲近感。通过这些户外活动，宝宝能够看到更多人，接触更多的事物，有利于加强认知能力，还能锻炼运动能力、交往能力等。

> 促进认知能力发展：户外活动信息量巨大，不仅可以让宝宝充分调动视觉、听觉等感官，认识和了解更多事物，还能增强宝宝的观察力，满足宝宝的好奇心，让其具备冒险精神。

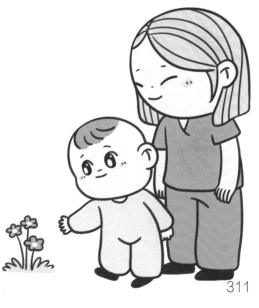

宝宝的生长发育

宝宝一岁半以后，生长发育的速度会有所减缓，宝宝的活动量变大了，免疫力也会增强。一岁半的宝宝正处在模仿大人行为方式的关键时期，爸爸妈妈要做好引导和榜样。

◎ 突然跑起来

突然间，宝宝不只是慢慢走路，而是会跑起来了。爸爸妈妈不要太担心宝宝摔跟头，他（她）会自己摸索平衡方法。宝宝在跑的时候，一般会把两个胳膊抬起，向前倾斜着跑。这是因为宝宝随时准备用胳膊做刹车停下来，一旦没刹住摔倒了，就用胳膊支撑起头和身体，不让自己"嘴啃泥"。宝宝刚开始跑时还跑不稳，很可能直接扑到妈妈的怀抱里，不会自动停下来，妈妈可以做适当的引导。

◎ 模仿能力很强了

宝宝会模仿动物横着爬、跳着前进，模仿大人扫地、喝水、洗漱、如厕等动作。所以，爸爸妈妈要多给宝宝做正确的示范。除了对形态上的模仿之外，宝宝对声音的模仿也很厉害，比如各种动物的叫声、物体碰撞的声音、大人说话的语气。宝宝或许还会学骂人的话和打人的动作，爸爸妈妈要注意在平时控制情绪和端正言行，更要叮嘱看护人或同住的老人，不要当着孩子的面争吵或骂人。

◎ 开始有性别意识

这个年龄段的宝宝越来越意识到男女的区别了。在穿着打扮、日常用品上，爸爸妈妈可以潜移默化地向宝宝传递性别特征，但不要严格而刻板地定义男孩该做什么、女孩该做什么，这样很可能会限制宝宝的行为。

一定要注意，应让宝宝尽早回避异性家长的裸体，如厕训练和洗澡都要遵循这个原则。

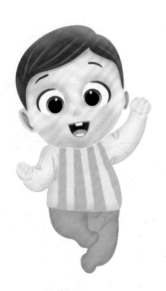

特别关注

宝宝一岁半的时候，就可以进行如厕训练了，但不要指望能很快奏效。宝宝能自主如厕时间并不是绝对的，爸爸妈妈应尊重个体的发展规律，等宝宝准备好了再开始。而且，男孩会如厕可能比女孩要晚。

☺ 可以开始如厕训练

一般来说，宝宝2岁左右才能自主控制排尿、排便。这个阶段的宝宝会蹲下尿尿、夜里会醒来叫嚷着尿尿，就已经很不错了。2周岁以后的宝宝会告诉妈妈想大便，不会拉在纸尿裤上，就说明如厕训练是很成功的。如果宝宝愿意坐便盆，就这样训练下去。如果宝宝很抗拒，一定不要强求，过一段时间再尝试。

☺ 能自主如厕的4个信号

第一，宝宝穿着纸尿裤排便后，会因感觉不舒服而向家长寻求帮助；第二，宝宝开始对家长如厕表现出兴趣；第三，宝宝有自己拉下或提上裤子的能力；第四，宝宝清醒时，纸尿裤能保持2小时左右的干爽。

☺ 如何引导宝宝如厕

◎告诉宝宝自己上厕所是长大的表现，以引起宝宝对独立如厕的兴趣。

◎带宝宝去买儿童坐便器，不要选择功能太多、过于花哨的坐便器，以免如厕时分散宝宝的注意力。

◎让宝宝熟悉坐便器。帮宝宝将坐便器与排便建立联系，也可以和宝宝一起阅读关于如厕训练的绘本。

◎让宝宝坐在坐便器上，不必脱纸尿裤，先让宝宝了解如何使用坐便器。

◎宝宝知道如何使用坐便器后，就可以脱掉纸尿裤如厕。家长要告诉宝宝，双脚应牢牢踩在地上，这对日后宝宝掌握自主如厕非常重要。

◎让宝宝习惯使用坐便器，从每天1次增加到每天几次，并提醒宝宝小便时也使用坐便器。

◎宝宝习惯儿童坐便器后，白天可以将纸尿裤换成小内裤。

◎完成日间训练后，逐渐开始午睡及夜间的训练，鼓励宝宝入睡前或睡醒后及时使用坐便器。

喂养常识

从一岁半开始,"辅食"这个概念就要慢慢退出宝宝的餐单了。这个年龄段的宝宝正处在身长、体重快速增长的阶段,对食物的需求大大增加。虽然宝宝还在喝奶,但奶仅作为一日三餐外的营养补充。

饭菜为主、奶类为辅

宝宝的日常饮食进入"饭菜为主、奶类为辅"的阶段,爸爸妈妈应准备多样化的食物,以引起宝宝的进食兴趣,每顿正餐准备的食物要尽可能丰富,确保足够的营养摄入。还可以在两餐之间为宝宝提供一些粗粮制品和水果,准备好之后放在宝宝够得着的地方,锻炼宝宝自主拿取和进食。

不要让宝宝过多地吃零食

市面上大多数零食为了做成宝宝喜欢的口味,会添加各式各样的调味料,尤其是糖,宝宝吃太多可能会出现龋齿。而且宝宝一旦习惯吃零食,就很有可能对奶和辅食失去兴趣。

因此,爸爸妈妈应避免宝宝过多地吃零食,以免影响吃正餐,导致营养摄入不足,或者出现挑食、偏食的问题。另外,爸爸妈妈还要以身作则,少吃零食,因为全家共同执行才能更好地为宝宝树立良好的饮食习惯。

认准婴幼儿制品监管标准

市面上的"婴儿面条""儿童牛奶"等食品,包装一般都会五彩缤纷的,加上一些卡通造型,能够吸引妈妈和宝宝的注意。实际上,其中很多食品并不符合相关的行业标准。妈妈在为宝宝选购"口粮"时,千万不要被食品口味、好看的包装及商家的宣传诱导,而要认真看清食品的类别、配料表及生产日期、保质期等。如果自己不太会看,可以参考专业机构和人士的测评结果。

对朋友送来的零食,妈妈一定要把关,先确定安全,再用小一点的勺子喂宝宝,少量多次,宝宝不容易吃太多。

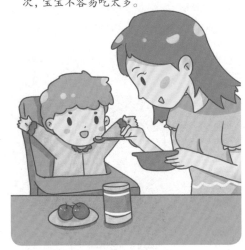

日常护理

宝宝的抵抗力比较弱,良好的卫生习惯能够减少他(她)生病的概率。虽然宝宝还没到两周岁,懵懵懂懂的,但爸爸妈妈要有意识地向宝宝灌输一些良好的行为习惯了。固定时间做固定的事,有助于宝宝加深印象,形成条件反射。

☺ 养成勤洗手的卫生习惯

"饭前要洗手,饭后要洗脸;围上小围嘴,桌面应干净。"这是爸爸妈妈要给宝宝灌输的良好卫生意识。宝宝现在很好动,小手东摸西摸,容易被各种细菌污染,所以需要经常洗手。妈妈给宝宝洗手的时候,还要耐心地教宝宝洗手的方法。随着意识增强,宝宝会越来越乐意洗手。

☺ 教宝宝自己刷牙

宝宝的乳牙还在继续生长,如果没有得到恰当的护理,可能会出现龋齿。爸爸妈妈教宝宝刷牙前,可以先认真示范细节,动作也要尽量夸张一些,并且要表现得很愉快。每次宝宝自己刷完后,爸爸妈妈可以帮助宝宝再清洁一次。如果宝宝有严重的抵触情绪,就先暂停几天,并坚持在宝宝面前愉快、夸张地刷牙,也许过几天宝宝就愿意尝试了。

☺ 选购婴幼儿专用牙刷和牙膏

选择婴幼儿牙膏,除了关注适龄范围,还要选含氟的。1岁以上的宝宝,建议使用含氟量低、可以吞咽的牙膏,成分安全。3岁以上的宝宝基本会吐牙膏了,就可以使用含氟量正常的牙膏。3岁前每次应使用不超过米粒大小的牙膏;3~6岁每次应使用豌豆粒大小的牙膏。

7步洗手法

1.洗手掌。

2.洗背侧指缝。

3.洗掌侧指缝。

4.洗指背。

5.洗拇指。

6.洗指尖。

7.洗手腕、手臂。

疾病护理

宝宝打呼噜，除了感冒、肥胖、睡姿不正确之外，扁桃体肥大和腺样体肥大也是重要原因。但这在查体时往往被忽略，所以爸爸妈妈需特别关注。如果宝宝出现以下提到的各种症状，持续数周以上没有明显改善，就要咨询医生。

☺ 总打呼噜，检查扁桃体和腺样体

有些宝宝扁桃体过于肥大，以致两侧扁桃体几乎相碰，堵满咽腔，造成呼吸不畅，睡觉时就会张口呼吸，发出呼噜声。此外，机体抵抗力降低时，也会使扁桃体发炎、肿大。

腺样体肥大的宝宝，查体时医生往往注意不到，很难判断。有的宝宝出生时腺样体就偏大，有的宝宝会在感冒或有其他感染时暂时出现腺样体肿大。持续的腺样体肥大会引发很多问题，如反复的中耳炎、鼻窦炎和面部发育异常等。

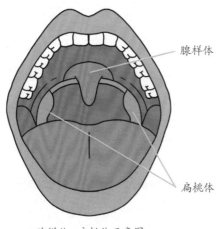

腺样体、扁桃体示意图

☺ 肿大严重，可能需手术摘除

由于扁桃体和腺样体具有免疫功能，医生对手术摘除它们越来越谨慎。目前推荐手术摘除的指征包括：扁桃体或腺样体肿大引起呼吸困难表现，包括睡眠呼吸暂停；严重肿大的扁桃体引起孩子明显的吞咽困难；腺样体肥大引起呼吸不畅，说话声音明显改变，甚至影响孩子正常的面部发育；引起反复的中耳炎或鼻窦炎；每年都有3次以上严重的扁桃体发炎；下颌部位淋巴结明显肿大持续6个月以上，抗生素治疗无效。

☺ 打呼噜危害大，要做正规检查

打呼噜会使宝宝睡眠质量下降、生长发育减缓，影响宝宝骨骼发育和未来的学习。打鼾时，由于鼻咽部阻塞、张口呼吸，上下牙齿咬合不正常，久而久之，可导致面部畸形发育，造成牙齿不齐等，影响孩子将来的容貌。

排查孩子打呼噜的原因，建议要去大医院或专业水平较高的儿童医院，一定要经过专业医生系统的检查，以免因病因不明错过治疗时机。

早教游戏与性格培养

宝宝除了在日常生活中模仿大人的言行，还可以边玩游戏边向大人学习。很多研究结果表明，经常玩过家家游戏的宝宝具有更优秀的认知能力、语言能力、创意能力及自我控制力。

😊 过家家

"过家家"是非常适合亲子互动的游戏，宝宝大了也可以和小朋友一起玩。爸爸妈妈的要求不要过高，重要的是让宝宝来主导游戏，按照宝宝的指挥玩游戏。在游戏过程中，爸爸妈妈还要经常表扬宝宝提出的既无厘头又充满创意的游戏方法，尽量把选择权交给宝宝。

游戏准备

娃娃、过家家套装、玩具汽车和妈妈的衣服、丝巾等。

游戏步骤

1. 妈妈将娃娃和过家家玩具套装交给宝宝，观察宝宝玩游戏的样子。可以引导宝宝用玩具倒点水或炒一点菜给自己，或者给娃娃系一条丝巾。

2. 妈妈用语言表达宝宝的动作，强化宝宝对其行为的认识和记忆。例如，可以说："宝贝给娃娃系了条丝巾，它就不冷了！"

对宝宝的益处

"过家家"这个游戏其实就是幼儿角色扮演，是宝宝在模拟大人的生活。宝宝可以从中体验不同的情景，不仅能找到乐趣，还能锻炼思维能力与社交能力。

> 促进认知能力发展："过家家"的基础是宝宝对现实生活经历有较为系统的认知。游戏时，宝宝的社交能力、语言表达能力、想象力等能得到综合发展。

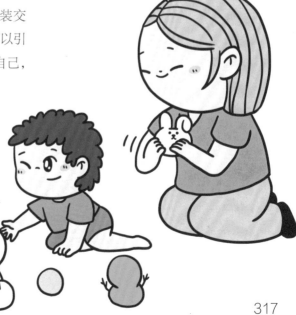

宝宝的生长发育

现在的宝宝，除了能说一些短句，还会哼"莺歌小调"了。另外，宝宝的爱好和个性不仅变明显，还趋于固定，宝宝会很渴望爸爸妈妈理解自己的想法，并开始凭借自己的经验做事情了。

◎ 会哼调子和唱歌

宝宝积累了很多的词汇，能连续说好几个字了。听到经常放的儿歌，也可以模仿着哼起调子、唱起歌来。此时宝宝已经能说简单的句子，学着与妈妈对话，这表明宝宝对语言的理解已经相当到位了。但宝宝对语言的理解能力还待提高，还很有限，妈妈要用心倾听宝宝说话，并给予肯定，要用简单的句子，结合肢体语言很好地和宝宝去交流。

◎ 开始显现爱好和个性

从这个时期开始，喜欢画画的宝宝一拿到蜡笔、彩色铅笔之类的，就会自主画起来；喜欢音乐的宝宝会自己开早教机播放音乐跳舞，或者一听到音乐，就和着拍子摇晃身体；喜欢运动的宝宝会爬上爬下、蹦蹦跳跳；喜欢书的宝宝一看绘本就安静下来，并缠着妈妈讲故事。爸爸妈妈要放开宝宝去做自己喜欢的事，别把大人的兴趣强加给孩子。

◎ 有集体意识了

一般在这个时期，宝宝除了依恋妈妈，也开始亲近其他人，并更喜欢和别的宝宝一起玩了。但在人际交往中，宝宝还处于被动状态。如果同龄的宝宝走近，宝宝会非常高兴；看到稍大点的孩子在周围玩，宝宝会一直盯着看；其他宝宝对他（她）表示友好，他（她）也会很高兴地和别人玩耍。但如果别的宝宝对他（她）表现不亲近，或者不经常一起玩耍，他（她）并不会主动和周围的人发生亲密关系。妈妈可以让宝宝多参加集体活动，培养宝宝的人际交往能力。

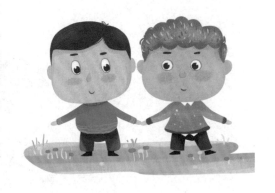

特别关注

宝宝即将2岁了，脑部神经之间的联系日益复杂化，后天的教育和训练刺激大脑相应区域不断发育，个体差异就开始表现出来。爸爸妈妈应因势利导，从宝宝的角度出发，培养宝宝独特的个性爱好。

☺ 还不会说话，要引起重视

2岁左右是宝宝语言能力发育的高峰期，如果此时还不会说话，爸爸妈妈要及时带宝宝去医院评估各方面的发展情况，如生长发育、认知能力等。爸爸妈妈可以先带宝宝测试听力、声带有没有异常，再去神经内科做全面的检查。

➕ 医生叮咛

警惕自闭症

如果宝宝跟人没有过多的语言交流，特别是眼神交流，同时伴随语言发育落后，要警惕宝宝患自闭症的可能性。2岁以前是筛查诊断自闭症的重点年龄，爸爸妈妈一定要关注，及早发现及早治疗，效果最好。

目前医学界对自闭症越来越重视，筛检月龄一再提前，9月龄、12月龄、18月龄是重点筛查时间段。如果父母迟迟不带宝宝看医生，最终拖到语言发育年龄已过，错过最佳治疗时期，除了导致宝宝不会说话，还会直接影响其他发育指标。

☺ 玩点乐器训练协调能力

2岁左右的宝宝可多训练手、脚、脑之间的协调性。如果爸爸妈妈是瑜伽爱好者，可以带着宝宝一起做，因为瑜伽是一种很好的训练肢体平衡的运动方式。如果有条件，也可以让宝宝玩一些小型的乐器。绘画也是一种协调多种能力的训练方式，如果宝宝不爱画画，可以让宝宝从涂颜色开始。

☺ 给宝宝讲绘本故事

读绘本既可以增加亲子互动，又可以从小培养宝宝的阅读理解能力，扩大知识面，培养学习兴趣。另外，接触各种绘本的不同画风，加深宝宝对美的理解也是非常有帮助的。妈妈可以挑一些适龄的绘本故事书，先给宝宝多讲几遍，强化宝宝的记忆。之后在宝宝看绘本的时候，妈妈可以适当地提问，帮助宝宝理解图片内容，多让宝宝去思考，然后讲出完整的句子，促进他（她）思维能力的发展。

喂养常识

这个阶段的宝宝已经陆续长出不少颗乳牙，并有了一定的咀嚼能力。但宝宝的胃容量还是很有限，吃得少就总是给爸爸妈妈造成"不爱吃饭"的错觉，其实宝宝更适合少吃多餐。水果和酸奶是宝宝三餐间很好的加餐。

别给宝宝吃汤泡饭

有些爸爸妈妈为了让宝宝多吃一点儿，或者方便宝宝吃进去，喜欢准备汤泡饭，但这种方式很不好。食物在口腔中被咀嚼的时间越长，磨得越细，越有利于营养被人体消化吸收。宝宝吃汤泡饭，容易不经咀嚼就吞下，这样会加重胃的负担。同时，大量的汤冲淡了胃中的消化液，会减弱胃的消化功能，影响吸收。而宝宝的胃肠道更娇嫩，所受的伤害会更大。

经常变换水果品种

水果分寒性、热性和温性。爸爸妈妈不要总给宝宝吃一种水果，例如，常吃橘子或桂圆，内热体质的宝宝就容易出现口腔溃疡、大便偏干；常吃西瓜或梨，虚寒体质的宝宝就可能出现肠道不适或腹泻。因此，要经常变换水果的品种，尤其要适合宝宝的体质情况。夏天可吃西瓜、香蕉、猕猴桃之类的较寒凉水果，冬天可吃芒果、橘子、苹果等热性或温性水果。

让宝宝喝些酸奶

酸奶对便秘的宝宝非常有益。健康的宝宝每次饮用酸奶不宜过多，以150~200毫升为佳，可以代替部分配方奶或牛奶。

妈妈也可用酸奶和水果做水果沙拉或奶昔给宝宝加餐。但宝宝空腹时不能喝酸奶，以免造成胃部不适，影响胃口，一般饭后2小时左右饮用为佳。酸奶一般只能冷饮，其中的活性乳酸菌经过加热便会被大量杀死，丧失大部分的营养价值。

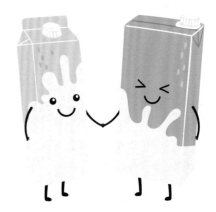

注意酸奶包装盒上的成分表和注意事项，有的酸奶不适合3岁以下宝宝饮用。

日常护理

爸爸妈妈要给快2岁的宝宝合理安排一日三餐，还有玩耍、学习、睡觉等内容，帮宝宝逐渐建立趋向于大人的生活规律。宝宝一些不好的行为习惯也要开始矫正了，这样才能有利于以后的生长发育。

◎ 手指偶让宝宝忘记咬指甲

对2岁左右的宝宝来说，精神紧张仅仅是咬指甲的一个因素，还有很多别的因素也会导致宝宝咬指甲，比如对指甲产生了好奇，感觉很无聊，或者因为指甲过长，没有及时修剪而感觉不舒服等。因此，爸爸妈妈要及时为宝宝修剪指甲。另外，在宝宝有要咬指甲动作的时候，可以给宝宝一些替代品转移注意力，如手指偶、可以挤压的软球等，这样宝宝就会忘记咬指甲了。

◎ 培养饭后漱口的好习惯

为了保护好宝宝的乳牙，爸爸妈妈可以训练宝宝饭后漱口，并逐渐让宝宝养成这个良好的习惯。训练时可先为宝宝准备好水杯，并倒好漱口所用的温开水，这样就算一开始咽下漱口水也无妨。初学时，爸爸妈妈要为宝宝做示范，把一口水含在嘴里做漱口动作，然后吐出，多反复几次。需要注意的是，不要教宝宝仰着头漱口，这样很容易造成呛咳，甚至发生意外。

◎ 用筷子，更聪明

如果宝宝开始自己吃饭，勺子也用得不错，很少撒出食物，就可以考虑让宝宝学习用筷子了。用筷子对锻炼宝宝大脑和手指的灵活程度都有帮助，但并不是一件简单的事情。妈妈一定要有耐心，不要操之过急，也不要因为宝宝将饭菜弄撒，将饭碗弄翻，就责怪和训斥宝宝，如果影响宝宝吃饭的积极性就得不偿失了。慢慢练习，并且多多表扬，宝宝很快就能学会。

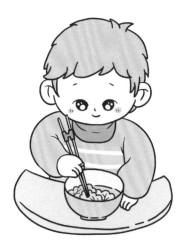

可以给宝宝挑一双他（她）喜欢的卡通学习筷，先让宝宝尝试夹一些较大的、容易夹起的食物。

疾病护理

虽然宠物看起来很可爱，但有时玩得过头了，宠物的利牙或尖爪还是会伤到小主人的。被狗咬伤，最令人担心的就是感染狂犬病毒；被猫咬伤也很容易被病菌感染，而且猫的牙齿和爪子更加锋利，伤口更深。

动物咬伤，伤口处理越早越好

1. 用肥皂水或清水彻底冲洗伤口至少15分钟。

2. 彻底冲洗后用2%~3%浓度的碘酒或75%浓度的酒精涂擦伤口消毒。

3. 冲洗和消毒后，伤口处理应遵循"只要未伤及大血管，尽量不要缝合，也不应包扎"的原则。

4. 伤口较大或面部重伤影响面容时，的确需缝合的，做完清创消毒后，医生会用动物源性抗血清或人源免疫球蛋白做伤口周围的浸润注射，数小时后（大于2小时）进行缝合和包扎。

5. 伤口深而大者医生会放置引流条，以利于伤口污染物及分泌物的排出。

6. 伤口较深、污染严重者，医生会酌情进行抗破伤风处理和使用抗生素等以控制狂犬病毒以外的其他感染。

7. 狂犬病疫苗接种，原则上是越早越好，首次注射疫苗的最佳时间是被咬伤后的48小时内。

家有宝宝，建议别养宠物

可爱的宠物能给宝宝带来很多温暖和安慰，但从卫生和安全角度考虑，有宝宝的家庭并不适合养宠物。因为宠物身上携带多种病菌，可引发很多疾病；宠物的毛发、皮屑或携带的螨虫等可导致过敏反应；最危险的就是，宠物可能会咬伤宝宝。网络上有很多宝宝与宠物一起玩耍的温馨视频，但并不能代表所有家庭的情况。

爸爸妈妈如果实在想养宠物，就要做好充分的思想准备，还要时刻看护好宝宝，不让宝宝与宠物独处。

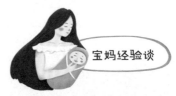

宝妈经验谈

教宝宝和宠物友好相处

告诉宝宝不能抱宠物，也不能被宠物舔脸、和宠物同睡；不让宝宝随意靠近陌生的宠物，或者把手指伸进宠物笼中；不能随意用玩具砸宠物和追赶宠物，特别是怀孕或刚生完小宝宝的宠物。

早教游戏与性格培养

虽然宝宝目前可能对数字还不太敏感，但爸爸妈妈可以从现在开始，一边和宝宝玩游戏，一边教宝宝学习数数，为将来学习打好基础。

◉ 一起来数数

先从口头数数开始，然后再准备一些实物。除了珠子以外，还可以数玩具等任何物品。物品的形状和颜色越相似，宝宝越容易掌握数量的变化。

游戏准备

碗2个，贴纸、珠子、小玩具、积木若干。

游戏步骤

1. 妈妈在宝宝面前，一边说"1、2、3"，一边数珠子，然后把3个珠子依次放进第一只碗里。再数另外3个珠子，然后放进第二只碗里，并重复说一遍。

2. 试着让宝宝数3颗珠子，妈妈可以说："这次该轮到宝贝数了。来，1、2、3……一共几颗珠子呀？对，一共3颗。"游戏过程中注意不要让宝宝吞咽珠子。

3. 妈妈还可以带着宝宝一边爬楼梯一边数数，从1到10；也可以指着日历，教宝宝一边看数字的样子一边数。

对宝宝的益处

口头数数是数字、数量概念形成的基础，与宝宝的语言发育以及家庭教育紧密相关。很多宝宝在爸爸妈妈的引导下，利用数的节奏性和循环重复的韵律感，可以轻松学会数数。

促进认知能力发展：用玩具配合数数游戏，可以让宝宝直观地理解数字和数量之间的关系，从而促进认知能力的发展和智力的发育。

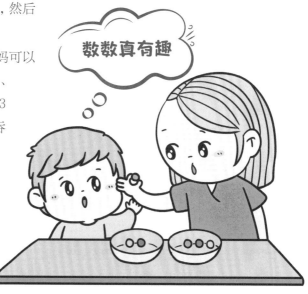

数数真有趣

宝宝的生长发育

满2周岁后，宝宝头部生长的速度变得慢多了，四肢和躯干开始长长，身体各部分比例会更像成年人。这时，宝宝的乳牙基本长齐，动手能力和全身运动也都有很大的提高。

完成乳牙的生长

从六七个月开始长出第一颗乳牙，到2岁半左右，宝宝就能长齐20颗乳牙了。但也有少数较早或较晚长牙的例子，有的宝宝可能直到3岁才能长全20颗乳牙，这与宝宝身体发育有关，妈妈不必过于担心。恒牙一般从6岁开始生长，在宝宝12岁左右，恒牙基本替换掉所有的乳牙。

学会控制大小便

到了2岁半左右，无论从自我意识上还是从身体机能上，宝宝已经具备了控制大小便的条件，也比较愿意自己来大小便。但这只适用于白天，到了晚上宝宝可能还是做不到。对尿少的宝宝，妈妈可以让他（她）睡前小便一次，这样宝宝基本可以睡整夜了。

在完全实现小便自理几个月后，宝宝还可能会因为贪玩而偶尔在白天不自觉地小便，妈妈不要太责怪宝宝。妈妈要温和地提醒宝宝排便，让他（她）养成每隔一段时间就去排便的好习惯。

全身运动很协调

宝宝现在跑得很好，摔跤的次数逐步减少，甚至能与妈妈赛跑了。运动能力强的宝宝能单脚站立保持平衡1秒钟或双脚并拢往前跳一大步了。宝宝还可能学会过肩扔球，爸爸妈妈可以和宝宝在户外玩真正的抛接球游戏。

大多数此阶段的宝宝都精力充沛，妈妈可带宝宝多参加户外活动，如跑、跳、踢球、扔球、玩滑板车等，这些全身运动有助于宝宝增强力量和提高协调性。

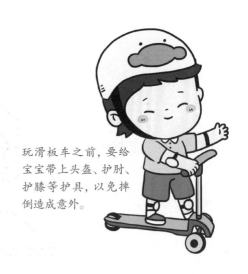

玩滑板车之前，要给宝宝带上头盔、护肘、护膝等护具，以免摔倒造成意外。

特别关注

这个时期，爸爸妈妈要通过各种方式来训练宝宝的自我认识，多示范、适当夸奖，能让宝宝逐渐进步，变得自信。2岁多的宝宝主要是和家人接触，"交际圈"比较简单，所以还要慢慢培养宝宝的合作精神。

☺ 适度夸奖比惩罚更有效

对现阶段的宝宝来说，惩罚只能制止当时的行为，并不能让宝宝记住将来不能再做这事。如果爸爸妈妈想让宝宝做家长期待的事，比起惩罚，夸奖是更能起到作用的。应联系宝宝具体做的事情来夸奖，加强宝宝对好的行为的记忆。例如，吃饭、睡觉很好可以表扬，愿意和小朋友分享玩具可以表扬。但一定要适度夸奖，如果爸爸妈妈对宝宝的一举一动都赞不绝口，那夸奖就是一件不太有意义的事情。

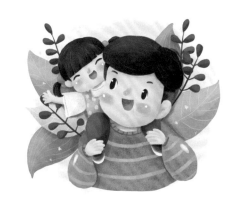

无理要求，父母可先耐心解释，给宝宝一个可选择的交换条件，让宝宝有一种被人尊重的感觉。

☺ 兑现对宝宝的承诺

爸爸妈妈要求宝宝不要做某些事情时，常会以其他条件做交换。例如，只要好好吃饭，就带宝宝出去玩。一旦做了这样的承诺，无论诺言是大是小，都一定要遵守，否则会让宝宝渐渐失去信任，父母日后就很难以同样的方式要求宝宝。所以，爸爸妈妈在给承诺时，需注意自己是否能够办到，而不是轻易许诺。对宝宝的

☺ 适度引导宝宝"合作"

宝宝开始喜欢和小朋友玩了，但还缺乏合作精神，也不太懂得分享或帮忙的快乐。爸爸妈妈可以利用生动具体的活"教材"来培养宝宝的合作意识。例如，一起去超市，可以请宝宝帮忙提着轻一点儿的东西，并表扬他（她）做得好，让宝宝觉得帮忙做事情是一件很棒的事情。家里来了客人，请宝宝拿出水果来招待，对方通常都会说"你真乖""谢谢"这样的话，对宝宝积极做事情也是有激励作用的。

日常护理

这个阶段，宝宝的自理能力提升得很快，虽然他（她）还不能像大人一样做得井井有条，但也能大概做一些日常的事情了。爸爸妈妈不能因为要给宝宝收拾"残局"就觉得麻烦，因为宝宝需要不停锻炼才能成长。

☺ 训练宝宝自理能力

宝宝已经上托班或正准备上幼儿园，生活自理能力进一步提高，大部分宝宝能自己穿衣服、穿鞋、穿袜子、洗手、洗脸和刷牙，还会自己坐小马桶大小便了。对宝宝自己能做的每件事情，爸爸妈妈都要赞扬和鼓励，以加强宝宝生活自理能力的培养，切忌过度保护，包办代替。

☺ 教宝宝正确擦便

对女宝宝来说，可先教她擦小便，一定要记住从前往后擦，预防尿道感染。如果宝宝暂时学不会，就先教宝宝小便后用纸蘸干。也可以给宝宝准备一个玩具娃娃，配上样式简单、方便穿脱的衣服（最好还有纸尿裤），做擦小便演示。

宝宝真正学会大便后擦屁股，可能要等到3岁之后或更久的时间。妈妈可以先给宝宝演示，从前往后用卫生纸擦，男女宝宝都一样。也可以先帮宝宝擦第一道和第二道，等基本干净了再给宝宝卫生纸，让宝宝象征性地自己清理一下，逐步培养自己擦屁股的习惯。

☺ 使用宝宝专用防晒霜

过度日晒，很容易晒伤宝宝稚嫩的皮肤。爸爸妈妈应避免在夏季中午带宝宝晒太阳，即使不是在阳光最强的时候，也要避免宝宝被太阳直射。夏季在户外，尽可能让宝宝在有遮蔽的地方玩，既可避免烈日照射，又能让宝宝接受适当的阳光。妈妈还可以给宝宝选择安全性能高、以物理防晒为原理的专用防晒霜。注意给宝宝所有露出来的部位都要涂上防晒霜，外出时提前20分钟涂上，外出后至少每2个小时补涂1次。

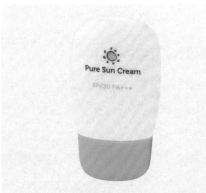

宝宝防晒霜用温水清洗即可。如果洗完仍感觉比较油腻，可以先用宝宝身体乳揉搓涂防晒霜的部位，再用水清洗干净。

睡眠习惯

有时，宝宝能在几周或几个月内夜间睡整觉，之后进入一段困难期，夜里睡得断断续续，全家人都因为睡眠不足而变得烦躁。与其把严格遵守睡觉、吃饭的时间表变成掌控孩子的手段，不如鼓励孩子发展成为有平衡自己行为能力的个体。

☺ 宝宝不肯睡觉，先真诚沟通

如果宝宝有一段时间晚上不肯睡觉，要用宝宝能理解的话跟他（她）讨论睡眠的重要性。例如，睡眠可以让宝宝长得更高，变得更聪明，能把球踢得更远，能有精力出去玩更长时间；如果睡不好，宝宝的身体和大脑都会感觉很糟糕。

☺ 提供睡觉方式的选择

爸爸妈妈可以给宝宝的睡觉方式提供几种选择。例如，告诉宝宝，如果醒后不能自己入睡的话，可以到爸爸妈妈的房间睡觉，但动作一定要轻轻的。这种方法很有效果，仅仅给宝宝提供了一个选择，就能让宝宝放松下来，更容易睡整夜觉。

☺ 把睡觉时间提前30分钟

如果宝宝不愿意入睡，那就试着把睡觉时间提前30分钟。这听起来可能有悖常识，但如果错过了入睡窗口期，宝宝就会变得更加兴奋。早些睡的话，可能会抓住睡眠窗口期，让宝宝更愿意接受一个平静的睡眠常规。

☺ 制作睡眠奖励表格

如果宝宝晚上睡得很好，没有拖延不睡或不必要的起床，早晨他们就会获得一个自己喜欢的贴画。一周集满5~7张贴画后，还会得到一个小奖励。这样做虽然时间很短，但可以帮助宝宝的睡眠回到正轨、建立良好的睡眠习惯和生活常规。

睡眠奖励表格示例

	刷牙	使用小马桶	洗手 / 洗澡	读绘本	熄灯	在床上一夜睡到天亮
星期一						
星期二						
星期三						
星期四						
星期五						
星期六						
星期日						

疾病护理

孩子天性好动，而且好奇心比较强，会习惯性地把生活中随手抓到的东西塞到嘴里，一不注意，就会出现异物卡喉的现象。爸爸妈妈要谨记"危险异物"卡喉的症状，并第一时间采取正确的急救法。

☺ 异物卡喉，冷静才能救命

有以下症状，说明出现了噎食或有异物进入了气管，应马上采取急救后送医。

◎吃东西时突然不说话，脸上表情痛苦。◎用手按住颈部或胸前，并用手抠口腔。

◎如为气管阻塞，可能会出现剧烈咳嗽。◎面色发紫、双眼直瞪、双手乱抓或抽搐。

当宝宝发生窒息时，很多爸爸妈妈非常紧张，不知所措，从而错过了最佳的急救时间。此时更应冷静处理，采取正确的措施才能让宝宝摆脱危险。

☺ 拍背压胸急救法（3岁以下）

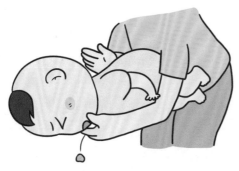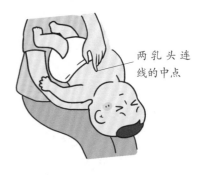

两乳头连线的中点

拍背急救法：急救者将宝宝的身体伏在自己的一只前臂上并用手支撑宝宝的头部及颈部，头部朝下。用另外一只手的掌根拍击宝宝背部和肩胛骨之间的区域，连续5次，大约1秒1次。如果拍背5次仍然不能将阻塞物排出，就开始压胸法急救。

压胸急救法：双手夹住宝宝，将宝宝翻转过来，如上图所示。急救者用手支撑宝宝头部和颈部，然后另外一只手的中指或食指放在宝宝胸廓上，两乳头连线中点的位置，快速压迫，压迫力度不能太小，深度约为宝宝胸廓的1/3或者1/2，重复压迫5次，大约1秒1次。如果仍不能排出，立即拨打120。

如果宝宝已经失去反应，呼吸、心跳停止，那么应该立即给予心肺复苏，心肺复苏很多公益组织都会有专门的培训，建议每位父母都要学习。

💠 海姆立克急救法（3岁以上）

海姆立克急救法，简单地说就是做"压肚子"的动作。腹腔和胸腔间有一道横膈膜，压肚子能提高腹部压力，使横膈膜向上挤压，从而挤压胸腔，排出异物。

➕ 医生叮咛

异物卡喉切勿做的3件事

倒背宝宝。
猛拍宝宝背部。
给宝宝水和食物。

💠 急救完还要去医院全面查体

海姆立克急救法对呼吸道异物堵塞急救有一定的效果，但也有一定的危害，尤其对孩子和老年人。因为他们胸腹部组织弹性较差，容易受损伤，如腹部或胸腔内脏出血、肋骨骨折等。所以在进行海姆立克急救法之后，爸爸妈妈还要带孩子去医院全面检查一下身体，以防发生意外而不自知。

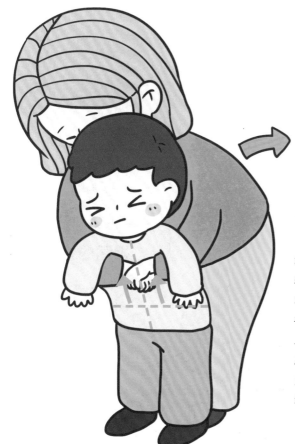

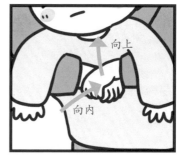

海姆立克急救法：急救者站在或跪在孩子身后，使孩子稍向前倾；双臂环绕孩子腰部，一手握拳，将握拳的拇指侧抵在孩子肚脐以上、胸骨以下的腹部正中线上；急救者另一手包住拳头，双臂用力收紧，瞬间往内往上挤按，连续多次，直至异物排出。

早教游戏与性格培养

　　"整理"这个简单的行为不仅是宝宝能不能做到物归原处的体现，而且对一生的习惯和品格发展有着重要作用。妈妈在整理衣服、袜子、玩具时，可以带着宝宝玩配对的游戏，聪明的宝宝要能帮助妈妈做家务。

· ·

袜子来配对

　　妈妈把洗干净并晾干的袜子交给宝宝，让宝宝搭配一双一样的袜子，并在宝宝做对时给予鼓励，相信宝宝也会越来越体贴妈妈。

游戏准备

　　不同颜色、图案的袜子若干。

游戏步骤

　　1. 把每双袜子的其中一只排列在宝宝的右侧，把另一只袜子和其他袜子混放在宝宝的左侧。

　　2. 妈妈在宝宝面前做示范，拿出右侧的一只袜子后，在左侧袜子堆里寻找相同的袜子，并对宝宝说："宝宝，看妈妈怎么做。这只袜子上有一条小波浪线，所以，我们应该再找出一只有相同波浪线的袜子才对。啊，在这里！它俩一模一样，是一对！"

　　3. 让宝宝接着寻找相同的两只袜子，直到正确为止。

对宝宝的益处

　　初步感知袜子的颜色、样式、大小，尝试匹配袜子并对其分类，可以培养宝宝的观察和辨别能力。

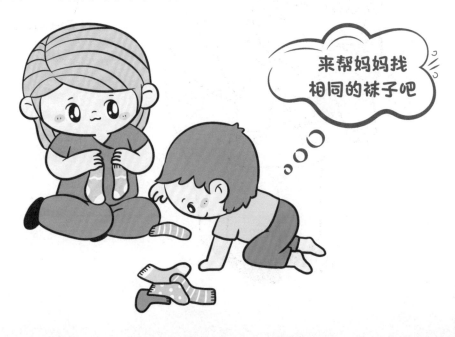

来帮妈妈找相同的袜子吧

⊙ 叠衣服游戏

洗衣服、叠衣服在家务事中占比很大，宝宝耳濡目染，可以尝试和妈妈一起做家务。在这过程中，妈妈可以教宝宝学习各种衣服的名称，从而让宝宝认识更多的东西，还能进一步培养亲子关系，促进情感发展。

游戏准备

洗好的衣服，收纳筐。

游戏步骤

1. 把洗好晾干的衣服放在床上，邀请宝宝和自己一起叠衣服。

2. 妈妈选择自己的衣服（或者爸爸的衣服），再让宝宝把自己的衣服全部挑出来。

3. 妈妈叠衣服的时候，也让宝宝跟着学习叠自己的衣服。

4. 妈妈把自己叠好的衣服放入衣柜里，将宝宝叠好的衣服放在收纳筐里，让宝宝放到自己的衣柜里。

对宝宝的益处

叠衣服不仅可以锻炼宝宝的自理能力，还可以让宝宝学会将衣服分类存放，养成良好的生活习惯。而且叠衣服的动作还能锻炼小肌肉，更好地刺激宝宝脑部的发育。

> 促进认知能力发展：宝宝能通过游戏分辨家庭成员的衣服，表明他（她）能将人与物的归属联系在一起。

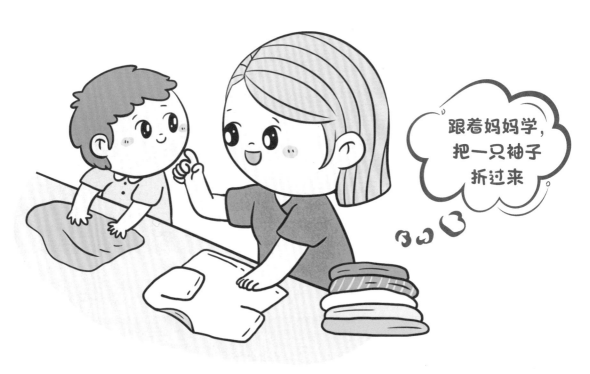

跟着妈妈学，把一只袖子折过来

2～2.5岁

331

宝宝的生长发育

这个年龄段的宝宝平均体重近15千克了，平均身高近100厘米。宝宝除了运动更灵活外，其认知能力也有很大的飞跃，知道很多实际事物的名称，也能理解一些事情内在的联系。

◉ 可以进行基本的日常交流

在这个时期，宝宝说话的积极性很高，特别爱模仿大人说话，语言能力迅速发展，掌握了最基本的词汇，会说出比较完整的句子，开始会用人称代词"你、我、他"，可以用语言与他人进行基本的日常交流。宝宝还能重复经常听到的歌谣和诗歌。至此，宝宝的语言能力进入了一个新阶段。

◉ 能辨认颜色、大小和方位

2岁半的宝宝大多能对一些颜色进行命名，而且有自己喜欢的颜色了。他（她）还能用语言表达出对物体大小的感觉，也能从大小不等的东西中找到自己想要的。宝宝非常熟悉周围的环境，对方位也有了很深刻的认识，清楚地知道左右，并且知道常见物品的用途。但宝宝现在对时间还没有太明确的概念，可能知道有关时间的词语，但不能正确地运用。

◉ 理解规矩和标准

宝宝开始对规矩和标准有了意识，例如，起床后要自己穿衣服，吃早饭前要刷牙、洗脸，爸爸妈妈上班时自己要上幼儿园，便后要洗手，睡前要洗澡……妈妈应尽量让宝宝每天生活中的大部分事情保持一致性，特别是制定规矩和标准时，要用一套一致、可信、可靠的标准来教育、帮助宝宝建立生活规范。

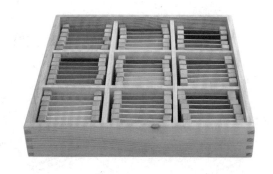

红、橙、黄、绿、蓝等鲜明的颜色会很受这个年龄段宝宝的欢迎。

特别关注

3岁是发育的一个重要阶段，宝宝在这个时期有一个相当明显的心理倾向，那就是以自我为中心。如果不能正确引导，这会影响幼儿对自己、对他人的认知，影响幼儿与别人的社交关系。

◎ 儿童早期自我意识发展的体现

以自我为中心是儿童早期自我意识发展的一个必然阶段，具体表现为以下几点。

◎入园时大哭大闹，打滚耍赖，拼命拉住爸爸妈妈不放手。

◎总是不明原因地哭，什么事都用哭来表达。

◎不由分说地抢玩具，一边抢一边说"我的，我的"，并不听老师或家长的劝说。

◎有的宝宝远离群体，喜欢一个人玩，嘴里还念念有词。

◎在一些合作活动时，宝宝不会主动寻找合作伙伴，而是原地不动，等待着别人。

◎自己的东西不允许别人碰，打人、推人等现象屡见不鲜。

◎不听父母的话，觉得自己说的就是对的。

◎没有容忍度和宽容度，常常是别的小朋友打自己一下就要还手。

◎ 帮宝宝摆脱以自我为中心

家人不要过分关注宝宝。爸爸妈妈应有意识地转移家庭的焦点，把宝宝视为与其他家庭成员平等的一个人，而不是过分溺爱，这样宝宝才能正确地认识自己，认识身边的人，弄清楚人与人之间的关系。

启发宝宝认识到自己的错误。用启发式的问答来引导宝宝去思考探索，让宝宝在思考的过程中改变自己错误的思维。

让宝宝多参加集体活动。家长过度限制、封闭或是保护，对宝宝也是非常不利的。应该让宝宝多参加集体活动。集体活动能使宝宝接触更多的人，体验到与他人合作的意义，从而走出"以自我为中心"的圈子。

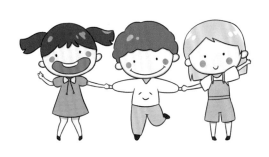

日常护理

宝宝在3岁左右就要上幼儿园了，这是他（她）从家庭走向学校的一个重大转变。这个时期是宝宝很多习惯和性格养成的关键期，爸爸妈妈要多花点心思，帮宝宝养成好习惯和好性格，让宝宝尽快适应幼儿园生活。

⊙ 让宝宝参与做饭防偏食

妈妈可以带宝宝去逛超市，在各式各样的蔬菜和水果中，让宝宝选择自己喜欢的食物，激发他（她）对食物的兴趣。回家后，妈妈还可以让宝宝参与处理食材和制作食物，比如让他（她）用双手撕碎蔬菜，用面粉制作面团和面片，帮妈妈择菜等，这样不但可以提高宝宝的动手能力，还能提振宝宝的食欲，防止宝宝挑食，因为他（她）不会辜负自己"做"的食物。

⊙ 定时训练排尿可改善尿床

3岁的宝宝膀胱功能发育还不够成熟，觉醒意识发育也不完全，加上一些心理因素和穿纸尿裤的习惯，可能会出现尿床现象。一般随着年龄的增大，宝宝尿床的问题会有所改善。在平时生活中，爸爸妈妈可以控制好宝宝的饮水量，定时安排宝宝排尿，晚上叫醒宝宝起床排尿。如果尿床了，父母要安慰宝宝，避免打骂或嘲笑。倘若宝宝超过5岁仍然有尿床现象，需考虑是否有遗尿症或其他疾病。

⊙ 教宝宝说礼貌用语

爸爸妈妈是宝宝的第一任老师，对他人的态度和所作所为常常影响宝宝以后对人的态度和行为举止。爸爸妈妈可以教宝宝见到长辈主动问好、打招呼，用日常礼貌用语，如"你好""再见""谢谢""对不起""没关系"等。还要规范物品的摆放和拿取，教宝宝识记物品的标记，防止今后在幼儿园乱拿乱放，也要做到从哪儿拿就放回哪儿。在公共场合，要遵守秩序，不大声喧哗等。

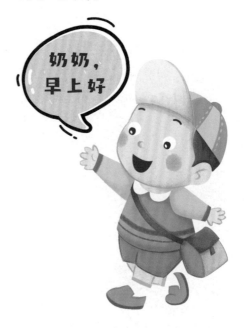

奶奶，早上好

睡眠习惯

内心是否独立是婴幼儿能否正确认识自我的一项重要指标。研究表明，宝宝的独立是从形式到内容的。让宝宝适龄独自睡小床，有助于独立意识和自理能力的培养，并促进其心理发育。

⚉ 不一定"3岁分床，5岁分房"

不少爸爸妈妈都听过"3岁分床，5岁分房"的说法，而且都把这种年龄建议当成了铁律。宝宝年纪一到，立马强制跟他（她）分床、分房，生怕错过这关键的时间点。其实，如果孩子准备好了，他（她）自然会想从婴儿床"毕业"，自己睡小床，而且还会沉醉于新位置带来的自由感。宝宝独睡的标准就是孩子准备好了。

⚉ 换床时多鼓励宝宝

大部分宝宝对从婴儿床"毕业"感到高兴，非常愿意睡小床。然而，对小部分宝宝来说，改换床铺的过程要慢些。最好的方法是继续保持以往的睡眠习惯，并重复以下步骤。

1. 到了入睡时间，告诉宝宝应该待在床上，直到父母来看他（她）。

2. 如果宝宝起来了，父母要平静地把他（她）领回自己的床上，告诉他（她）应该躺在床上。当宝宝回到小床上后，父母简短地表扬几句之后离开房间。

3. 父母告诉宝宝会在晚上过来看他（她），这肯定能让宝宝安心。

⚉ 将大型玩具移出宝宝的房间

好动的宝宝总想爬下床，爸爸妈妈就要向宝宝灌输，只有在睡觉或小睡结束后，才可以爬下床。最重要的一点是，要尽可能保证房间的安全。爸爸妈妈要把危险的家具和大型玩具移出宝宝的房间，如带抽屉的五斗橱柜，避免宝宝发生意外；还需要在房门上加装一个安全锁，防止宝宝在大人睡着的时间四处徘徊。

鲜艳、明亮、有趣的儿童房，可以很大程度上缓解宝宝独自睡觉的压力。

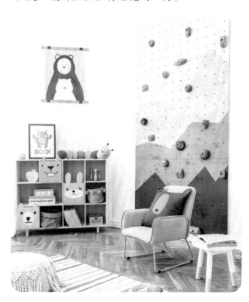

疾病护理

跌倒、撞伤甚至骨折都是在宝宝身上很常见的意外伤害。小家伙越来越活泼好动，可能会从床、餐椅、沙发、楼梯等地方摔下来。面对这些意外情况，爸爸妈妈应该掌握一些急救处理方法。

⊙ 宝宝跌伤，先冷敷后热敷

宝宝跌伤时，爸爸妈妈要根据不同情况妥善处理。

仅伤表皮，
局部青紫肿胀

⌄

把冰块装入袋子用毛巾包好，冰敷局部。

⌄

72小时后再热敷。

切忌直接热敷，否则会引起局部组织温度升高，毛细血管扩张，血流加速，青紫加重。

表皮擦破，
但伤口不大

⌄

用流水冲洗伤口及周围。

⌄

涂上碘伏。

⌄

血痂形成自行脱落。

不建议涂酒精，否则会刺激伤口处的神经末梢，引起疼痛。而且还会使创面蛋白凝固，影响愈合。

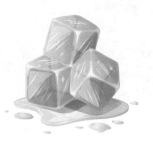

⊙ 头部着地后，观察宝宝48小时

宝宝跌伤时，若是头部着地，即使当时无任何症状，也要让宝宝休息，一定要观察48小时，宝宝无症状才算安全。如果爸爸妈妈没有引起足够的重视，没有掌握头部摔伤判断的基本常识，觉察不到宝宝的异常反应，很可能耽搁宝宝的病情，留下隐患。

宝宝的精神状态。头部着地跌倒后，如宝宝出现精神不振、反应迟钝或烦躁不安、丧失意识等情况需立即就医。

是否有呕吐症状。如果是哭闹引起的呕吐，不伴有精神意识的改变，不用过度担心。如果是频繁的喷射性呕吐，则可能发生了颅内出血、颅内高压等脑实质损伤，需立即送医院检查治疗。

是否有剧烈的头痛。小宝宝不会表述疼痛，可能表现为哭闹、烦躁、易激怒；大一点的孩子会说自己头疼、头晕。如果头痛严重，持续不缓解，就要立即就医。

◎ 怀疑骨折，宜静不宜动

爸爸妈妈要警惕，宝宝大幅度的活动，也可能导致骨折。如果宝宝出现明显的肢体活动障碍及疼痛，应警惕有无四肢骨折、脱臼，最好及时送医检查。护送途中应尽可能让患肢相对固定，以控制病情发展和减轻疼痛。跌倒、激烈碰撞后都可能发生骨折，如果宝宝没有外伤却疼痛难忍，身体局部变形、不能活动，很可能就是骨折。

◎ 骨折时的急救处理

冷敷。骨折部位前24小时都可以冷敷消肿，在固定前放上冰袋最好。固定好后，也可把冰袋放在夹板里，继续冷敷。

固定。手脚骨折时，应加以固定，不要乱动，可就近取材，用尺、木棒、厚纸板、

筷子、木板等作为夹板，也可将报刊卷起来固定患部。如果是手部骨折，可固定在身上，然后送往医院。

不必勉强伸直。在小木板里面垫上毛巾，放在骨折部位的关节上、下两面，再用绷带固定。因为会痛，不必勉强伸直，尽量固定患部后送往医院急救治疗。

如伤及胸、腹、腰时要检查局部有无膨隆，如宝宝描述肚子痛或小便带血，则很可能伤及内脏，需立即送往医院。

✚ 医生叮咛

需送医急救的情况

◎宝宝痛哭，表现出剧痛感觉。
◎患部突起，形状改变。
◎某些部位好像不能动。
◎内出血引起局部肿胀，肿得发紫。

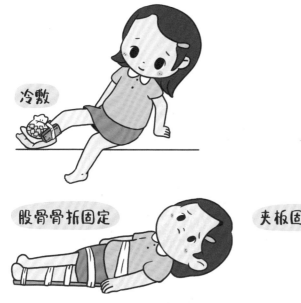

冷敷

股骨骨折固定

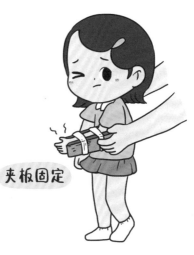

夹板固定

骨折时的急救处理

早教游戏与性格培养

宝宝已经像一个小大人一样，能做出很多丰富的表情和动作，也基本能和爸爸妈妈用语言沟通。但宝宝对快慢节奏的认知还需要继续培养。即将要二宝、三宝的家庭，父母需要逐渐引导大宝接受小宝。

😊 忽快忽慢变变变

节奏是音乐的精髓，而幼儿期是接受音乐启蒙教育的最佳时期。通过参与游戏，体验节奏与快慢，发展认知能力和各种运动能力。

游戏准备

小鼓、节拍器或不同节奏的音乐。

游戏步骤

1. 妈妈用小鼓或手来打节拍，教宝宝做相应的动作。如果妈妈停止打节拍，宝宝也就停止动作。当宝宝成功模仿动作后，妈妈可以调整节拍的速度，快或慢都可以。

2. 给宝宝放一段节奏慢的音乐，如《小燕子》，教宝宝做一些舒缓的动作，剩下的动作给宝宝自己创作。音乐结束，再换一首节奏感强的曲子，如《小毛驴》，也由宝宝自己创作动作。

3. 游戏结束后，和宝宝讨论快和慢的概念，让他（她）把概念和现实联系起来。

对宝宝的益处

只有亲身感受过"快"和"慢"，才能理解一些现象的区别，比如走与跑，时钟的时针和分针速度不一样。这不仅锻炼了思维能力，还提升了宝宝的动作协调能力。

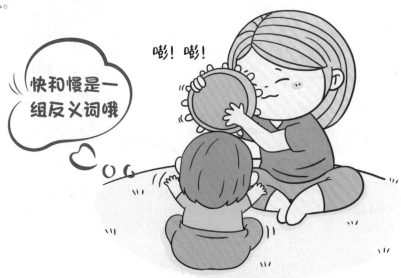

⊙ 照顾小宝宝

让宝宝照顾娃娃，陪它游戏，逗它开心，喂它吃饭……当然娃娃也会撒娇哭闹，甚至尿裤子，宝宝要应对它的各种状况。妈妈可以让宝宝提前体验做哥哥或姐姐的自豪感，为以后照顾可能来临的二宝做准备。

游戏准备

一套照顾小宝宝的过家家玩具。

游戏步骤

1. 妈妈先用娃娃给宝宝做示范。如果它饿了，就将奶瓶塞到它嘴里，并用言语引导："宝宝你听，它饿了，所以我们要给它喂点吃的。"如果它哭了，就抱起来哄哄它，并用手绢给它擦擦脸……

2. 将娃娃交给宝宝来照顾。从日常行为习惯引导宝宝对娃娃的不同状况做出反应，可以是换尿不湿，可以是安抚它睡觉，也可以是拍嗝……

对宝宝的益处

这是一个很棒的角色扮演游戏，寓教于乐。宝宝可以通过在游戏中玩耍，慢慢感悟到爸爸妈妈养育自己的艰辛，同时还能学习到很多生活常识，并锻炼思维能力与社交能力。

> **促进认知能力发展**：宝宝的想象力、思维能力等，都能在身临其境的游戏中快速发展。照顾娃娃的游戏还可以锻炼宝宝的语言能力，让宝宝学会照顾和关爱他人，甚至还能帮助妈妈解决一些育儿问题。

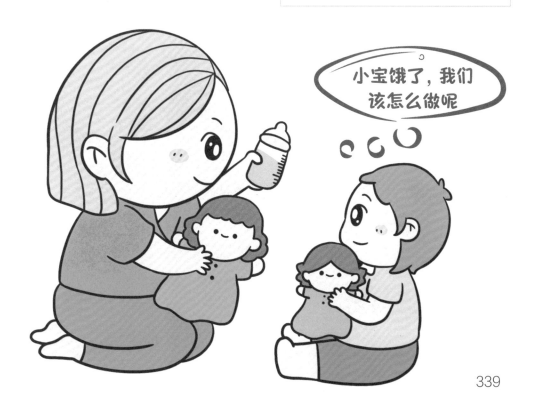

小宝饿了，我们该怎么做呢

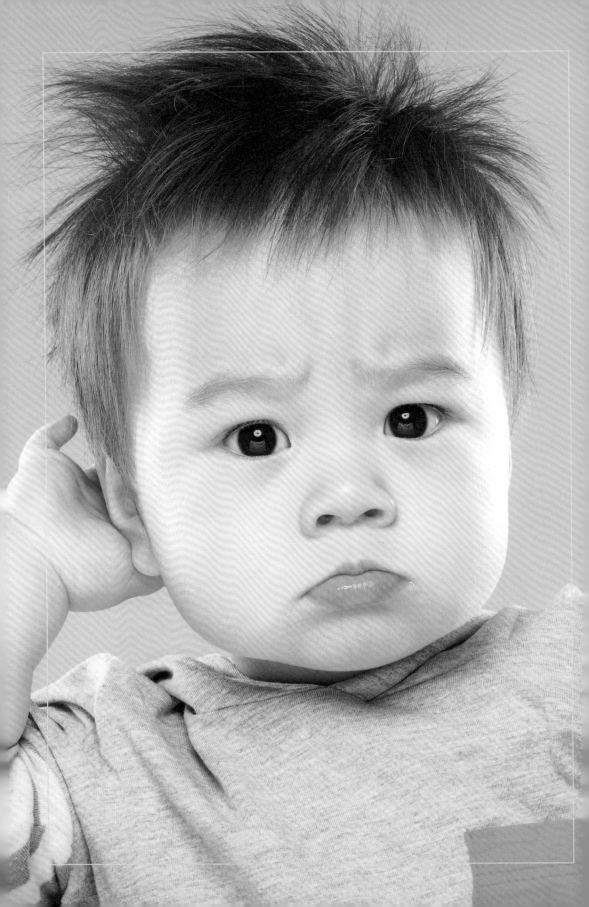

第五章

聚焦育儿
热点问题

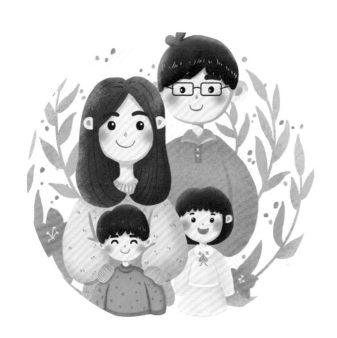

疫苗接种，宝宝的健康保护伞

确保宝宝按时并安全地接种疫苗是极其重要的事。接种疫苗是让宝宝远离传染病最有效的方法，宝宝在出生的头几年需要注射多种疫苗。在此过程中，爸爸妈妈应该多了解疫苗的相关知识，为宝宝的健康把好关。

☺ 经济允许，最好接种自费疫苗

我国疫苗有免费、自费之分。两类疫苗都是宝宝需要的，质量和安全性不存在差异，所以"只打免费、不打自费"显然没有科学依据。为了宝宝的健康，接种完免费的疫苗后，在经济允许的情况下，都应该给宝宝接种正规的自费疫苗。宝宝在接种疫苗之前，要接受医生的全面检查，排除有无疫苗接种的禁忌证。

提前了解自费疫苗接种

名称	预防疾病	建议接种时间
轮状病毒疫苗	轮状病毒引起的腹泻，严重时会脱水，还伴有呕吐和发热。	第1剂：2月龄（最小6周，最大14周零6天）。第2剂：4月龄。第3剂：6月龄（如果需要）。2剂量之间最短的间隔时长为4周。最后1剂量的最大月龄为8个月。
肺炎疫苗	肺炎球菌引发的肺炎及中耳炎、脑膜炎、败血症等一系列并发症。	13价肺炎球菌疫苗：3月龄至2周岁以下。23价肺炎球菌疫苗：超过2周岁。
水痘疫苗	由水痘－带状疱疹病毒初次感染引起的急性传染病，有发热、头痛、全身倦怠、恶心等症状。	孩子满1周岁接种。但由于水痘疫苗长期保护效果不大，建议在4~6岁进行1剂加强免疫。
五联疫苗	白喉、百日咳、破伤风、B型流感嗜血杆菌感染引发的脑膜炎和肺炎、脊髓灰质炎。	在2月、3月、4月龄，或3月、4月、5月龄进行3剂基础免疫；在18月龄进行1剂加强免疫。
流感疫苗	流感及其引发的肺炎、中耳炎和心肌炎等并发症。	每年接种一次。接种流感疫苗的最佳时机是在每年的流感季节开始前。在我国，特别是北方地区，冬春季是每年的流感流行季节，因此，9月、10月是最佳接种时机。

◎ 接种疫苗后也可能生病

"为什么接种了疫苗，还会得这个病"，这是关于疫苗的一个普遍性问题，也是最容易引起误解的问题。接种疫苗只是在很大程度上减少了患某种疾病的风险。对整个群体来讲，疫苗接种极大地降低了某种疾病的发病率和病死率；对个体来讲，疫苗接种降低患某种疾病的风险，即使患病，严重程度也明显降低。

◎ 对疫苗的安全性不必过度焦虑

近几年，几起疫苗事件使得家长人心惶惶，开始犹豫要不要给宝宝接种疫苗。关于孩子接种疫苗这件事，医学界只有一种观点：接种疫苗是目前预防控制传染病最经济、最有效的方法，尤其是儿童。我国疫苗安全监管的法律制度接近世界先进水平，疫苗安全事件也在不断减少。父母要谨记一句话：比问题疫苗更严重的，是拒绝疫苗。

◎ 接种前不能隐瞒孩子的病情

如果孩子有接种禁忌证，接种前父母一定要向医务人员说明情况，否则万一出了问题，对孩子来说就是百分之百的损失。合格、有责任心的医生都会在接种前和父母尽可能多地沟通，父母也需如实回答各种问题，如患病史、过敏史（食物和药物）、上次接种同种疫苗后的反应等。这样医生可根据情况判断是否予以接种。

◎ 密切观察孩子30分钟

接种疫苗以后，由于个人体质等原因，有些孩子会出现不同程度的不适，其中最重的不良反应就是过敏。这种反应一般在接种疫苗后30分钟就会出现，虽然发生率极低，但如不及时抢救，就会危及生命。在这重要的30分钟里，父母千万别只顾着和别人聊天、打游戏、刷朋友圈，而是要时刻关注孩子。小月龄的宝宝不会说话和表达，如果出现不良反应，爸爸妈妈没有留意，将存在非常大的安全隐患。

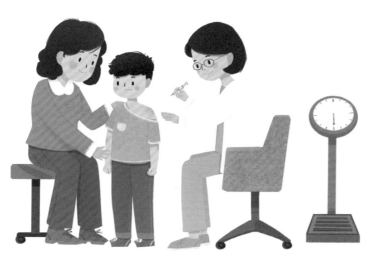

小月龄宝宝接种疫苗，爸爸妈妈尽量全程陪同。如果是大孩子了，至少父母一方陪同。

孩子总生病，父母不用"玻璃心"

孩子从出生到经历新生儿期、婴幼儿期等各种时期，这个过程中，孩子的生理特点和成年人是有差异的。即使孩子得的是和成年人相同的疾病，其症状和发展过程也会不尽相同，而且孩子年龄越小，这种差别会越大。

☺ 孩子容易生病，很正常

孩子出生半年后，从妈妈体内获得的免疫力就基本消失了，生病成为必然。但生病的过程是孩子自身继续获得免疫力的过程，所以是较为正常的现象。父母千万不要"玻璃心"，心想为什么宝宝如此体弱多病，而是应该多做预防工作，降低孩子下一次生病的概率。

☺ 儿童更容易受感染

儿童常见病以先天性疾病和急性感染性疾病为主，而且不同年龄患病种类不同。儿童疾病的季节性表现在：春季常见各种传染性疾病，如水痘、手足口病；夏季容易发生细菌性痢疾；秋季多见各种呼吸道疾病、腹泻；冬季常见各种病毒性、细菌性肺炎。在疾病高发期，父母首先要将"预防"两字牢记心头，做好榜样，既要让孩子获得健康知识启蒙，也要让孩子养成良好的生活习惯。

☺ 儿童病情变化快

由于儿童免疫功能不完善，感染容易扩散，病情发展快，易反复、易波动，可能孩子刚表现有些异常，病情就突然变得很严重了。但若能及时加以恰当诊治，病情恢复也会较快，只有较少数情况或案例使病情变为慢性或留下后遗症。所以孩子生病时，父母要带孩子及时就医，并遵从医嘱，采用科学的护理方法。

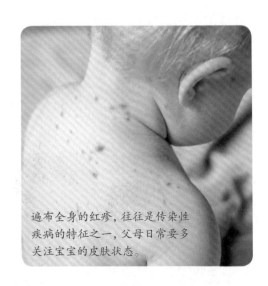

遍布全身的红疹，往往是传染性疾病的特征之一，父母日常要多关注宝宝的皮肤状态。

❂ 学龄期孩子容易生病

幼儿园的那道墙在宝宝心里可不是那么友爱的。在幼儿园门口，宝宝可能会紧紧抱着父母不放、害怕、哭闹；稍大的孩子，会表现出明显的抗拒情绪，尖叫、耍赖；有的孩子会出现睡眠不好、食欲缺乏、头昏乏力、心悸多汗等症状；甚至有的孩子在上幼儿园后还会经常生病。这些都是分离焦虑、情绪紧张给宝宝带来的身体不适。

❂ 相信为孩子选择的医生

宝宝生病时，父母希望孩子能得到及时的治疗，不要让孩子的病情加重，这是情理之中的。

但事实上，在疾病的初期，没有任何症状能准确提示病情肯定会加重，这就是为什么医生不过早用药、不过度治疗的原因。

如果医生在评估孩子检查后的各项指标，建议"继续观察"时，父母安心"等待"即可，这是给孩子发挥自身免疫力的机会。比如孩子早期发热只是因上呼吸道感染，通过保证摄入充足的液体来湿化气管，就可以得到缓解和自愈。当然在治疗过程中，感染确实有发展成肺炎的可能，但医生不能因为这很小的可能性就直接给孩子按肺炎治疗。如果孩子的病情确实严重，医生也一定不会懈怠。

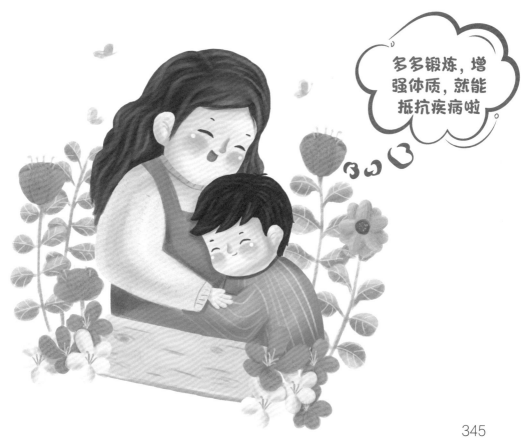

多多锻炼，增强体质，就能抵抗疾病啦

"一月一病"，幼儿园仍要坚持去

孩子上了幼儿园，爸爸妈妈就该做好孩子生病的心理准备。感冒、手足口病、支原体感染等，这波刚好转下波又来了，孩子只要在幼儿园就很难避免一波又一波的感染。父母可以让生病的孩子在家多休养一段时间，等孩子的免疫力充分恢复了以后，再将宝宝送去幼儿园也不迟。

远离"免疫力神药"

孩子的班上某段时间只有一半小朋友上课，因为大家很可能一起生病了，以感冒、咳嗽最常见。不少妈妈曾经到笔者的门诊咨询："感冒高发季能不能给孩子吃提高免疫力的药？这样'一月一病'真不行！"答案当然很明确：要相信孩子自身的免疫力，不要滥用那些所谓的能增强孩子免疫力的药物，比如匹多莫德，这种免疫刺激药物容易破坏孩子原本平衡的免疫力，滥用易造成不良后果。

抵抗呼吸道感染，重点在预防

春季和秋季通常是感染呼吸道疾病的高发期。相较于其他季节，春秋季呼吸道感染病人会明显增多，而有的小朋友往往没有痊愈或者刚痊愈，免疫力还没有恢复完全就回幼儿园了。所以"一月一病"在幼儿园就不足为奇了。宝宝生病后应及时就医，如果需要就在家好好休息，不用硬撑。而且幼儿园里孩子多，宝宝抵抗力弱很容易造成交叉感染，传染给其他孩子也不好。

患手足口病，孩子要隔离2周

如果孩子的班里有手足口病病例出现，家长要密切观察自己的孩子，最好待在家里观察，一般隔离2周。如果不是高度怀疑，就尽量别去医院，因为医院也是手足口病的高发区，孩子很可能在医院被传染上。

手足口病虽然得病率高，但愈后较好，绝大部分孩子感染后都属于轻症病例，休息好就能恢复，多数患儿7~10天就能自愈。

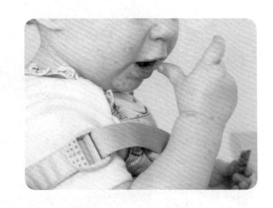

预防手足口病，爸爸妈妈和宝宝都需要勤洗手、洗脸，勤更换衣物，家里还要勤通风。

😊 患腮腺炎应隔离至肿胀消退后3天

腮腺炎病毒可伴随说话、咳嗽、打喷嚏等进行传播，所以容易在幼儿园引起传染流行。父母一旦发现孩子耳朵部位突然肿大、疼痛，可能就是"中招"了，别让孩子再去幼儿园了。如果孩子被确诊得了流行性腮腺炎，要及时隔离，因为此时的孩子是传染源，需要隔离至腮腺肿胀完全消退后3天。腮腺炎的危险在于并发症，当孩子持续高热不退，频繁呕吐，精神很差、易嗜睡，要赶紧去医院。

😊 15天内没有出新水痘代表痊愈

水痘感染一般在第1~2天内发疹，第5~7天有传染性，所以得水痘的孩子应该在家里隔离至少1个星期。父母可以给孩子多喝水，让室内通风，必要时选择炉甘石洗剂涂在水痘表面，避免孩子抓挠皮肤，引起皮肤感染。水痘发疹期可持续7~10天，通常在2~3周后消失。如果已经过了15天，确认没有新的水痘长出，孩子也没有任何不适，才可以考虑送去幼儿园。提前注射疫苗是预防水痘最好的方法。

😊 患流感2周后，再考虑回幼儿园

患流感的孩子，最好在发病10~14天后再回幼儿园。孩子不用退热药，体温回到正常水平且至少24小时以后，才算是进入恢复期。但从流感的传染期来说，一般病毒从身体排出的过程是从发病前1天到发病后5~7天。在此期间，即使孩子体温已经回到正常状态，仍有可能将自身携带的病毒传染给班里其他小朋友。所以，即便孩子流感病情好转，但如果还是在疾病传染期内，此时不建议送孩子回到幼儿园。

在流感高发季节，父母要时刻关注学校老师发送的健康信息。准备将病愈的孩子送回幼儿园之前，要了解一下班级的情况，如果大部分小朋友都已经复课，那就可以放心地送孩子返园了。

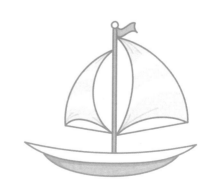

抗生素到底怎么用

不少父母都知道，世界各地爆发的超级细菌是滥用抗生素导致的。滥用抗生素不仅仅是过度使用，用少了、不规范用一样是滥用，都会给孩子造成一些危害。有些父母戴着有色眼镜看待抗生素，其实大可不必，只要遵医嘱使用，往往利大于弊。

抗生素只对细菌性疾病有效

通俗来说，抗生素又叫"抗菌药物"，顾名思义，它能够用来控制细菌感染，杀灭或者抑制细菌。但为什么抗生素对病毒无效呢？因为抗生素的机制都是针对细胞的，而病毒并没有细胞结构，所以不会受到抗生素的干扰。而每种抗生素只对某些细菌有效，并不是万能的。

不要出现红肿热痛就用抗生素

有些孩子出现发热、咽痛或外伤的时候，父母为了预防发炎，会给孩子吃点抗生素，以达到消炎的目的，这是非常不可取的。诱发炎症的因素相当多，细菌只占少部分。如果炎症并不是由细菌引起的，即使用了抗生素也不起作用。父母不要因为担心孩子有炎症，就盲目地先把抗生素用上。这样不但不一定能达到效果，还会造成抗生素的滥用。

感冒、腹泻不一定用抗生素

很多大人遇到感冒、腹泻之类的情况，就会找点抗生素吃。普通感冒一般是病毒引起的，即使用抗生素也没有效果，而且普通感冒属于自愈性疾病，做好护理1周左右就能痊愈。腹泻最常见的原因也是病毒感染，当孩子发生腹泻时，最关键的是预防和纠正脱水，大多数情况下没必要使用抗生素，乱用抗生素反而可能破坏肠道菌群平衡，加重腹泻。

一旦用药，要足量、足疗程

有父母害怕给宝宝用多了抗生素会有副反应，病情稍有缓解就立刻停药，这是不可取的。抗生素直接作用于细菌，但不可能立马杀死所有细菌，贸然停药，可能还有部分细菌存活，而它们恰恰是对药物比较耐受的。如果杀灭不彻底，不仅病情会反复，等再用药时这些细菌还会产生耐药性成为耐药菌。因此，确定需要服用抗生素治疗时，就要足量、足疗程用药。

输液效果并不是最好

同样的药物，相比于口服制剂，静脉输液发挥作用所需的时间确实会短一些，但它带来的风险也比口服制剂更高。输液属于有创伤治疗，孩子所承受的各种风险也比较大，最常见的不良反应包括过敏反应、局部刺激、溶血反应、水电解质紊乱等。

无论是口服、肌肉注射，还是静脉输液，都是给药的一种方式，医生会根据宝宝的病情选择合适的给药方式。父母不要一味相信输液效果更好，或者一味排斥输液。

吃抗生素并不能预防疾病

不少父母都有这样的做法，比如害怕感冒传染给孩子，就擅自给孩子服用抗生素，这种做法是不科学的。没有什么药能够预防感冒，抗生素也一样。训练和增强孩子的抵抗力，才是最好的预防措施。

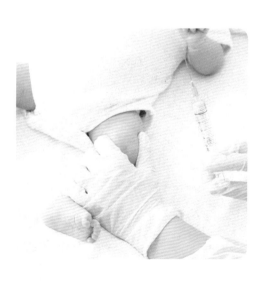

➕ 医生叮咛

儿童抗生素使用禁忌

1.氨基糖苷类药物：如庆大霉素、阿米卡星、链霉素、卡那霉素、小诺米星、新霉素等。

禁忌：6 岁以下儿童禁止使用，6岁以上慎用。

原因：可致肾毒性和耳毒性。

2.大环内酯类药物：如红霉素等。

禁忌：2 个月以内尽可能避免使用，2个月以上慎用或在医密切监护下使用。

原因：可导致儿童肝脏损伤、肝功能衰竭。

3.磺胺类药物：如复方新诺明等。

禁忌：新生儿禁用，2岁以上在医生指导下使用。

原因：新生儿表现为缺氧性全身发紫、新生儿黄疸。

4.喹诺酮类药物：如诺氟沙星、环丙沙星、氧氟沙星、左氧氟沙星、莫西沙星等。

禁忌：18岁以下的小儿及青少年不宜使用。

原因：可影响幼龄儿童关节和软骨发育。

5.氯霉素。

禁忌：新生儿、早产儿禁用氯霉素，包括眼用制剂、搽剂和滴耳液。

原因：可致新生儿灰婴综合征。

6.替硝唑、奥硝唑。

禁忌：替硝唑口服，仅限3岁以上儿童治疗肠道阿米巴病；替硝唑注射剂，12岁以下儿童禁用；奥硝唑注射剂，3岁以下儿童不建议使用。

原因：治疗厌氧菌感染的安全性和有效性尚不明确。

7.四环素类药物：如四环素，金霉素等。

禁忌：8岁以下儿童禁用。

原因：可引起牙釉质发育不全、牙齿着色变黄和骨生长抑制。

自闭症和多动症，早发现早干预

一些非常小的孩子也会有严重的行为问题（自闭症和多动症），他们的父母不仅为孩子感到痛苦，还不可避免地面对内疚、无助等心理问题。幸运的是，如今医学对这些疾病了解得越来越清楚，医学知识普及也改变着人们对这些疾病的认识，这样对早发现、早治疗都有极大的帮助。

◎ 自闭症通常起病于3岁前

自闭症，在医学上被称为"儿童孤独症"，是广泛性发育障碍的一种类型，男孩多见，通常起病于3岁前。患儿往往存在语言发育障碍、人际交往障碍。但自闭症并不是心病，通常所说的心病多是心理问题，经心理疏导后多能恢复正常。而自闭症是神经发育性疾病，与心病有着本质的不同。

◎ 警惕宝宝没有社交反应

在婴儿时期，如果持续出现以下情况，就可以怀疑宝宝患有自闭症。

6个月大的婴儿。不会转向一个熟悉的声音，不会转向或对叫其名字的声音做出反应，不会完成一些婴儿游戏。

9个月大的婴儿。在一个陌生的环境中，不会为寻求安慰而转向自己喜欢的家长；不会发出各种各样的声音，包括一些辅音。

1岁的孩子。不会咿呀学语；不会做出任何手势，如挥手再见、飞吻、指向自己要的东西等；不会看向别人指的方向。

◎ 尽快确诊，别错过黄金干预期

怀疑孩子患自闭症，父母要尽快带孩子去医院确诊。在儿科医生明确病因后，父母要尽快进行干预，并听从医生的建议向一些机构、组织寻求支持。

自闭症的"黄金干预期"是2~6岁，也就是说患自闭症的孩子在这个年龄段，能通过强化治疗、恰当的药物和其他干预项目，获得较明显的进步。所以，父母如发现孩子持续发育迟缓，就要提高警惕，不能"等等看"，早发现、早治疗对自闭症孩子和家庭都很有帮助。

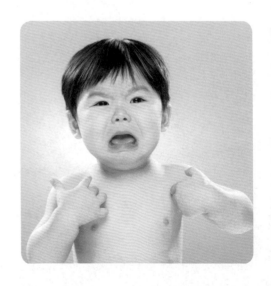

父母要耐心增进孩子情感发展

孩子患上自闭症，父母就踏上一条荆棘之路。这时不能气馁，一定要有足够的耐心，因为除了医学上的治疗，增进孩子情感发展也至关重要。平时多关心、爱护，多拥抱、抚摸，使孩子体会到父母对他（她）的爱，这有助于提升孩子的安全感。孩子情绪稳定时，爸爸妈妈可利用图片帮助孩子认识各种表情，如哭、笑、愤怒、沮丧等，并将这些表情代入特定情境中让孩子体会。还要教导孩子如何表达自己的情感，如何去应付遇到的困难。

多动症的典型表现

注意力缺失症也可以叫多动症，是一种在儿童期较常见且较严重的问题，会对学习、社交等行为造成明显的不良影响。父母要密切注意孩子有没有该疾病的典型症状。

活动过度。 如孩子课堂上随意离开座位，坐立不安，不断做小动作，经常恶作剧。

注意缺陷。 如在与人对话时明显心不在焉，做事粗心大意、丢三落四，无法集中注意力完成某些任务。

易冲动。 情绪不稳定，易激惹，不能忍让，不能耐心排队，常随意打扰他人的对话、游戏和活动。

积极干预，多动症也可消失

多动症的治疗主要包括药物治疗、心理行为治疗和教育三个方面。

对6岁以下的多动症孩子，不建议药物治疗，应以心理行为治疗和教育为主。6岁以上的孩子药物治疗首选中枢兴奋剂，如哌甲酯或匹莫林。

心理行为治疗和教育，主要是用于培养社交技能、学习技能，纠正一些不良的行为习惯，或者改善家庭中的一些不良沟通方式和关系，具体方法有社交技能训练、学校技能训练、游戏治疗和家庭治疗等。

别轻易给孩子贴"多动症"标签

3~6岁的宝宝一般都会有活泼、好动、注意力集中短暂的表现，是共有特点。但在发现宝宝多动的情况下，哪怕只是给他们一个"疑似多动症"的标签，都是极不负责任的行为。

如果孩子经过专业的儿科医生或精神科医生诊断为多动症，父母也不用惊慌失措，和孩子共同进退是家长的责任。积极配合医生引导，及时对孩子的问题加以干预，大多数孩子的多动症问题可以缓解甚至消失。

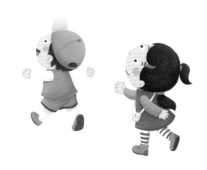

大宝、二宝和三宝"和平相处"

自从国家公布"三孩"政策之后，许多家庭迎来了新成员。二宝、三宝的到来，在给家庭增添无数喜悦的同时，也平添了几分苦恼。爸爸妈妈渴望孩子们和睦相处，但往往事与愿违，大宝、二宝和三宝间难免会出现这样或那样的矛盾，到底该如何应对呢？

◉ 邀请大宝见证小宝的诞生

在小宝诞生的时刻，父母要尽量创造机会让大宝参与见证。作为家庭的一员，大宝非常有必要在第一时间和家人一起迎接小宝的到来。在被推出产房的时候，妈妈要主动寻找大宝、拥抱大宝，恭喜他（她）有了自己的"小跟班"。回到病房安顿好后，父母不妨和大宝讲一讲，弟弟（妹妹）和当初的他（她）多么像，还可以让大宝摸摸小宝。

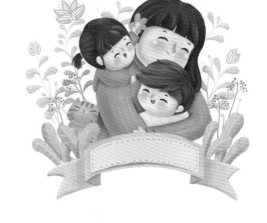

◉ 父母不要过分偏心小宝

小宝刚出生，非常需要妈妈的照顾，这种需求是生理需求，可以理解。但大宝此时的需求不一样，更多的是心理安抚，父母要区分清楚。二胎、三胎家庭常见的问题就是厚此薄彼，在日常生活中，很多父母会脱口而出："哥哥姐姐应该让着弟弟妹妹，好东西先给弟弟妹妹玩。"二胎、三胎家庭确实很难做到"一碗水端平"，这时候父母要尽量做到不偏心。不要因为小宝小就认为他（她）需要更多的关爱，其实这个时候大宝才是更需要心理关怀和安慰的那一个。

◉ 让大宝参与照顾小宝

在小宝出生后的前几年，父母通常会忙于照顾小宝而忽略大宝的需求。但同样是孩子的大宝情感发育还不完善，并不会理解这样的"偏心"。这时，父母与其让大宝置身事外，不如让他（她）承担起部分照顾小宝的责任，比如递个奶瓶、给小宝拿个玩具，当小宝哭的时候想办法逗他（她）开心。这样，大宝既可以充分感受到陪伴小宝成长的乐趣，也可以体验到做哥哥或姐姐的荣誉感，更为自己是家庭一分子感到自豪。

避免鼓励竞争和比较

小宝出生时，大宝会有很强烈的不安全感，生怕小宝会抢走父母的爱，而这种不安全感会随着父母对小宝的关注度增加而越发强烈。当小宝的某一方面比大宝优秀，而又经常被父母挂在嘴边，或者小宝的性别更受父母喜爱时，大宝的危机感会更强。

二胎、三胎家庭的父母不经意就会将两三个孩子放在一起比较，但长此以往会让较为弱势的孩子有严重的挫败感，失掉自信、开朗和积极性。如果孩子们相对都比较优秀，可能会为了获得父母更多的喜爱及夸奖，产生恶性竞争。

发生争执时，避免过多干涉

二胎、三胎家庭中，孩子发生争吵，甚至有时候打架，都是很正常的现象。但如果父母处理得不好，就会引发更大的矛盾。处理争执很重要的原则就是不要偏袒任何一方，否则会强化孩子的竞争观念。因为很多时候孩子吵架或打架是希望父母介入，然后站在自己这边去责备另一个孩子，从而衡量自己在父母心目中的地位。

这时父母可以给孩子一个选择，要么不要吵，要么去房间里吵，等平息的时候才能出来。这样一来，父母给孩子足够的空间让他们自己解决问题，还能避免亲自介入。

立好规矩，让孩子寻找相处之道

孩子需要父母的关爱和照顾，父母要照顾孩子的心理需求，尽量做到"一碗水端平"。比如给孩子们立好规矩，明确告知他们：什么行为坚决不行，什么行为可以原谅但不许有下一次，以及作为家长的底线是什么。慢慢地，孩子们就会摸索出一套属于他们的相处之道。

其实，父母能发现，自己越置身事外，大宝会变得越有责任感，小宝也会不自觉地以哥哥或姐姐为榜样，慢慢相处得越来越融洽。

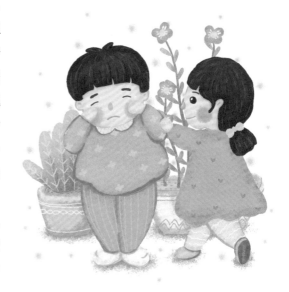